躺椅和舞台

心理治疗中的言语与行动

[美] Robert J. Landy
罗伯特·J. 兰迪 著

彭勇文 邬锐 卞茜 叶赛 译

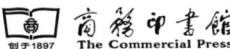

THE COUCH AND THE STAGE: INTEGRATING WORDS AND ACTION IN PSYCHOTHERAPY
By Robert J. Landy

Copyright© Robert J. Landy 2007
Chinese Simplified language edition published by the Commercial Press, Ltd. Copyright © 2025.
Published by agreement with the Rowman & Littlefield Publishing Group Inc., through the Chinese Connection Agency, a division of Beijing XinGuangCanLan ShuKan Distribution Company Ltd., a.k.a Sino-Star.

All rights reserved.

目 录

推荐序　多阶段的世界　　1

译者序　7

自　序　11

导　言　15

第一章　萨满与精神分析师　19

　　萨满的聚会　19

　　精神分析师的聚会　21

　　卡尔·荣格和分析心理学　24

　　奥托·兰克——超越弗洛伊德和超越心理学　39

　　桑多尔·费伦齐和奥托·兰克合著《精神分析的发展》　47

　　桑多尔·费伦齐　52

　　威廉·赖希　60

第二章　行动心理治疗的先驱　69

　　行动心理治疗早期的历史影响　69

　　雅各布·莫雷诺和心理剧　71

　　亨利·默里在人格上的探索　82

　　弗里茨·皮尔斯和格式塔疗法　88

　　乔治·凯利和固定角色疗法　98

　　行为排练和多功能治疗　101

　　亚历山大·洛温和生物能分析　103

　　在游戏和行动心理治疗中的其他实验　105

第三章　戏剧疗法概述　109

　　心理剧的进展　109

　　戏剧疗法　122

第四章　角色理论和角色法　137

　　引言　137

　　角色理论　139

　　角色法　156

　　两极性　175

第五章　心理剧　183

　　历史回顾　183

心理剧的基本假设　185

　　心理剧的基本概念　187

　　治疗的目标　194

　　治疗师的角色　195

　　健康与疾病的观念　196

　　测量与评估　197

　　心理剧的方法　198

　　与德里克一起实践心理剧　201

　　两极性　219

第六章　发展转化法　227

　　历史回顾　227

　　发展转化法的基本假设　231

　　发展转化法的基本概念　232

　　治疗的目标　235

　　治疗师的角色　235

　　健康和疾病的观念　236

　　测量与评估　237

　　发展转化法的方法　238

　　与德里克一起实践发展转化法　239

　　两极性　259

第七章　行动心理疗法比较：建立理论和实践的模型　267

　　理论　269

　　实践　287

第八章　行动心理治疗在临床疾病上的应用　297

　　为什么戏剧性行动一直存在　297

　　神经科学和精神创伤　299

　　针对精神创伤的行动疗法　301

　　行动疗法在治疗成瘾症状中的应用　315

　　戏剧疗法在神经性厌食症治疗中的应用　318

　　行动心理疗法的其他应用　325

　　心理健康领域从业者可应用的戏剧疗法　325

　　心理健康领域从业者如何学习行动心理疗法　330

第九章　整合　333

参考文献　339

术语表　353

多阶段的世界 | 推荐序

所有形式的心理疗法，无论其哲学框架、理论或实际应用如何，都应遵循一个普遍标准：触动当事人自主治疗的核心。

正如罗伯特·兰迪在这本重要而全面的书中所指出的，戏剧是一种历史悠久的治疗手段，根植于多种文化之中。西方的戏剧传统源于希腊的一个非常晚近的传统，戏剧在那里经历了几个阶段的演变，从所有公民都参与的与酒神狄俄尼索斯有关的丰收仪式，到书面化的喜剧和悲剧。表演者与公民逐渐分离，后者从行动中脱离出来，成为观察者。反过来，这又创造了一个新的群体——演员。

戏剧治疗与仪式性（灵性）疗法的不同之处在于，在仪式性疗法中，相当于治疗师的人至少一开始是在充当治疗的主要媒介或场所；而在戏剧治疗中，治疗的媒介或场所则是作为演员的来访者本人，他（她）已经从作为被动和客观参与的观察者转变为在引导者的帮助下有身体行动并与他人的互动的主观参与者。

西格蒙德·弗洛伊德从萨满仪式中分离出了如今众所周知的谈话疗法，将来访者作为通过谈话而得到治疗的对象。然而，这一过程并不要求来访者采取行动，它仍然令来访者的内心世界与身体保持分离，其思想必须由专家来解释，专家则是来自外部的治疗代理人，必须通过分析来访者的言语来提取其意义。治疗师只用当一个空白的"屏幕"就好。

在这本书中，罗伯特·兰迪很好地阐述了如何以戏剧作为治疗工具，将治疗的重心交还给来访者。来访者将是治疗师辅助治疗干预的重点，但治疗师也必须与来访者建立关系。这种相互的动力在戏剧治疗中至关重要，它为治疗创造了一个不同于精神分析的环境，即便是当下就做出阐释且指导了互动的进程。

J. L. 莫雷诺是 20 世纪 20 年代维也纳出现的一系列行动导向的疗法（心理剧只是其中之一）的创始人，他不相信言语疗法，也不相信可以依靠言语来吸收、包容和再现整个人类心理，他指出言语不是海绵，并认为人的精神世界中存在着抗拒言语的部分。他提醒我们，世界上不存在通用语言——这至少是他在移民经历中通过学习英语而获得的经验。他曾经说过，学习一门新语言的最好方法就是与把它作为母语的人谈恋爱，即在互动中学习。

神经语言学家报告说，未曾习得语言的儿童，无论他们出生在哪里，无论他们最初听到的是哪种语言，也无论他们最终说的是哪种语言，他们最开始发出的声音都是一样的。（我曾建议，也许巴别塔 [Babel] 应该叫作咿呀塔 [Babble]。）绘画、舞蹈、哑剧、音乐、雕塑等艺术并不依赖语言来传达信息，尽管这些艺术有时是结合在一起的。

在治疗过程中，莫雷诺并不完全依赖言语，而是致力于寻找一种比言语更原始、更广泛的人类交流和互动方式。他在与幼儿合作时观察到，无论是从本体论还是从系统论来看，言语都是在人类发展过程中相对晚的时期才发展起来的。那么，言语的基础是什么呢？我们假定，在言语出现之前，动作、互动和模仿是交流的工具——可能伴随有声音，对儿童来说也是如此。莫雷诺在戏剧中发现了一种更完整的生活模式，但他寻找的是一种所有参与者至少都是潜在演员的形式。这些旁观者——演员，将在没有剧本的情况下展示自己生活中的场景，因为灵感来源于个人冲动，所以演员要对自己的行为负责。这样，治疗就不仅仅是外部代理人的功能，而是依赖于治疗师与来访者以及来访者与他人之间的相互影响。1924年，他设计了自己理想中的剧场：没有旁观者的空间。

他所依赖的人类特殊能力是一个双重原则：自发性/创造性，都是与以前没存在过的东西有关。自发性（spontaneity）的词源是拉丁语sua sponte，即源于自我内部，而非外部强加；创造性指的是带来以前不存在的东西，即新的东西。心理剧逐渐从一些基于行动的即兴实验中发展起来。虽然心理剧通常处理的是过去的创伤，但它也关注现在的问题和对未来的期望，把戏剧作为生活的预演，帮助人们做出相应的改变。扮演的角色可以是动物、灵魂、妄想或幻觉、声音、某个身体部位、想法、幻象、逝者、通过人表现的中介对象、面具、木偶、玩偶、石头或任何其他具象化的形式。

一些作家在解读莫雷诺的作品时指出，他的心理剧是以亚里士多德关于悲剧引起观众怜悯和恐惧的效果的观察为基础的，亚里士多德将这种效果描述为对这些情绪的宣泄或净化。遗憾的是，他们并没有完全理解莫雷诺的意图，因为他并不满足于亚里士多德的论述。他问自己："当观众知道演员并不是他们所代表的真实人物时，会发生什么样的宣泄？与其说是一种情感宣泄，不如说是一种审美宣泄。如果演员以真实的情感、真实的焦虑、真实的恐惧来表现自己呢？这难道不会给观众带来主要的情感宣泄，而不是次要的情感宣泄吗？演员自己也会得到一次主要的行动宣泄吧？"莎士比亚说我们都是生活舞台上的演员，然而莫雷诺指出，我们都不是一出生就拿到完整剧本的人，我们必须即兴发挥。我们跌跌撞撞，痛苦地学习。所有的戏剧治疗都有助于让学习过程不那么痛苦，甚至常常是快乐的。

莫雷诺工作的另一个基础是，他坚信人类在生活中相遇的意义，不仅限于戏剧，还有相遇于当下的意义。这就是为什么心理剧中的每一次表演都反映了生活，都体现在此时此地，无论最初的事件发生在何时——即便只存在于当事人的脑海中。当主人公完全进入状态时，戏剧中神奇的"假如"就会变成"如"，"假"就会消失，使表演完全真实。有些主人公实际上"看到"了由辅角扮演的不在场的他人，看到了那个真实的他人。本体成为现象。

兰迪和本书中介绍的其他专家所采用的戏剧治疗都与角色扮演有关，尽管方式各不相同，但都是以实现改变为目的。在某些方面存在着一种观念，即以哭泣、大笑、殴打等反常行为的形式进行宣泄和净化是心理治疗的目标，这着实令人遗憾。因为这只是治疗过程中的一个步骤。最终的目标是整合性的宣泄，包括个人内部和人与人之间的整合。由记忆带来的、消解性的宣泄是一个发生于当下瞬间的事件，而整合性的宣泄则是一个过程，在时间的推移中发生。

希腊人描述了两个概念，一个是陡转（peripeteia），另一个是发现（anagnorisis）。所有形式的戏剧（包括治疗性戏剧）都共享这两个概念，它们对演员/来访者都很有意义。陡转指的是戏剧方向的改变，即主角所处环境的改变；发现指的是在戏剧过程中意识到一些原本被忽视的内在因素。它们可能发生在戏剧中，也可能在戏剧结束后引发新的感悟，有时则发生在治疗过程结束很久之后，这也是促成改变的整合性宣泄的一部分。但是，我们也不要过于轻率地将这两种概念转化为理智上的洞察力。以认知为基础的洞察力作为一种学习和治疗方式通常被高估，因为它要求将思考转化为行动，而这是相当困难的。先有体验，然后再学习、领悟，这样会更容易一些。一个人可能拥有世界上所有的觉知，却无法实现改变。在戏剧治疗中，我们像孩子一样学习。这是一种通过行动的学习，可以是认知性的，也可以是非认知性的，但仍然会带来个人的改变和发展。

戏剧治疗揭示并重新表述的是主角所感知的事件的某些方面，而不是事件的全部。感知从来都不是全面的，没有一个人能对自己或他人以及他们之间的互动有完全的感知。戏剧治疗的作用在于改变或扩展我们的认知。这给我们带来了希望，因为人类的认知确实是可变的。事实不会改变，但我们感知和处理事实的方式可以改变。如果我们完全掌握了生活的方方面面，改变就无从谈起。因此，我们人类在这方面的失败反而是一种幸运，因为我们可以改变对自己和他人的看法。治疗师也是如此。

有一个惊人的发现——至少在心理剧中是这样的，许多来访者无法回忆起他们所创造的戏剧性的东西，无论是完整的还是部分的，但变化却发生了。我们可以通过完全的行动参与（莫雷诺称之为"行动饥渴综合征"）来解释这种现象，它去除了人格中的两个部分，即内部观察者和批评者。当对行动的渴求被充分调动起来并发挥功能时，它就接管了一切。行动者掌控全局，烧掉了途中的观察者和批判者，而不留下记忆的痕迹。这并不等同于压抑，因为人只能压抑那些已经被记下来的东西。它只是没有被记录下来，但行动还是发生了。

有多少次你开着车行驶了数英里却没有意识到所经历的路程？认知在哪里？你又在哪里？是在自动驾驶，还是在另一个空间，抑或是在不知不觉中进入了另一种状态？无论如何，这个场景可以类比人类的一种能力，即没有记忆的行动——身体在做一件事，大脑却没有记录。

也有其他的存在状态。1943年，莫雷诺在一篇题为《社会测量与文化秩序》的论文中提出，也许心理并不在身体内部，身体可能被心理所包裹。如果这是真的，那就更容易理解人类是如何进行交流的了，这种交流往往不需要言语，只是心灵的相遇、接触和交织。这种相遇可能发生在共同意识或共同无意识状态中。这可能是有时记忆不完整甚至缺失的另一个原因。

戏剧治疗是一种独特的疗法，它处理的是心灵的交织。我相信这有利于建立自主治疗的中心。我们这些从事戏剧治疗的人在面对来访者复杂的心理时会感到震惊和挑战，但我们也有很多值得庆幸的地方，因为我们拥有如此充满活力的工具，它能帮助我们成为更完整的存在。

泽尔卡·莫雷诺

写于弗吉尼亚州夏洛茨维尔

译者序

我是从心理剧这扇"门"进入戏剧治疗领域的。2007年1月和2008年2月,我在上海参加了两次心理剧创始人之一莫雷诺夫人的学生、美籍华人龚鉥博士组织的心理剧培训工作坊。我作为辅角或替身参与到她工作坊中多位主角的心理剧中,配合导演帮助主角获得情绪宣泄、认知转化和个人成长。在这个过程中,我自己也产生很大的触动,感受到心理剧的真实作用,还学习了心理剧的方法。

在随后的研究中我了解到,心理剧经过六十多年的发展,已经相当成熟和完善,它不仅可以应用在心理辅导和治疗上,还拓展至教育、培训、社区活动等多个领域,成为许多教师、培训师和社会工作者的有效工具之一,帮助人们纾解心理压力、缓和内心冲突、处理人际矛盾。于是,我尝试将心理剧应用于大学生的思想教育工作中,让学生们通过扮演替身或辅角、角色互换等方法进入到他人的角色和行动中,或在一旁冷静观看和倾听自己内心多种声音之间的冲突和对话,从多个角度来观察、思考和解决他们现实生活中遇到的学业、情感、家庭等方面的问题。这些尝试获得了学生们的积极响应,产生了良好的效果。

2008年3月,我到纽约大学做访问学者,戏剧在心理治疗领域的应用是我研究的主要课题之一。在人类表演学大师谢克纳教授的引荐下，我认识了兰迪教授，他当时是纽约大学戏剧治疗系主任、美国戏剧治疗协会的创始治疗师、国际期刊《艺术心理治疗》（*Arts in Psychotherapy*）的荣誉退休主编，出版了多部学术著作，在国际教育戏剧界和戏剧治疗界享有很高的声名。他同时还是剧作家、演员、导演和作曲家，拥有丰富的艺术创作经验。他对中国文化也非常喜爱，早年学习过太极拳，数次到台湾讲学和开设戏剧治疗工作坊。我俩一见如故，他热情邀请我参加他和同事组织的戏剧治疗工作坊，让我了解到戏剧治疗在心理剧之外的其他形式，还把《躺椅和舞台：心理治疗中的言语与行动》的原版书赠送给我。

这本书凝聚了兰迪教授在戏剧治疗领域近20年研究、探索和实践中获得的思想精华和宝贵经验，第一次捧读它，我就被深深吸引。从古老的萨满仪式开始，他比较了传统的心理治疗与弗洛伊德所开创的以精神分析为代表的心理治疗。在对精神分析理论的研究中，确立了行动性及戏剧性心理治疗的早期理论开拓者和实践者，如荣格、兰克、费伦齐和赖希等人。正如他在书中指出："他们的冒险让其他人能够公开宣布，通过头脑与身体、想象和心灵的通道所进行的宣泄性和创造性表达，具有很强的治疗效果……这些创新者将为不久之后开创行动性和戏剧性心理疗法的人铺平道路。"

随后他对比了戏剧治疗的三种方法：莫雷诺创立的心理剧、他本人创立的角色法和大卫·约翰逊创立的发展转化法。从情感和距离、虚构和现实、言语表达和非言语表达、行动和反思、指导性行动和非指导性行动，这些两极性或维度对每种方法进行了深入研究，清楚地阐述了每种方法的特色。他认为，这些方法之间的共性远多于差异，其内核是一致的，有着共同的假设，持有一种整体治疗的观念，都以戏剧性行动和角色表演作为治疗的基本手段，通过激发、释放和包容情绪来开展工作，最终的目标都是为了追求平衡和整合，实现案主内心的某些转化。正因为如此，这三种方法在实践中经常相互借用，从而形成一种通用的模式。

读完这本书之后，我立刻决定将其翻译并引进到国内。因为国内包括戏剧治疗在内的艺术治疗正处在起步阶段，急需这样兼具理论性和实践性的专业著作。兰迪教授知道我的想法后，欣然应允由我牵头组成翻译团队，着手此事。

本书的译者共有四位。邬锐是上海戏剧学院人类表演学博士，受过系统的精神分析训练，承担了本书第一、第二和第三章的翻译任务。我负责本书第四和第五章的翻译。第三位译者是上海市第六人民医院心理科的卞茜教授，她的主要研究方向是学校精神卫生服务和儿童及青少年精神障碍的临床诊治。第四位译者是叶赛，她在纽约大学跟随兰迪教授攻读戏剧治疗专业的研究生，毕业后在美国从事戏剧治疗及学校心理工作。她负责翻译本书的第七、第八和第九章。

我们都是怀着推动国内戏剧治疗事业发展的宏愿，在繁忙的工作和学习之余，挤出时间来翻译这本专业性很强的书。在2012年华东师范大学出版社出版的书稿基础上，我们尽可能对译文进行了勘误，商务印书馆也组织了专业力量进行编辑和校对。

我对所有为这本书的翻译、出版和再版提供支持的朋友们，在此深表感谢！

彭勇文

上海戏剧学院戏剧文学系教授

自　序

几年前我与彭勇文博士有幸一见。当时，他作为上海戏剧学院的一名教师，来到纽约大学做访问学者，由于个人兴趣和专业的原因，他想更多地了解戏剧治疗。我们相谈甚欢，勇文读了我写的一些书，还参加了我主持的几个戏剧治疗工作坊，亲身体验了戏剧治疗的实际操作。

勇文回国之前，邀请我去曼哈顿的中国城共进午餐。他领着我先去参观了一家传统的中药铺。在那里，我看到店员们小心翼翼地称量和混合各种炮制过的植物及动物组织。我被那些药物独特的气味与形状所深深吸引，它们与美式药店里零售的小药片和胶囊简直是千差万别。

勇文告诉我，他幼年生病时，家人会用植物的根为他熬制中药茶饮来治病（有时味道很难闻）。他对我说，我的戏剧治疗理论和中医包含的哲学原理很像。我逐渐意识到他是对的，我对于作为治疗手段的表演的理解真的受到了传统中医及其哲学的极大影响。

我的许多同事认为，戏剧治疗的目的是转化，但我的看法和他们不同，我认为其目的在于构建不同元素之间的平衡与和谐。事实上，通过建立角色分类系统，我把人的行为归到六个不同的领域，分别是身体、认知、情感、社会、灵性和审美。这六个领域很大程度上可以对应中医的五行学说。我还意识到，这两种模式都是为了解释动态的人体生态系统，它会努力让因自然和身体的能量变化而失衡的系统重新获得平衡。用西方的观点来看，假如我总是被郁闷的想法缠绕，我就需要一种治疗来激发热情。用东方的观点来看，我是被水的黑暗和冰冷性质所主导，可能需要在火的温暖中找到平衡。

戏剧治疗的核心概念是人生如戏，各种人物所追寻的目标常常超出他们的能力范围，当他们发现自己作为人类的局限性时，就需要一个向导来帮助他们走完人生的旅程。这个向导可能是个超自然的存在，如《西游记》里的佛或菩萨；也可能是个巫师，如《绿野仙踪》里面的奥兹；还可能是个朋友，如《哈姆雷特》里面的霍拉旭。在戏剧治疗过程中，这个向导就是治疗师，他会帮助案主引导他们自己。在我看来，戏剧治疗的目的就在于让案主能够生活在矛盾之中，生活在由英雄、目标、阻碍和向导构成的关系之中。

本书介绍了戏剧治疗的历史由来，将其置于萨满仪式的传统之中，也置于西方精神分析和各种行为及人文心理治疗形式的传统之中。本书的四位译者之一叶赛，是第一个从中国大陆到纽约大学学习戏剧治疗的研究生。我要感谢她的母亲，同时也是我的朋友叶丹女士，是她资助了本书的出版，让它得以与中国读者相见。

中国已成为世界舞台上的经济大国，但高速的发展和变化无疑将给国民带来一些心理问题。中国人将如何面对和解决这些问题？是向西方学习认知行为的谈话疗法和精神药理学，还是遵循中医的传统、用一些细腻的方法来进行自我调试？这个问题还有待回答。我的判断是他们将整合这两种文化，形成独特的方法。在保留中医理论和实践的基础上，专业人士可以考虑将戏剧治疗与其培训和实践结合在一起。

戏剧治疗作为一种实践，最远可追溯到萨满仪式，最近的则可见于各种创造性艺术在教育和治疗领域的专业应用，它必将为戏剧的社会应用带来一股新风。因为戏剧不只是一种娱乐的审美形式，它更是治疗和再创造的形式。

我的朋友、上海戏剧学院的孙惠柱教授，正致力于将戏剧引入公众教育，如今又开始将其引入心理治疗之中，他借鉴了中国古典戏曲的角色类型。这与我的角色分类法中的那些类型相似，提供了一种文化相关形式，可以被学习、被表演出来，帮助人们认识人性中的美与丑。

我将本书献给我的中国朋友、学生和同事们，他们处在运用表演艺术的超凡力量开展社会教育的第一线，不仅提供了娱乐，更提供了教育和治疗，推动社会的积极发展。本书的这些知识对中国人来说并非全新，在中国数千年的文化中早有体现，如医学、戏曲、哲学、宗教和武术，对此我倍感鼓舞。

罗伯特·J. 兰迪

导　言

"行胜于言"这个成语道出了行动优于言语的二分法。纵观心理疗法的历史，许多人都在延续这种二分法，并为自己的观点提供理论依据。在萨满通过传统仪式进行的治疗中可以看到，包含动作、模仿和剧情的表演比言语更有效。在精神分析发展的早期，弗洛伊德发明了帮助各种神经质症患者的谈话疗法，他将行动贬低为对感觉的一种防御、需要通过分析过程来克服的一种阻抗。1914年，弗洛伊德写道："病人并不记得他所遗忘或压抑的任何东西，而是将其表现出来。他不是以记忆的形式，而是通过行动将其再现。"古典精神分析师的工作正是帮助病人将这种行为转化为语言。

弗洛伊德早期的一些同事并不同意他的观点，并公布了更为积极的治疗方法。对他们来说，行动并不一定是语言的对立面，而是与其相辅相成，能够通过身体和情感将病人带入其他表达领域。不过，这些分析师同样也非常依赖语言来治疗病人。

后来，J.L.莫雷诺和弗里茨·皮尔斯等学者采取了更激进的立场，将语言视为表达深层情感和躯体状态的阻力。随后出现的新疗法又挑战了旧疗法的正统性，在特定框架内（如精神分析）和不同取向之间

（如精神分析和心理剧）出现了分裂。不过，随着时间推移，分歧逐渐消失。当代精神分析已经摆脱了弗洛伊德的心理内驱力递减模式，开始接受关系和人际视角。有些人甚至把分析中的移情/反移情关系称为"表演"，暗示着戏剧性的行动。接受过神经学科知识培训的弗洛伊德只能窥探到该领域早期显现的某些科学性，如果他能得知当前神经科学领域获得的科学证据已开始揭示大脑两个半球之间的复杂关系时，一定会又惊又喜。神经科学还有一个重大发现：通过身体的行动可以修复心理创伤对大脑的损害。如果他能了解到这一点，可能会更惊讶，但不会那么高兴。

本书无意宣扬行动与语言的两极分化，而是想探讨心理治疗的行动方法是如何在西方言语方法甚至传统萨满教实践的基础上发展起来，最终凝聚成一种具有创造性和整体性的理论和实践。

作为本书的核心概念，行动指的是在治疗过程中应用戏剧、游戏和非言语表达的方法，让案主的身体、心灵和情感参与到治疗过程中。虽然行动心理疗法有多种形式，包括格式塔疗法、舞蹈治疗、躯体心理疗法和生物能分析等，但本书的重点是心理剧和戏剧疗法。

本书的主要目的是为把行动心理疗法纳入心理治疗、心理健康咨询和临床社会工作的主流而开展论证。如今在介绍游戏疗法、心理咨询和心理治疗的主流出版物中都纳入了行动心理疗法的内容，这充分证明了这一观点。对于那些将自己的工作置于整体性、创造性和关系性框架内的心理健康业内人士来说，行动疗法尤其有价值。

本书结构

本书在广泛的国际背景下阐述行动心理疗法。开篇呈现的就是萨满教的仪式,这是一种古老的传统治疗形式,其显著特征包括戏剧性、运用歌舞、讲述故事和通过出神恍惚的方式展示精神世界的力量。提供这个资料是为了告诉读者,疗愈艺术源于传统文化,在这些文化中,魔法早于科学,行动先于语言。描述了发生于当代韩国的萨满教仪式之后,我跨越文化来到世纪之交的维也纳,讲述精神分析界早期的故事。我特别关注了弗洛伊德的同事卡尔·荣格、奥托·兰克、桑多尔·费伦齐和威廉·赖希的工作,他们都曾尝试过早期形式的行动心理疗法。

从早期的精神分析到现在的戏剧治疗,我着重介绍了几位主要的心理治疗师,他们与语言和认知方法的局限性做斗争,并在治疗中创新了行动的表现形式。特别值得注意的是 J.L. 莫雷诺的贡献,他开发了一种完全戏剧性的形式,不仅可以治疗个人,也可以治疗团体。亨利·默里、埃里克·埃里克森和弗里茨·皮尔斯,以及通过建构主义心理治疗、认知行为疗法和简短疗法等模式开展工作的人,在书中的简史概述中也会对其有所介绍。

从以上这些丰富的背景中延伸出对 21 世纪戏剧治疗的概述,同时将重点聚焦在三种主要的戏剧治疗方法上,即角色法、心理剧和发展转化法。围绕这些方法,我提供了一个模型,以突出几对普遍的治疗极性(或维度):情感与距离、虚构与现实、言语表达与非言语表达、行动与反思、指导性行动与非指导性行动、移情与反移情。

在讨论这些方法时,我参考了 2005 年拍摄的一部研究影片《戏剧治疗的三种方法》,其中介绍了三位杰出戏剧治疗师的理论和实践。针对同一位案主，他们展开了各自的治疗，展示了自己的工作方法。我将对治疗过程的记录进行重点分析，以提供深入的比较视角。这部影片是以经典影片《心理治疗的三种方法》（肖斯特罗姆，1965年）为参考蓝本，后者呈现了卡尔·罗杰斯、弗里茨·皮尔斯和阿尔伯特·埃利斯这三位治疗师对一位名叫格洛丽亚的案主进行的治疗。

在对三种方法进行比较后，本书介绍了戏剧治疗的几种临床应用，其中一些已经得到了神经科学研究成果的有力支持。更传统一些的心理健康从业者也可以学习行动心理疗法，并将其应用于一系列临床疾病的治疗，包括但不限于心理创伤、创伤后应激障碍（PTSD）、成瘾和饮食失调。我们将介绍心理剧、角色法和发展转化法在治疗这些疾病中的具体应用。

回过头来我不禁要问，在心理治疗的历史上，为什么作为隐喻和技术手段的戏剧会被证明具有如此强大的生命力。最后我回到两极以寻求整合，以理解通过言行和身心开展治疗的古代、经典和当代治疗形式的连续性。莎士比亚最著名的台词之一是"To be or not to be"（生存还是死亡），如果这真的是一个问题，那么答案就是："To be and not to be"（既是生存，也是死亡）。接受了生与死的连续性，接受了演员在角色中才能进行创作的连续性，以及角色只有充满演员气息才能存在的连续性，每个人才有可能拥有完全整合的生命存在。

第一章　萨满与精神分析师

萨满的聚会

2004年春季，一群大多为女性的萨满聚集在韩国西海岸的一个名为沿岸埠头的渔村，村民们正虔诚地等待着他们的表演。村民靠海为生，当鱼获变少或遭遇不可预料的自然灾害而翻船时，他们会感到无助，因此往往邀请萨满前来，举行能带来希望的仪式。萨满们将进行一场名为"丰鱼祭"的祈福表演，目的是减轻村民们的焦虑、重建人类与诸神的和谐关系，让诸神保佑他们来年水产丰收、吉多凶少。

一位年轻的女性萨满走上临时搭建的平台，她身着传统服饰——白色长袍外加黑色的长法衣，还有一顶特制的黑色帽子系在脖子后面。一头洗净的生猪摆在她的面前，这是给诸神的贡品，以祈求他们赐下丰裕的水产。她的身后有一张覆有白布的矮桌，上面放的是食物、饮料、花朵和仪式中的不同道具。后面还有一张更高更大的桌子，上面摆放着各色水果和点心。平台周围的布景上画着不同的神话人物，令人眼花缭乱。一群年长的乐师、侍者和萨满的助手端坐在舞台左侧，在女萨满的示意下依次敲击鼓和钹，吹奏笛子和小号。

表演开始后,年轻的萨满先用一把三齿鱼叉刺向生猪。她用力刺了几下,终于将其刺穿,这是神响应召唤的象征。萨满在接下来的几个小时里又唱又跳,并邀请观众上台,接受她赐予的食物和祝福。表演到高潮时,她手舞两柄短剑,象征性地刺向自己,表示神灵已经降临她身上。她切下一片猪肉,象征汲取其能量。她的表演结束后,观众走近被用来祭祀的猪,拿出纸钱拍在它的身上。切肉和献钱都是为了驱逐那些扰乱丰产的邪神。

其他萨满陆续上台,那天下午最为精彩的表演来自领头的萨满。她的年纪更大,驾驭神通的能力在当地很有名。她身上穿的长袍也是最华丽的,上面遍布红色、蓝色、黄色和绿色刺绣。她的嘴里不停地念念有词,嬉笑怒骂,插科打诨。她还在不停旋转,以舞蹈节奏示意乐师加快拍子,帮助她更快进入迷狂的状态,以召唤神灵附身。随后,她的表达方式变成讲故事,这就意味着可以通过她的身体与神灵沟通了。其他萨满上台来与神灵交谈,提出村民最关心的问题:未来的收成如何,出航是否顺风顺水,是否会有灾祸。她体内的神灵便用言语和动作来回答。老萨满的舞姿如行云流水,她一边摇铃,一边舞剑,手臂指向苍天,祈求神灵的治愈之力。到表演的尾声,她与一个傀儡翩翩起舞,以娱乐神灵、在场的其他萨满和观众。

那天的仪式临近结束时,萨满们烹制并享用了祭祀的猪肉。他们展示了观众们捐的钱,证明这场仪式的成功。他们抬着两个傀儡和一艘具有象征意义的小船,列队行进到海边。在乐声和祈祷声中,他们祝福船队和所有人,赞颂善神的德行,平息恶神的怒气,给村民们带来丰收的希望。

仪式完成后,萨满们换下服装,拆除舞台,把五颜六色的道具放进马车,小声谈论着天气和回去的漫长旅程。他们都很劳累,完成这场治疗性表演后就要从治疗师回归到普通百姓。很多人承认自己只是联结人与神的通道,只有神才能决定来年是否会丰收。

精神分析师的聚会

1902年秋天,4位医生在位于维也纳伯格街19号的西格蒙德·弗洛伊德医生的家中聚会,"宣称愿意学习、实践和传播精神分析"。小小的"星期三心理学会"在几年时间里很快发展为维也纳精神分析学会。它的成员不仅有阿尔弗雷德·阿德勒和奥托·兰克这样的当地人,也包括卡尔·荣格、欧内斯特·琼斯、桑多尔·费伦齐和露·安德烈亚斯-莎乐美等来自异国他乡的人。每次聚会都坚持一种仪式化的流程:先是朗读一篇学术论文,然后是15分钟的茶歇,大家一起享用咖啡和蛋糕,最后针对这篇论文进行研讨。

所有聚会都是以弗洛伊德为首,他是众人的导师,也是他们思想与灵感的源泉。弗洛伊德的传记作者认为,这种聚会具有宗教性质,弗洛伊德既是新教派的领袖,又是一位先知。随着团体不断扩大,会员们开始提出对权力、独立和自我满足的诉求。当理论和实践中的某些问题引发争论时,当个性和忠诚发生抵触时,"秘密委员会"便应运而生,借此开展某些审查以保证会员对弗洛伊德所倡导的核心原则的忠诚。许多曾经与弗洛伊德非常亲密的人被开除,包括阿尔弗雷德·阿德勒、卡尔·荣格、奥托·兰克和桑多尔·费伦齐。

弗洛伊德及其追随者的目标是推广弗洛伊德式的经典精神分析原则,尽力令其融入精神病学主流。他们自诩为科学家,针对人类思维的本质有了重大发现,而且发明了一种理性的治疗方法以解决非理性的心理困扰。尽管受到了保守医学势力的攻击,长寿的弗洛伊德还是目睹了自己的思想被广泛传播。他捍卫着精神分析法,成为心理治疗新领域的奠基人。他的自由联想谈话疗法基于人格中性心理的理解,在精神卫生的专业领域占据主导地位长达几十年。不同于萨满、术士或神职人员,弗洛伊德是位理性主义者,像希腊哲学家普罗泰戈拉一样,坚信"人是万物的尺度"。

萨满祭祀和精神分析是两种截然不同的治疗方式。前者以灵性世界观为中心,呈现身体与灵魂、自然与超自然事件的影响。萨满不仅可以治疗身体上的疾病,还能治疗心理上的疾病,他们认为两者都是以灵性为基础的。萨满既要学习使用草药,还要了解表演艺术的治疗特性,将其作为影响"患者"灵魂的工具。关于萨满的训练和传承,人类学家米尔恰·埃利亚德打了一个死亡和重生的比喻:想成为萨满,就要踏入一个灵性世界的象征性旅程,途中会遇到一位提供药物和智慧的灵性向导。这种旅程具有转化性质,新萨满在灵性上会被摧毁和重建,然后才被赋予力量,最终回归俗世去治愈那些虚弱和忧愁的人们。当他们具备了治疗师的身份,就能召唤到有助益的神灵,帮助人们逢凶化吉,把希望带给一个群体。

实际上,萨满教已经有上千年的历史,至今仍存在于南美洲、亚洲和非洲的一些地方,在西方世界的某些新兴宗教团体中甚至也有传播。现代医学的标志之一双蛇杖,可能就来源于萨满教,比古希腊传说中出现的还要早。一些学者认为,可在古老的萨满仪式中找到当今表达性治疗的起源,因为萨满早已用音乐、舞蹈、讲故事和戏剧表演来疗愈不安的心灵。

由弗洛伊德创立并被数十位心理学家修正的精神分析学，提供了一种看待人类的不同视角。许多精神分析师认为他们的工作是基于科学的，是经得起实证检验的。他们相信存在某种支配心灵的黑暗力量，它能引发人类的巨大烦扰和痛苦。这种负面情绪不是神灵所致，而是源于早年的成长经历，其中某些经历是创伤性的，后被压抑下来。被压抑的情绪会经由心理学和神经学上的"渠道"进入潜意识层面，并在梦境、幻想、愿望、自发性动作和言语中表现出来。

精神分析学家投身实践所采用的是科学性而非象征性的方法。他们通过攻读学术学位、在导师指导下实习，以及用分析法进行自我检视而开始职业生涯。

传统的神秘仪式与现代科学治疗法至少从表面上看是缺乏一致性的。弗洛伊德抛弃了所有灵性的、神秘的联系，将自己定性为一个理性的科学家。不过在维也纳精神分析学会建立初期，早期开拓者们不只遵从弗洛伊德的指示，他们也根据自己的想法进行了很多实验。卡尔·荣格要求来访者画出曼陀罗，并与头脑中的图像进行对话。奥托·兰克致力于研究神话，把精神分析的过程想象为英雄之旅。他是最早将治疗过程与创造性过程联系起来的人，将来访者的体验与艺术家的体验进行比较。兰克的合作者桑多尔·费伦齐尝试了一种更彻底的人际治疗方法——相互分析，他允许来访者进入治疗师的角色，来分析治疗师本人的心理过程。威廉·赖希则是通过操控来访者的身体，让其进入到舞蹈和角色扮演之中。

接下来让我们更深入地了解一下这些人的理论和实践，他们不怕遭人耻笑，敢于挑战自己的导师和更为保守的同事。他们的冒险让其他人能够公开宣布：通过头脑与身体、想象和心灵的通道所进行的宣泄性和创造性表达，具有很强的治疗效果。和出身非西方的传统疗愈者与经过西方科学训练的医师和心理分析师一样，这些创新者将为不久之后开创行动性和戏剧性心理疗法的人铺平道路。

卡尔·荣格和分析心理学

1907 年，荣格在维也纳伯格街 19 号第一次见到弗洛伊德时，他欣喜万分。他们的初次会面持续了 13 个小时，大部分时间是荣格在说。这位精神病医生和学者的年纪比弗洛伊德要小，将后者视为导师，其潜意识动力学、自由联想和梦的解析等学说对他产生过巨大的影响。荣格曾在伯格霍兹里精神专科医院完成了关于词语联想测试的研究，并于 1906 年将成果结集出版，为自由联想理论提供了早期实证性证据，弗洛伊德为他感到高兴。他们认识后没多久，弗洛伊德就将荣格看成自己的学术继承人。

但是他们也存在一个较大分歧，荣格对灵性和超自然感兴趣，弗洛伊德却对两者不以为然。1909 年，弗洛伊德要去美国接受马萨诸塞州伍斯特市克拉克大学的荣誉博士学位，于是他们结伴同行，此时两人的分歧已趋于公开。在德国不来梅登船前，弗洛伊德、荣格和年轻的匈牙利精神分析师费伦齐共进午餐。荣格兴奋地谈及位于德国北部的史前人类遗迹的最新发现——在沼泽中木乃伊化的尸体。弗洛伊德习惯性地分析了荣格的话，认为他对史前尸体的关心之下掩藏着对死亡的期待，这是一种不祥的预兆。说完，弗洛伊德就晕了过去。

3 年后，弗洛伊德和荣格在学术上和私底下的关系进一步恶化，他们在德国慕尼黑举办的一场精神分析大会上见了面。深入交谈后，两人都愿为关系不和承担责任,但随后弗洛伊德便谴责荣格在瑞士杂志上发表的文章中没有提及他。但荣格反驳说这样做是多余的,因为弗洛伊德早已闻名天下。后来,话题又转向了埃及法老阿肯那顿。一位同行说这位统治者因为怨恨父亲,便在石碑的椭圆形花饰上用自己的名字覆盖了父亲的名字,以消除其影响——类似于在学术文章中删除了所有引用。荣格进行了反驳,他说阿肯那顿登基后立刻修复了花饰,而且,其恋父情结有增无减。

弗洛伊德认为荣格会抹杀自己的成就,他将荣格的反驳解读为攻击,并再次指责荣格内心期待他的死亡。和在不来梅会面时的情形一样,弗洛伊德又晕倒了,荣格赶紧将他扶到旁边的躺椅上。

有人对弗洛伊德的昏厥进行了解读:当他的话失去威力时,他内化了所感受到的死亡期待,并通过假死的方式将其演出来。但他的表演没有骗过荣格,荣格扮演了帮助者的角色,最终判定他的老师是不愿承认自己内在的邪恶。

孩子和男人

这种冲突的核心可能是两位强势人物之间的碰撞:扮演父亲角色的那个人要求对方继承其遗产,而扮演儿子角色的则希望对方真正接纳其独立精神。在更为理论化的层次上,两人对婴儿性欲在心理发展中的作用以及潜意识的形式和内容上持不同观点,特别是在对梦的处理方法上存在严重分歧。弗洛伊德最有影响的著作《梦的解析》提供了一个模板,以解读潜意识和被压抑的未竟意愿。荣格曾告诉弗洛伊德一个奇妙的梦,梦中有一幢多层的房子,它的低层是一处史前洞穴,到处都是骸骨。弗洛伊德再次用死亡期待来解释这番景象。对荣格而言，这是一个关键时刻，此时他终于意识到作为分析师和导师的弗洛伊德所存在的个人局限性，自己对人类心理的类型和范围开始有了独立的见解，心理的不同层面不仅反映了个人的潜意识经验，还呈现了"个体心理之下的集体性前提……我认为它们是本能的形式，即原型"。

无论两人私下有过什么争执，这种在专业上的分歧却带来了精神分析在思考和治疗上的重大革新。荣格接受了弗洛伊德关于被压抑的情感储存在潜意识中的论断，但他超越了弗洛伊德的方法，为到达潜意识提供了另一条道路。弗洛伊德侧重分析语言，荣格则在非语言的意象中穿行，唤起人类的想象力和创造力。通过昏厥，弗洛伊德表现出了潜意识里被废黜、被舍弃的恐惧，荣格则将内在的恶魔召唤出来。像萨满一样，荣格愿意踏上拆解和重组的心灵之旅。通过与自己最黑暗的梦中意象打交道，他创造了一种新型心理治疗方法，一种基于创造性想象而非理性智慧的方法。

正如我们在荣格自传《记忆·梦·思考》中所读到的，他的旅程开始于孩提时期的梦中体验。1912年，当他与弗洛伊德决裂时，他写道："内心忐忑不安的时期开始了，将其称为迷失方向的状态也毫不夸张。"在那段时期，荣格进入到与自身的想象性对话中，寻找摆脱危机的方法，他意识到自己不再接受父辈文化中的基督教世界观，于是到自己的内在生命中努力探寻。一开始，他记录下自己一系列奇特的、有神话性质的梦，不过，这还不足以舒缓阴郁的心绪，于是他将注意力转向孩提时的记忆。当他回忆起10岁玩积木时的瞬间，不禁感慨万千。他惊叹："那个小男孩还待在附近，拥有我缺乏的创造性生命，但我怎样才能达到这种状态呢？"

荣格找到了一个切实可行的解决方案，那就是扮演孩子的角色，用石头和其他捡来的东西搭建某种结构，在这个过程中重新找回自己的创造力。将游戏作为治疗方法的概念并不新鲜，但荣格好像是第一次接触它一般。通过扮演儿童的角色，创造出代表内在心理的戏剧结构，荣格开始发现游戏中复杂的治愈力量。作为游戏者，他意识到自己拥有了一种回到未处理的过去经验的工具，利用它可以解决当下的两难困境，并能预测未来。心理治疗领域的这种发现标志着在儿童、艺术家和创造性个体之间的早期关联，他们会回放和排演某些忧虑与困惑的重要时刻，以发现面对它们的有效方法。荣格将游戏置于幻想和想象的语境中进行讨论，后来证明在他以后发展的理论和实践中这三者都必不可少。

> 所有好的创意和创新成果都是想象力的产物，都源于……儿童般的幻想。不单是艺术家，每个创造性个体都会将其生命中最伟大的部分归功于幻想。幻想的动力原则是游戏，这也是孩子的个性……不去开动幻想玩这种游戏，就很难产生任何创新成果。

荣格开始以游戏作为处理棘手的生活问题的手段，并发现了一种治疗方法，这方法后来被那些最初接受过精神分析训练的人所发展，如梅兰妮·克莱因和弗洛伊德的女儿安娜，但她们却认为这种游戏治疗方法源于弗洛伊德。弗洛伊德只是建议把游戏作为接近儿童的工具。建立联系后，克莱因和安娜就像他一样，用游戏的方式来打开读解儿童的言语通道。

那些传承自荣格的人则更多地将游戏看作是儿童的直接语言，游戏本身就是一种治疗的过程。非指示性心理治疗师奥克兰和心理分析师温尼科特都相信，儿童可以通过角色扮演游戏来解决自己的问题，但他们都没有直接把荣格的实践与神话和原型结合起来。荣格的学生朵拉·卡尔夫发明了沙盘游戏治疗方法。儿科医师和儿童心理治疗师玛格丽特·洛温费尔德的研究又超越了卡尔夫，她要求那些有心理问题的儿童在桌面上或在沙盘里用微小的部件组成图案，然后对他们的描述进行分析。在荣格的鼓励下，卡尔夫与洛温费尔德共同研究，把自己的方法与荣格的方法整合在一起，基于对儿童创造的原型图像的理解，将沙盘游戏发展为一种治疗形式。在荣格派治疗师和戏剧治疗师的实践下，沙盘游戏已成为一种心理治疗方法。

荣格不只是把游戏视为解决个人危机的实用方法，他在这个接合点上创造了另一种方法，可替代弗洛伊德式的进入和分析潜意识的言语方法。这种方法基于意象和行动，来访者不仅需要引发个体和集体的潜意识图像，而且还要根据图像来行动。

积极想象

荣格在其长期的临床生涯中不断完善这种治疗方法，也给它起过许多名字，一开始是超验功能，然后是图像功能、主动幻想、辩证方法、回溯方法，最后定为积极想象。1935年，他在伦敦发表了著名的塔维斯托克演讲，首次提及了积极想象。

荣格在演讲里比在其著作里更清楚地表述了这种方法。在舞蹈治疗师乔德罗编辑的《荣格论积极想象》一书中，也有关于这种方法的一些说明。荣格的书信里有一个最直白的描述：

你可以从任何图像开始，例如，从你梦中的一团黄色开始。沉思，并小心地观察图像是如何展开或改变的。不要试图将其变成某种东西，只是观察它的自然变化是什么。以这种方式沉思、获得的任何图像经过自发性联想，迟早会产生轻微改变……关注这些变化，最终让自己融入图像。假如它是一个会说话的物体，你就对它说出你想说的话，同时倾听他或她想说些什么。

随着年岁的增长，荣格开始消除那些他在做精神分析师时所受培训留下的痕迹。后来，他偶尔会反对用语言来分析来访者的图像，他相信这些图像承载着它们本身的意义和治疗的潜力。通过来访者的深思，这些图像会转化并改变来访者的理解方式。按照荣格的说法，治疗过程的最终目标是个体化，即通过整合意识和潜意识的经验而变成整体。积极想象就是实现这个目标的方法。

乔德罗谈到了荣格方法的两个基础阶段，第一个是关于潜意识的启动，第二个是"与潜意识达成妥协"。她提到一旦潜意识体验被启动，可能要花很多年才能化解掉。针对自己潜意识里曾出现的有关童年早期的图像，荣格花了50多年的时间来分析它。

其他人试图去划分积极想象的各个阶段。荣格的学生也是后来的同事玛丽－路易丝·冯弗朗兹是这样划分的：

1. 清空自我的"疯狂情绪"
2. 让潜意识幻想的图像浮现
3. 为其提供某种表达形式

4. 道德面对

她后来还呼吁来访者将此种方法应用到日常生活中。

罗伯特·约翰逊则采用了另一种划分阶段的方法：

1. 邀请（邀请潜意识）
2. 对话（对话和体验）
3. 价值（加入道德元素）
4. 仪式（用身体仪式具体化）

荣格本人则反对这种简化的做法，他对所有借用图像来表达的可能性保持开放的态度。荣格最基本的非语言表达方式就是视觉艺术，在他的著作中大量提及了这种形式，特别是处理有关曼陀罗的象征作用。但他也会根据来访者的情况，通过舞蹈或写作来诱发图像。尽管荣格没有专门将戏剧当作一种诱发图像的形式，但他雄辩地描述了通过游戏及对话的方式诱发图像的过程，而它们是戏剧治疗过程的两个关键因素。

很多后荣格主义者都记录了与来访者通过故事、戏剧和叙述来进行治疗工作的经验。在朵拉·卡尔夫和其他以荣格主义为基础的沙盘治疗师的著作中，我们看到了积极想象被清晰地应用于儿童及成人治疗的例子。

弗洛伊德及其早期同事所运用、所处理的对象都是潜意识，他们试图展现和转化压抑产生的影响，却是通过语言的和理性的方法来进行的。当弗洛伊德与布罗伊尔合作，把催眠作为一种治疗方法研究时，弗洛伊德运用得最多的是情感性体验。布罗伊尔在19世纪80年代从巴黎的夏尔科那里学到了催眠的手法，但弗洛伊德放弃了这种方式，认为它过于肤浅，缺乏持续性证据。也许弗洛伊德怀疑和害怕催眠造成的宣泄效果，令他感觉不舒适，并且过于戏剧性。

荣格方法的独特性不仅在于其治疗手段是图像（它是潜意识的内容），也在于其直接的工作对象是情绪。他又将自身经历作为深入处理来访者的样本。在他与弗洛伊德决裂开始的冲突期，他曾做一系列很让人心烦并具有预言性的梦，它们与第一次世界大战的爆发恰巧相合。当时是1914年，他试图通过回忆梦境、玩造房子的游戏和记录幻想来解读自己持续的紧张状态。当情绪处于极度焦虑时，他通过练习瑜伽使自己平静下来，以便能积极地处理那些令人困扰的图像。

此时他意识到虽然处理情绪非常重要，但是搜寻隐藏于情绪之下的图像同样重要。情绪体验是引发图像的先导。有了图像，介入治疗才有对象；通过积极的介入和对话，来访者才能获得更大的平衡感。值得重视的是，在情感性体验打开了进入图像的通路后，荣格并没有放弃它，而是把这个过程中的两部分看作是相互支持和互为映射的——情感引发图像，介入图像又有助于丰富和理清情感性体验。他批评弗洛伊德在自由联想方法中将认知与情感分开的做法：

> 幻想需要尽可能自由的游戏，如果不是按这样的方式进行，它会通过引发一种"连锁反应式"的联想过程，离开其对象（即情感）的轨道。弗洛伊德所谓的"自由联想"远离了对象而进入到各种各样的情结中，人们就不能确定它们是否与情感有关，而不是原先出现在此处的某种东西的替代。

在1916年发表的论文中,荣格提及"超验功能",它与产生于梦、幻想和游戏的图像配合,两者都开始于情绪体验,并在拓展和阐明中归于情感。他用自己的方式驳斥了笛卡尔"我思故我在"的名言,认为这种说法是让思维凌驾于情感和身体之上,其影响在今日医学界犹存。当代神经科学就对这种说法提出了有力的质疑,最引人注目的是安东尼奥·达马西奥的著作《笛卡尔的错误》。

原型与人格类型

荣格描述自己和来访者的个人体验时,常用充满原型象征符号的语言。荣格多年来一直在分析这些符号,并结合自己对仪式、神话、灵性和文化方面的丰富学养对其进行深入思考,从而发展出集体无意识理论及其原型理论。他的逻辑推论方式与弗洛伊德对个人潜意识的理解背道而驰。弗洛伊德认为个人潜意识的内容是被压抑的希望和恐惧以及生死之本能,在他的学术体系中,这些心理内容在所有人类的思维中随处可见,但它们的起源和象征的所指之物存在于个体的性发展。荣格则认为,原型起源于所有人类的集体经验,并能在人们的表达行动和手工制品中被发现。

阅读荣格对梦境或幻想的描述,感觉上类似阅读威廉·布莱克写的诗,或是欣赏僧侣绘制的曼陀罗沙画。它是符号性、表现主义、非语言和非线性的。以下是荣格的一位来访者所描述的梦境:

> 我爬上山,来到了一个地方,有七块红色的石头显现在我的眼前,我的身体两边也各有七块,身后还有七块。我站在四方形的院子中央……我试图拿起在我身边的四块石头。

当我这样做时，我发现这些石头是倒插入土的四尊神像的底座。我把它们挖出来，以我为中心排在四周……随后我看到围绕着四尊神像冒出了一圈火焰……我说……我必须亲自进入那团火……那个火圈便升腾起一道巨大的蓝色光芒，把我带离地面。

下面是荣格早期的个人梦境回忆摘录，这种类型的梦境贯穿了他的整个生命：

我在草地上。突然发现了一个黑暗的……石头地洞……我看到有个石阶通向深处……我往下而去。

荣格发现了一间神秘的屋子，房间的一头放着一个宝座。一根巨大的阴茎竖立在宝座之上，其顶部还有一只眼睛，正在往上看。荣格写下："在眼睛上有明亮的光辉。"虽然那个阴茎没有动，但荣格觉得它会发动攻击。在醒来之前，他听到母亲喊道："对，看着它，它会吃人！"

荣格运用了他对原型的全部知识来分析这些在人们生命旅程中出现的图像，认为第一个梦境代表女性的上升，第二个梦境代表儿童的下降。他的知识来源于炼金术及其四元观念、宗教、神秘主义和词源学。在第一个例子里，荣格指出攀登的意义是走向正中央或炼金术的"变圆成方"。他认为四方形的院子和四尊神像代表个性中的四种功能，即直觉、触觉、感觉和思考。荣格认为来访者通过越过神灵、闯入潜意识的火焰，从而形成自己的个性。正如在炼金术中，普通金属能被转化成金子，来访者在这段神秘的经历中发生了转变，并完好无损地重生。

第二个例子是荣格三四岁时所做的梦。他把这种下降看成是某个人进入到他发展中的潜意识里。成人后的荣格将阴茎比作地下洞穴之神，并反思他早年将耶稣与死亡联系在一起的经历。他将阴茎的明亮眼睛与它的希腊语词源"闪亮"联系起来。后来，他在阅读天主教弥撒的解释时获得了灵感，认为食人者图像有同类相残的含义。

从以上例子以及其他成千上万的幻想或梦境中，荣格抽象出集体潜意识中反复出现的主题。他随后按照结构和功能对其进行分类，确定了几个主要的原型，包括：自我、影子、人格、阿尼玛和阿尼姆斯，以及心灵导师。自我是一个整体形象，代表包括意识自我和潜意识自我的全部人格。影子则代表了被否定的自我形象。人格是在与他人打交道时戴上的社会面具。阿尼玛是男性的女性倾向，而阿尼姆斯是女性的男性倾向。心灵导师是带领人们进入地下世界或联结自然与非自然世界的精神向导。

顺着原型的思路，荣格和许多后荣格主义者确认了一系列能将文化与心理学整合起来的主题或情结，包括如伟大的母亲、父亲、孩子、少女、智慧老人、英雄、探险者，等等。这些元素进一步阐明了荣格对集体无意识原型的理解。

在50多年的职业生涯中，荣格创立的许多概念，尤其是与原型和情结相关的概念，有时是相互矛盾的。在他的著作中，要想找出针对这些因素的系统性表述是很困难的，事实上他自己也承认"生活中有多少典型情境，就有多少原型"。若要充分了解荣格的世界观，重要的是要注意到他是一个反对偶像崇拜的人，他随时准备推翻自己的理念，就像随时准备推翻别人的理念一样。

荣格对于心理治疗最长远的贡献可能是他关于人格差异类型学的研究。他最重要的一本著作《心理类型》首版于1921年，该书标志着他"与潜意识对峙"的终结，即度过他与弗洛伊德决裂后所经历的心理危机。

要理解荣格在心理类型研究上所取得的巨大成就，我们需要了解荣格的基本辩证观念，即所有类型的形成都是靠两极的相互影响来推动的。在《心理类型》和相关书籍中，荣格提出了两种基本个性态度类型：外向型和内向型。荣格认为这些态度在与客体的关系中被表达出来，而且可根据倾向或偏离相应客体来观察某人所表达的态度。与他的集体经验观念相一致的是，他认为这些态度是无处不在的，并将它们看成是比心理功能更高级的范畴。

典型外向型性格的人以开放和亲近的态度与客体世界相联结。他们与外界进行持续的对话，相信自己的行动会影响他人，他人的行动也会反过来对自己产生有意义的影响。他们看起来自信、思想开放、幽默风趣，且以行动为导向。

典型的内向型性格的人倾向于远离外部客体，回避对话和联系。他们更关注内心，倾向于独立思考、不与他人亲近，他们多从自己的思想、情感和意象中得到乐趣。

但荣格没有困于二分法的藩篱，而是指出外向型的人和内向型的人都有可能活得平衡。他认为，意识层面的行为中表达的态度也会暗示含潜意识层面的相反态度。为了解释这种平衡，荣格提出了"补偿"的概念。他写道：

> 意识层面的态度越是片面，来自潜意识的内容就越具有

对抗性，因此我们才会谈及两者之间的一种真实对照……潜意识的补偿并不是要对抗意识，而更多是一种平衡，这可作为一条规律……所以，精神分析的目标是呈现潜意识的内容，以便重建补偿机制。

在荣格看来，平衡生活的特征在于增进意识和潜意识之间经验流动的一个自我调节过程，在于让人能在内心建起态度之桥通达自身的反面。如果想要从其浩瀚的思想中提炼出一个核心观点，那就需要了解他一生的追求。他专注研究对立、悖谬和差异的含义，以及两个对象或想法交叉时产生的冲突。以下是他的最清楚的描述之一："就像没有正反张力就没有能量一样，没有对差异的感知就没有意识。"

荣格建立了基于两种态度的类型学，也承认它的限制性。他写道："严格来说，没有纯粹的内向者或外向者，只有内向和外向的功能类型。"荣格将功能看作表达内在心理、人际关系、人与外界的经验的基本手段。基于多年的临床观察，他试验性地提出四种基本功能类型，分别是感觉型、直觉型、思维型和情感型。根据两极观念，荣格指出感觉型和直觉型侧重非理性或感受性的功能，思维型和情感型侧重理性或判断的功能。

思维型和情感型都与评估情境的能力有关，所以它们是偏理性和判断的，但它们评估情境的标准有所不同。思维型通过客观、逻辑的标准来评估；而情感型是通过更个人化的方式，以情感和主观的标准来下判断。荣格认为所有功能类型都会受情绪的影响，除此之外，情感型还有偏好与他人交往、公开地表达个人的情感以及通过主观手段来认识世界等特征。

思维型在世界观上更具有分析性和科学性。他们将生活的复杂性看成是需要被解决的问题。他们以理性的方式与他人交往，总是试图以一种合乎逻辑、有条不紊的方式来理解个人、人际，甚至超个人的经验。

所谓非理性或感受性的功能，荣格指的是个人与世界接触所产生的直接体验，无论他是否需要理解这个世界。感觉型让人通过感官来认识世界，这是原始的意识活动，对感知者来说无须深思熟虑，因此是非理性的。被感觉功能支配的人是直率而实际的。他们往往聚焦于那些可观察的，甚至是显而易见的事物，倾向于仔细聆听别人的发言，仔细观察视野内的一切。

直觉型更内在、更直接，它与潜意识的联系最为紧密，在荣格的心理类型学中具有特殊的地位，因为它最恰当地显示了荣格本人的主导功能。直觉型的人往往跳出局外去思考，不专注于问题的细节，而是探寻一种更完整、更普遍的图景。正如感觉型以经验世界为基础和依附，直觉型则以意象与象征的表达为特征。

总体来说，四种功能类型提供了人格的全景。荣格说："感觉型呈现了事物的原貌，思维型让我们认识它的意义，情感型告诉我们它的价值，直觉型指出在特定情境下它可能来自何处以及可能去向何方。"

将四种功能与两种态度结合起来，就形成了八种人格类型。在引入了辅助功能的概念后，荣格的体系变得更加复杂。他指出，不论是内向还是外向，当一种功能类型能得到有意识的表达时，它都可以成为优势功能。同时，与它相对立的功能和态度会出现在潜意识中，充当优势功能和态度的补偿。荣格以辩证的观点，将意识中的功能与态度和潜意识中的功能与态度对应起来，他认为功能只能与它们的对立面进行配对。例如，如果有人用情感型的方式来表达自己，其潜意识的对立面就是感觉型或直觉型。作为代表理性与判断的功能类型，情感型和思维型能够共存，表达为主要或主导的功能。但是，当一方成为主要功能，它所对应的潜意识功能就必须是来自非理性和感觉的，即感觉型或直觉型。

有了这种复杂的人格类型体系，以及它对精神分析的理论解读，我们该如何将之应用于临床治疗呢？简单的回答是，对心理类型的理解可以帮助治疗师了解来访者，并为最适合该类型来访者的治疗策略指明方向。例如，当来访者主要的功能类型是外向思维感觉型，并且假设存在着辅助的、潜意识的类型，即内向情感直觉型，治疗师就不要贸然开展具有表达性、象征性的工作，而可以在更外在和口头的层面入手，逐渐介入到积极的想象之中。

在更实用的方面，荣格的人格类型学催生了一种重要的评估工具，就是麦布二氏人格类型量表（MBTI），数十年来它一直被个人或组织（包括军事部门和工商企业）用于人格测试。也有人批评它过于简化，把荣格复杂的人格类型理论局限于意识层面的应用。还有另一个评估工具是辛格－卢米斯人格量表（SLIP），它以更开放的方式计分，试图从荣格的八种原始心理类型中提炼出一种认知类型，因其开放性和结果的模糊性，使用频率要低得多。

总而言之，荣格所取得的卓越成就预示了表达和行动治疗在未来将有多种形式的发展，尤其是以视觉形式来表达集体无意识的艺术治疗。接下来我们会看到，戏剧治疗的几种理论和实践都受益于荣格的心理类型概念、态度和功能的极性、集体无意识的原型和积极想象。

奥托·兰克——超越弗洛伊德和超越心理学

1905 年，年轻的奥托·兰克学习了弗洛伊德的著作，并对此深深着迷。这位时年仅 21 岁的天才自学者和作家，带着他的第一部作品《艺术家》——这是一篇讨论精神分析和创造性过程的论文——拜到了弗洛伊德门下。在一年时间里，兰克不仅成了星期三心理学会的常客，而且被导师任命为协会秘书。弗洛伊德对兰克有一种父亲对儿子般的感情，陪伴他完成了在维也纳大学的博士学业、业余分析师的培训以及大量研究和写作。实际上，兰克也帮弗洛伊德修订了他的代表作《梦的解析》1911 年以后的所有版本。因此，兰克有机会深入地读解弗洛伊德的梦，进入到对方的内心世界。1914 年，弗洛伊德委托兰克写了两章关于神话的内容，并将其作为他个人著作最新版本的一部分，兰克因此被提升为合著者。

在弗洛伊德辞世后一个月，55 岁的兰克也英年早逝。与弗洛伊德的分歧既打击了他也刺激了他，他短暂的一生留给了世人一笔宝贵的学术遗产，影响了一代又一代的存在主义和人本主义心理治疗师，以及从事短程治疗和创造性艺术治疗的医师。

兰克的最后一本著作《超越心理学》在他辞世后出版。他在"序言"中写道：

> 人的生与死皆可超越心理学，但必须经由亲身的生命体验才能超越——用宗教术语来说，要通过启示、皈依或复活。我一生的工作是圆满的，我完成了早年感兴趣的主题。英雄、艺术家、精神病患者，他们不仅是永恒的人生戏剧的参与者，

在幕布垂下后，去除面具，脱掉戏服，回归朴实无华，他们不是被戳穿的幻象，而是无须被诠释的人。

兰克采用了一个戏剧隐喻来介绍他最后的杰作，这一点并不令人感到意外，因为他的关注点本身就具有戏剧性。他的职业生涯开始于精神分析师，他从意志的创造性行动的失败尝试来思考创造性的问题和精神疾病的概念。兴趣使他开始研究英雄诞生的神话、罗恩格林传奇、文学创作心理学、电影和文学中出现的替身形象以及有关神话学和创造性的许多领域。正如上面的引文所示，到最后，兰克将这些神话的、创造性的类型都看作人类自身，不会被那些试图将其禁锢在理论和隐喻中的理性努力所影响。在生命的最后阶段，他被迫离开曾经热爱的导师和精神分析圈的同行，一度心绪不宁，把自己视为既受人崇敬又被人诋毁的演员。离开了精神分析的主舞台后，他开始追求宁静，而这种宁静只有在放下所有表演欲望和获得掌声的欲望之后才能获得。

出生创伤

兰克与弗洛伊德的分歧始于1924年出版的《出生创伤》。之前，他和弗洛伊德彼此倾心，甚至互相依赖。该书出版的同时发生了另外两件事，一是弗洛伊德的作品《自我和本我》出版，二是弗洛伊德住院了。他接受了治疗下颌癌的外科手术，这让他虚弱不堪、疼痛难忍，并影响到听和说的能力。在住院期间，他还做了另一个秘密的手术，切除了输精管。他认为这类似阉割，但又不得不接受——因为当时的医生认为这有助于改善视力以及促进患癌组织的痊愈。

兰克出的这本书直接挑战了弗洛伊德的俄狄浦斯情结之概念和遭阉割父亲的核心形象。弗洛伊德详细解释过这种父亲的意象——他出现在俄狄浦斯的噩梦中，准备惩罚这个有恋母情结的无辜孩子。弗洛伊德最初赞许兰克的观点，确信这是对他著作的补充。但经过这些事情后，大师的安全感被削弱了，他借用圣经中的人物大卫和歌利亚，采用戏谑的方式表达了对阉割的恐惧。在给兰克的一封信中，弗洛伊德写道："现在一切都围绕这一点展开，你（兰克）是令人畏惧的大卫，通过《出生创伤》成功地推翻了我的研究。"

兰克在该书中提出了一个核心观点：出生的瞬间不仅意味着母与子身体上的分离，同时还讲述了一个有关失去天真和追求独立的心理和神话故事。兰克指出，出生创伤及其在早期分离焦虑中的表现代表了人类心理发展的前俄狄浦斯阶段。弗洛伊德的核心学术圈将兰克的理论革新视为对俄狄浦斯情结正统地位的直接挑战，让其焦点偏离父亲的至上地位。虽然作为"精神分析之父"，弗洛伊德曾公开接受了这位年轻弟子的激进观点，但他的"秘密委员会"最终说服他相信兰克的观点是异端。最后，为维护个人地位，"歌利亚"弗洛伊德拒绝了"大卫"兰克，导致兰克的思想在精神分析圈内的影响逐渐减弱。

然而兰克的思想还是被罗洛·梅这样进步的治疗师所接受。梅提出的存在主义焦虑和本体论中的内疚理论就是对兰克关于生死双重恐惧理念的概括总结。保罗·古德曼也承认早年与弗里茨·皮尔斯共同创立格式塔疗法时，曾受益于兰克。卡尔·罗杰斯则公开谈到了兰克对他所发展的关系治疗形式的影响，它超越了经典精神分析的等级制和父权制结构。

论理论和实践

兰克在心理治疗理论和实践方面的著述影响了行动心理治疗师。在实践上，兰克概述了源于其出生创伤理论的心理治疗的步骤，在一定程度上近似于传统精神分析的步骤。治疗过程开始于"对母亲的性本能依恋的解放"，然后是通过再教育的形式来强化自我。当来访者与治疗师建立移情关系时，这个步骤就发生了。治疗师分析这种移情，并鼓励来访者将自己认同为"外部世界调整后的代表"。最后，来访者将这种认同升华为更健康的自我图景。

兰克注意到为了保证精神分析具有持续的效果，不仅要去除因移情而产生的内在依赖性，而且还要长时间维持这种从依赖到独立的转化。要达到这个目的，需要消除那些引发神经症症状的条件。兰克强调，仅靠语言和理性手段是不够的，像许多受其影响的行动心理治疗师一样，兰克要求来访者通过行动过程来获得情绪的再体验。在心理剧和其他形式的行动疗法中，来访者常被鼓励去重现未解决的问题。兰克认为，"我们应该让接受分析的来访者面对原初创伤，而且允许他再次体验那段经历"。这种面对就发生在移情中，治疗师充当了原初母亲的角色，帮助来访者象征性地切断"心理脐带"，从而释放出积极自我形成和自立的可能性。

虽然兰克并没有把这种象征性的切断发展到戏剧化的层面，但是他确实认识到治疗需要发生在精神的非理性和潜意识部分。兰克拒绝接受弗洛伊德关于"理解和治愈几乎同步发生"的概念，他指出了精神分析中的自相矛盾之处，即把意识心理学说成潜意识心理学，明明是艺术的却说成是科学的。兰克像他的前辈荣格一样，最终接受了悖论、情感、潜意识体验和偶然性等决定心理生活的要素。和那些后来成为存在主义和人本主义心理治疗师的人一样,兰克注意到内观和理解并不先于改变,而是紧随"问题的情绪化和现实化呈现"之后。当心理治疗师反其道而行之时,潜意识的生活就会被削弱。对于兰克来说,意识源于行动。

与那些精神分析领域的前辈不同,兰克主张心理治疗应更集中于来访者的情绪体验、来访者和治疗师的关系、当下以及在引导自我治疗过程中来访者的主动参与。兰克的"意志"概念强化了最后一项,他把意志看成是每个人个性的创造性原则,是"个体最高的自我组织力量"。根据这条创造性原则,兰克将艺术家看作是充满意志的人格类型,艺术家发现了再创造的方法,因此能够通过艺术作品将自身客体化。而精神病患者虽然具有创造的冲动,但却找不到合适的形式来再现自我,其创造的冲动仍与自我紧紧连在一起。因此,这种冲动会表现为消极的症状以及恐惧和内疚等自我毁灭的想法。

兰克关于实践以行动为基础的心理治疗的最清晰的论述,出现在与桑多尔·费伦齐合著的《精神分析的发展》一书中,下文还会进一步论述。

虽然兰克极力主张理论中立的实践,但他也提出了一些对理解行动心理疗法至关重要的理论概念。其中一个核心概念是"双重人格",这个概念将他最喜欢的两种角色——艺术家和英雄联系在一起。

双重人格

通过将双重人格解释为不朽自我和死亡预兆的象征,兰克摆脱了弗洛伊德和荣格,超越心理学来观察和解释人类行为。兰克提出了一种基于"超自然概念"的世界观,他拒绝了弗洛伊德关于行为是受到理性自我和本能驱动的观点。他承认荣格的灵性倾向,但不同意其集体潜意识原型的观点。兰克认为自早期文明以来,人类就需要否定对生命进行生物学解释,因为这样意味着接受死亡。为补偿死亡的现实,早期人类接受了可以保证他们具有永恒生命的神奇观点。兰克认为,这种神奇的世界观形成了文化的基础,通过建立象征性结构,延续传统、继承遗产、确保不朽。随着文化和"文化自我"的发展,它们呈现出超自然、社会和心理学这三个层次,它们都是以人类的终极需求为基础,即用来应对挥之不去的死亡意识和对各种形式的自我消失的恐惧。

兰克认为,在应对过程中,人类将"过度文明的自我"分成了两个,形成了双重人格。双重人格的两部分在传统信仰和民间故事、文学和电影、宗教和心理学中被象征化。兰克提到了古代人身体与心灵的分离,以及关于影子的传统迷信——许多早期文化将其视为灵魂——包括害怕被别人的影子污染,或者害怕自己的影子不小心落在某些食物或人身上。有些人相信影子也会受伤,并因此给它的主人造成伤害或死亡。

作为替身的影子是个复杂的意象,不仅代表着它的对应者,即活着的自我的死亡,也代表了永生,让灵魂得以借此展现。兰克提到在一些传统文化中,疾病轻重是通过影子的长短来诊断的,影子短表示患病,影子长表示有活力和健康。他举了一个例子:一个处于弥留之际的人被带到户外,在阳光下投射出表示灵魂的影子,这就表示他已经做好了离开现世、进入灵魂世界的准备。

在详尽地梳理了有关影子的双重性、有关灵魂和自我的民间传说与文学作品的例子后,兰克得出结论:人类发明宗教是为了将他们的信仰保存在死者的灵魂中,发明心理学是为了将他们的信仰保存在生者的灵魂中。两者相互交织,在基督教诞生后得到深化。从第一个千禧年的早期开始,不朽的概念就与道德和邪恶密不可分。现在,灵魂不仅有长短、善恶、高下之分,而且大多会被认定为非此即彼。邪恶的形象成为魔鬼,兰克将其视为"道德替身的人格化"。

艺术家

兰克用他的双重人格观点来描述艺术家的功能。艺术家会利用传统的、非理性的迷信,以理性的形式对其进行再创作,来反映自己对死亡的恐惧、在善与恶中的挣扎以及对永生的渴望。兰克参考了许多经典文学作品,如歌德的《浮士德》,史蒂文森的《化身博士》、爱伦·坡的《威廉·威尔逊》和陀思妥耶夫斯基的《双重人格》。为了突出双重人格在这些文学作品中的意义,兰克引用了来自陀思妥耶夫斯基小说中的一段:"年轻人,"主人公说,"我好像在复制自己,把自己分成两个部分——实际上是双重的自己,我对这种双重感到害怕。"在这篇小说的后半部分,陀思妥耶夫斯基做了一番评论,几乎是从临床的角度证明了双重人格的现代功能:

> 何为真正的双重人格?根据我就该主题所咨询的专家及其所写的医书,双重人格是精神错乱的第一个阶段,是情感和意志的二元分化,可能会导致灾难性的后果。

这种现代解读把替身和它所代表之物的区分,看成是情感和思想、理性和非理性、理智和疯狂之间的区分。

兰克接着将这种讨论扩展至"孪生"的概念，这是人类行为精神基础的另一种体现。双胞胎被认为具有超自然的力量，尤其在占卜方面。他们也被视为工匠，其责任不限于创建城市，甚至是创造文化。兰克以古希腊神话中备受崇拜的孪生兄弟卡斯托尔和波吕克斯以及罗马神话中罗马城的创造者罗慕路斯与雷穆斯为例，谈到了双胞胎的神奇诞生，以及他们在自然中创造新事物和新制度的能力，比如建立农业和城邦。兰克认为，体现在两个生命中的双胞胎关系，塑造了一个独特的英雄形象，他同时代表了凡人和不朽的灵魂。

在兰克看来，既必死又不朽的英雄是古希腊艺术家的主要创作主题。艺术家把自己塑造成英雄的样子，变成英雄的精神替身。他不仅使英雄的事迹在文学和雕塑上不朽，同时也让自己获得永生。

兰克专注于人类思想的精神起源，特别是在晚年越过心理学去寻找存在问题的答案。他将目光投向英雄和艺术家的角色，投向替身和影子的概念，投向宗教和神话，将叙事和影像作为探究存在的可行来源。因而他比导师弗洛伊德走得更远，或者说他的兴趣和关注点与荣格的更为接近。但更重要的是，兰克所关注的问题与萨满所关注的问题如出一辙，这些治疗师从对双重现实的理解出发，承认物质世界和它的替身（灵性世界）密不可分，他们实施治疗时更像是在整体结构里修补裂痕的直觉主义者，而非试图将整体分解为部分的思想家。

虽然还没有证据证明有过直接影响，但兰克的这些理念在莫雷诺、皮尔斯和兰迪等心理治疗师的工作中获得了重生：莫雷诺开发了一种心理剧技术——替身，皮尔斯寻求整合人格中不一致的部分，兰迪则试图构建平衡以整合角色和反角色。

桑多尔·费伦齐和奥托·兰克合著《精神分析的发展》

桑多尔·费伦齐是奥托·兰克的朋友与合作者。他是匈牙利精神病学家，其早期医学和治疗兴趣在于那些被剥夺公民权利的人，如19世纪末布达佩斯的妓女。他成了弗洛伊德亲密的合作者和朋友，特别是在卡尔·荣格与弗洛伊德分道扬镳后，他俩的关系变得更为紧密。费伦齐是星期三心理学会的固定成员，同时在精神分析的内部圈子里有着特殊的地位，他接受过弗洛伊德的短程精神分析，并陪伴对方完成首次访美讲演。

在后面的章节中将会提到费伦齐在理论与实践方面的一些创新观点，在本节我们重点关注费伦齐与兰克的合作，它标志着对弗洛伊德正统学说的挑战，尤其是在临床实践方面。费伦齐和兰克一样，因为在临床方面的创新，而受到"秘密委员会"的批评，而他自己就曾是该委员会中的积极分子。但费伦齐没有像兰克那样受到诋毁——兰克的"罪过"是不可饶恕的。这里介绍的观点来自他俩合著的于1925年出版的《精神分析的发展》。费伦齐要写一本"反映最新发展"的书，他负责撰写了大部分内容，兰克则贡献了有说服力的一章。

两位作者从建立实践的框架开始，指出弗洛伊德和早期的学者陷入理论分析中，而忽略了临床实践的发展。针对弗洛伊德于1914年发表的论文《回忆、重复和处理》，两位作者认为这篇文章中阐释了弗洛伊德最常用的技术，他们对弗洛伊德坚持精神分析的目标是回忆以及重复是一种阻力的观点进行了批判。在费伦齐和兰克看来，重复应该得到鼓励，因为它提供了一条让主题出现的道路；当这些主题反复出现时，来访者可被导入回忆，去理解主题的本质。他俩的创新主要在于，为了引发、重现、处理过去悲伤的记忆，而让分析师在与来访者的关系中采取主动的姿态。在这本早期的著作中，费伦齐和兰克首次把他们的技术称为"主动治疗"，尽管几十年后它被"行动治疗"这一术语所替代，但这种心理治疗技术显然为临床实践中的进一步创新奠定了基础。

在描述心理创伤的形成和重复时，两位作者扩展了弗洛伊德的移情概念，用戏剧的术语来讨论这个过程：

> 分析师扮演着来访者潜意识中所有可能的角色……父亲和母亲的角色尤为重要，分析师总是在此之中转换。

虽然他们的方法是通过口头完成的，但隐含了一个创造性过程：来访者重复同一种病理行为，就像画家或作家一次次地重复创作同一个作品，以发现并掌握精确的表达形式。

为了与弗洛伊德的治疗方法进一步区分开来，费伦齐和兰克提到了弗洛伊德早期在宣泄方面进行的工作，其治疗往往通过催眠来实现，是一种精神释放，即沉浸式地回忆过去。如果到达一定强度，回忆有时便会导致相应的情绪释放。而他们认为，更有效的治疗方法应该是用情感体验来引导这种回忆。通过这种方法，"病态情结能够被唤醒并被转换成回忆，从而进入到意识层面，这时的体验没有时间和可能性来造成压抑"。

因此，费伦齐和兰克没有削弱记忆的力量，他们把它重建为另一种更深刻的重复和回忆的形式。尽管没有从美学的角度来谈论自己的研究成果，但他们的分析过程堪比创造性过程。因为艺术家往往通过对当下的情感和意象进行直接而积极的处理，从而揭开个人或集体的过去。在表演艺术中，表演的所有方面都是基于重复和排练。表演艺术家通过排练来掌握动作，然后出场向观众重复这一动作，好像初次做这个动作一样。就像所有的古希腊戏剧，演员的目标就是用一种新的方式给旧故事以生命，不仅希望取悦观众，而且希望唤醒观众，让他们认识到这个故事更深刻的意义，从而影响他们的生活。就像费伦齐和兰克主张的精神分析过程，表演艺术家在排练的过程中进入情绪记忆和重复，然后以当下的表演来呈现集体记忆。

将当下置于首位，这一点与弗洛伊德的婴儿性欲理论非常不同，更有异于荣格的集体潜意识理论。费伦齐和兰克没有否认引发某些病理状态的历史因素的重要性，但他们明确指出，这些病理状态如在移情的当下时刻得到充分表达，则最易于被治愈。他们解释道：

> 过去的、被压抑的东西必须在当下的意识（前意识）中找到再现它们的因素，这样才能让人从情感上去体验它们，并深入发展……为了充分发挥作用，首先要复苏情感，让它们在当下表现出来……这意味着将来访者试图重复的行为转变为记忆。

这种观点不仅为许多人本主义的治疗方法打好了基础（例如卡尔·罗杰斯的以来访者为中心的疗法和弗里茨·皮尔斯的格式塔疗法），而且为创造性、行动性的治疗方法创造了条件，如心理剧和戏剧治疗。在这些疗法中，过去的经历在当下被重演，以修正和整合过去。心理分析师丹尼尔·斯特恩因研究早期依恋的心理影响研究而出名，他以叙述治疗和戏剧治疗中的例子来支持当下时刻在心理治疗中的重要性。

下面我们来了解由费伦齐和兰克共同阐述的其他几条原则，它们预示着行动治疗法的更多革新。他们驳斥了语言的首要地位，不认为它是治疗中的绝对必要条件。他们似乎采用了后现代的视角，认为需要在主观的和相对主义的背景下去理解符号。他们进一步指出，治疗师不仅要重视来访者用语言表达的内容，还要重视非语言内容："在分析中，声音、手势、表情这些微小的细节及明显的偶然因素，也非常重要。"

同样，两位作者指出来访者和治疗师之间的关系是治疗转变的主要因素。他们注意到治疗师身上的个人品质和弱点，直陈自恋式反移情的危险，即在治疗师开始自我崇拜的时候，他在潜意识中就阻碍了来访者去探索特定的威胁性情感。

在谈及通过移情进行治疗的重要性时，两位作者又回到费伦齐关于行动治疗师的观念。他们认为行动的特点在于治疗师愿意承担和扮演特定角色，"这些角色能显示来访者的潜意识及其倾向"。在这种包含潜意识的角色扮演中，治疗师可与来访者一起经历过去的创伤，并帮助来访者通过当下的行动来对它们进行处理。虽然这不像后来的戏剧治疗那样要用身体动作来再现过去的创伤，但治疗师确实需要有能力去扮演来访者的反角色，让来访者从这个角度更好地理解和转化自己的两难困境。

费伦齐和兰克还指出了理论本身的局限性，再次批评弗洛伊德将注意力集中于理念而不顾人的实际需要。他们写道："这位理论性的精神分析家一直在冒险……到处寻找能证明新主张正确性的论据，他认为这就是在推动神经症治疗的发展。"他们认同理论是指导实践的框架，但同时提醒读者，在实践中积累的深刻见解同样也可以引领和修正理论，这才能保证发展过程的流畅。

他们还反对强制延长精神分析治疗的时间，认为"确属必要，并能带来更优效果时"才能这样去做。

在这本短小精悍的合著作品的末尾，费伦齐和兰克回顾了弗洛伊德早期和布罗伊尔在催眠术方面所做的工作。他们告诉读者弗洛伊德最终放弃催眠术的原因——这种方式似乎无法揭示"所有至关重要的心理动机"，但他们也指出催眠术的一个好处在于它能帮助来访者更快地超越认知阻抗而进入到情感之中。他们认为弗洛伊德的自由联想和移情分析是深入探索心理动机的方法，但他们也在思考如何将自由联想和催眠结合在一起、将完全的意识状态和变换的意识状态结合在一起，以及如何将体验与反思、认知和情感、现实和想象结合在一起。他们展望未来，希望能有非医科背景的治疗师来实践精神分析，为理论和实践带来生物性和社会性的因素，通过不同学科间共同合作，回答弗洛伊德提出的核心问题——如何把被压抑的潜意识经验上升到意识的注意层面？

萨满和当代的行动心理治疗师都已回答了这个问题，他们在想象和现实间建立联系，引导来访者进入到意识的另一种状态去汲取能量，以应对返回现实后的需要。与弗洛伊德一样，费伦齐和兰克都试图强化受伤个体的意识，但采用的治疗方法跟弗洛伊德不同，是那些传统的治疗师和随后出现的表达性治疗师都在用的方法，即行动的、创造性的和宣泄性的办法。在这本书的最后，他们预测了精神分析的未来：

在这种意识增强的影响下，从药剂师、巫师、江湖术士和魔法治疗师发展而来的医生，在其最佳状态时往往仍有点像艺术家，他们将发掘出越来越多的心理机制知识，并在某种意义上证明了"医学是最古老的艺术，也是最年轻的科学"这一说法。

桑多尔·费伦齐

如前文所述，《精神分析的发展》一书中的许多观点都是费伦齐提出的。在他的职业生涯中，他还倡导了其他一些理论和临床理念，它们成为后人发展整体性、创造性和行动性治疗方法的范本。

费伦齐因其对经典精神分析的技术创新而闻名，最重要的是，通过超过25年的分析实践，他发展并创新了行动疗法，这是对弗洛伊德自由联想基本规则的补充和完善。在提及行动疗法时，费伦齐为自己违背了精神分析的正统观念而向导师和同事表达了歉意，并尽力解释他之所以这么做是为了更深入地分析被压抑的婴儿期创伤。尽管如此，费伦齐的做法还是明显区别于那些冷静的、与来访者保持距离的精神分析治疗师，他们阻止了来访者通过身体和情绪来表现艰难经历或创伤体验的原始冲动。

对于弗洛伊德及其忠实的弟子而言，来访者在治疗过程中的出格行为被认为是一种防御。治疗师最多会把那些用身体来表现冲动的企图看成是对强烈移情感受的一种阻抗。治疗的必要条件是让来访者用语言表达自己的感受，而不是将其表演出来。大多数情况下，治疗师会阻止来访者用身体或情绪来表达。如果把冲动表演出来，来访者可能无法区分思考和行动,有的情况下甚至无法区分幻想和现实,费伦齐基本认同这种观点。他也指出,有的治疗师担心无法控制这种行为,不得不维持自己作为专家的一贯正确的权威形象。

行动疗法

费伦齐谈到了自己的经历,在治疗中有的来访者会跳下躺椅,狂乱地挥手、咒骂或试图诱惑他。一般来说,费伦齐会保持冷静分析的态度,他认为治疗师"必须反复指出这种行动的移情本质,要被动地引导自己"。对于这种表达行为所引发的反移情的复杂性,费伦齐认为治疗师需要充分介入到自己的潜意识过程,让"联想和幻觉自由发挥",同时保持对来访者言行的"逻辑性审视",让交流总是在为分析过程服务。在早期的行动疗法中,费伦齐很小心地将行动规定在经典精神分析的范围内。他认为自己的行动疗法是"介入到来访者的心理活动之中,帮助对方克服心理障碍"。

到1920年,费伦齐明确指出行动的核心不是治疗师,而是来访者。治疗师的工作是给出某些任务,它们对于来访者而言通常具有挑战性,甚至是痛苦的,却能帮助他进入被压抑的记忆。这种方法早于行为认知疗法中那些更具指示性的方法,比如要来访者提交家庭作业。在乔治·凯利的案例中,来访者会被要求在日常生活中扮演某些固定的角色。

在1920年发表的论文《精神分析行动疗法的进一步发展》中,费伦齐介绍了一位性魅力十足的女音乐家的案例,她有严重的怯场表现。她是费伦齐的一位自感无能为力的同事推荐来的,这位同事已经帮她实现了对于恐惧和强迫的分析性内省。在行动治疗中,费伦齐注意到她谈及姐姐教过她的一首歌,那首歌好像对她产生了压迫。费伦齐帮她回忆起了歌词还有旋律,最后终于唱出了那首歌——但她只能在不断鼓励下才能完成演唱。通过进一步了解,费伦齐意识到她的姐姐曾激情演唱过这首歌,于是他请这位女音乐家同样这么做,直到她在情绪和身体方面都充分地表达了这首歌。这些表达途径的转换,帮助她打开了唤醒童年时代压抑记忆的能力。

当来访者开始控制她的恐惧时,费伦齐通过经典精神分析的概念来解释治疗过程。他提及了阴茎嫉妒、手淫幻想和肛门快感。虽然精神分析从性中提取了它的认识论内容,但在这个案例中,应聚焦在行动治疗这种独特的方法上,这样才能看到特定的行动是如何促进精神分析过程发展的。对治疗师而言,行动或是被禁止的,或是必须做的;对于来访者来说,可能是从习惯行为中解脱出来,也可能是进入到一种新的行为模式——这些都为进入潜意识打开了新的通路。

费伦齐讨论了有关行动指示和禁忌的一些细节。在这一点上,可能是出于跟导师的保证,他谈到行动只是作为"一种权宜之计,一种教学辅助,绝不可能取代真正的分析"。他认为分析过程的开始阶段不适合行动,因为早期的任务是促进移情,过多的行动可能会把来访者吓跑。他认为运用行动的最佳时机是在治疗快要结束时,来访者要完成的任务可以超出精神分析的范围。他还指出行动疗法对于治疗某些心理功能障碍非常有效,如强迫症、恐惧症和战争创伤。后者通常要在较短的周期里完成治疗,因此需要更直接、更积极的方法。

放松和新宣泄

以行动疗法为基础,费伦齐在自由联想的基本规则上走得更远。

在 1930 年的论文《放松和新宣泄的原则》中，费伦齐回顾了布罗伊尔在研究催眠及获取被压抑记忆的能力上取得的开创性成果。不过，他注意到布罗伊尔一旦发现宣泄变得过于情绪化和非理性时，就放弃了这种方法。弗洛伊德的传记作家彼得·盖伊提到过布罗伊尔经历的一个特殊转折点——他的一位来访者曾在幻觉状态下指控他是她孩子的父亲。

布罗伊尔认为，治疗非理性的心理创伤要通过理性手段来实现。费伦齐写道，弗洛伊德早就注意到他的多数神经症患者都存在性创伤，并且，他也愿意在治疗中直接去处理其创伤表现，在这点上他超越了布罗伊尔。不过，弗洛伊德也采用了理性的治疗方法，该方法在治疗师和来访者之间移情关系的探索中得到深化，并带有自身的情感性质。弗洛伊德认为自己和布罗伊尔早年在宣泄疗法上的探索过于肤浅，因而弃之不用，仍以冷静分析的方式来应对来访者，不鼓励强烈的情绪爆发，更禁止所有的肢体上和语言上的表演。

根据费伦齐的描述，他的首个分析案例一点也不"酷"。治疗委托来自一位绝望的年轻同事，他想要缓解自己严重的哮喘症状。利用荣格的联想测试，费伦齐很快在对方早年的生活经历中发现了创伤的源头：在没有经过同意的情况下，他就被人施行了麻醉。来访者说出这些信息后，便立即扮演了一个在麻醉面罩下挣扎、无法呼吸的孩子。在重演这段经历的过程中，他的情绪得到了宣泄，称自己感到已经完全从哮喘中解放出来。

但是，费伦齐承认这些早期的宣泄疗法的成功是暂时的，应更加专注于"对来访者的分析性再教育，这需要越来越多的时间"。但很快，他对经典精神分析的传统仪式和程序不再抱有幻想。他指出，有些来访者就是需要离开躺椅走动走动，有些需要投入治疗的时间远不止一小时。他也认识到情绪的释放是很难被压制的，有些人需要放纵一下。以此为基础，费伦齐发展了放松原则，经常引导某些紧张的来访者进行一些放松练习。

费伦齐还注意到，一次成功的、深度应用放松和分析的治疗过程，会让来访者"更全面地释放情感"，有的来访者会不由得在激烈的情绪和身体状态下表演，如同进入迷幻状态一样。对有些来访者而言，完成这些表演之后常伴随着遗忘。费伦齐注意到这些自我催眠的宣泄时刻在性质上不同于布罗伊尔和弗洛伊德所描述的情况，他认为这些时刻具有强烈的现实感，与来访者回忆起来的过去的真实情况相呼应。如果是这样，那么这些宣泄时刻正是指向精神分析的最终目的。费伦齐对此做如下描述：

> 我这里所说的宣泄，就像许多梦，是从潜意识里获得的一种确认、一个迹象，显示了我们辛苦建构的分析过程以及处理阻抗和移情的技术，最终让我们成功地接近了真实的病因。

费伦齐称这个时刻为新宣泄，区别于布罗伊尔和弗洛伊德所定义的那种更随机、分散和表面化的宣泄。费伦齐敢于批判他的导师，他提出了这样一种观点，即给许多来访者成年生活造成困扰的童年创伤，并非敏感过度的儿童的幻想，而是成年人的实际乱伦行为。费伦齐在1933年发表的重要论文《成人和儿童之间的语言困惑》中更加充分地阐述了这个观点。

通过放松疗法和新宣泄原则，费伦齐能够穿透创伤——不仅帮助

来访者回忆起创伤,更能修复创伤。在论文的结尾,他用了一个戏剧的隐喻,强调了放松疗法和新宣泄原则的革命性:

> 在对本我、自我和超我的演化进行重建时,许多来访者在新宣泄的经验中重复了与现实的最初抗争,最后这种重复很可能会转换成回忆,为主体的未来存在提供一个更坚实的基础。他的情况如同剧作家一样,剧作家会迫于舆论的压力,将已经构思好的悲剧改成"皆大欢喜的结局"。

对成人进行儿童式精神分析

在结束对费伦齐的讨论前,我还想指出他的主张与经典精神分析之间两处最彻底的不同——对成人进行儿童式精神分析和相互分析。

为证明行动疗法的合理性,费伦齐指出在很多情况下,治疗师需要打通成年来访者的想象和表达的渠道。但是,在精神分析认知性、语言性的要求甚至是压迫下,分析师对情绪和身体所表达的非语言的直接诉求很难做出判断。为了解决这个问题,费伦齐告诉那些心存疑虑的同事,他们可以将常用于儿童的行动方法用到成人身上。之后,他讨论了自由联想在进入潜意识方面的局限性:"自由联想在本质上仍然是有意识地选择一些想法,而我鼓励来访者进入更深的放松状态,更彻底地沉浸于体内自发涌起的那些印象、趋向和情绪中。"

费伦齐认识到越是用这种富有表现力和想象力的方法(某种程度上类似荣格的积极想象),来访者就变得越放松,越像个孩子,他们会通过动作、视觉形象甚至角色扮演来表达自己。他举了个角色扮演的例子,一位来访者将祖父的形象移情到了他身上。当移情发生时,这位来访者突然从躺椅上站起来,抱住费伦齐,喃喃地说:"我说,爷爷,我恐怕要生孩子了!"

费伦齐没有分析这个令人惊奇的时刻,而是转向她,扮演起祖父的角色,回答说:"好,但你为什么会这样想呢?"他参与角色扮演的做法,实际上创造了戏剧治疗的早期形式,尽管他当时把这种参与看作是问与答的游戏,并将它归于面向孩子的治疗方法。他还认识到当他将这种角色扮演当成儿戏,或没有令人信服地扮演对应的角色,来访者就会从这种互动中脱离出来。而当他确实真诚地与来访者互动,接下来发生的表演往往会揭示更深层的潜意识体验。费伦齐注意到,有时"他们会在我面前表演出创伤发生时的情形,其潜意识记忆实际上就隐藏在游戏对话的背后"。

费伦齐发现了这种儿童式表演的力量,这位曾经的弗洛伊德拥护者提醒读者:"在表演中再现或以其他方式重现的素材还需要经过精神分析的彻底处理,这说明弗洛伊德也是对的,他告诉我们当分析成功地用回忆取代表演时,就是分析的胜利。"不过费伦齐敢于在导师的影子下向外跨出一小步,他补充道:"但我认为,在行动的形式中获取重要素材并将其转化成回忆,也是很有价值的。"这说明他最后还是承认与弗洛伊德的分歧。弗洛伊德把行动认定为是对回忆创伤的一种阻抗,而费伦齐则认为,行动和表演是引导回忆和修复创伤的有效方法。

相互分析

最后,费伦齐还被认为是创新了精神分析的双人模式,即相互分析。我们在费伦齐的《临床日记》中看到,对美国人 RN 的分析让他深入理解了自己的反移情,也对 RN 产生了有益的影响,两者之间因此建立了牢固的治疗纽带。在相互分析中,治疗师和来访者在指定的时间里转换角色,激烈地挑战了关于权力和控制的通常法则、仪式和角色。如同经典精神分析一样,参与相互分析的双方也要建立一个安全的空间,以支持对内在心理的探索和修复。费伦齐不仅尝试了这种革命性的治疗方法,而且还运用了角色转换、引导性意象、放松和行动等革命性的技术,这些都是从他的行动疗法中发展而来,而且出现在后来的行动心理分析中。

费伦齐将相互分析中的两人比作两个受到惊吓的孩子,因分享共同经验和希望的需要而走到一起。他描述过一位被称为 B 的来访者的治疗过程:

> 我只想向她展示自由联想是什么,而她要向我展示治疗师的正确行为看上去应该是什么样子。我很高兴重获自由,很享受这种放纵。我需要的不是尖叫和虐待,而是温柔和善意(我请求她抚摸我的头,并希望我所付出的全部努力都能得到爱、温柔、拥抱和亲吻的回报)。

费伦齐充分注意到关于心理学边界以及身体和性的边界等伦理问题,他在整个职业生涯中都在努力克服这些问题。针对在相互分析中应该在多大程度上暴露个人信息,他说:"一个人是否可能和应该公开地说出全部、把自己的底牌全部亮出来吗?……目前来说,不行。"

费伦齐也因此承受了许多额外的风险,他的一些实践遭到了同事的指责,甚至严厉的责难。有人认为激进的角色互换是反治疗和自恋的,是为了缓解他日渐不良的健康状况和内心的邪念。还有一些人认为，相互分析实验是他多年来与移情问题、僵化的角色和精神疾病定义、死板的分析技术和理论（这些技术和理论往往无法对治疗中的人做出回应）进行搏斗的逻辑延伸。就我们的研究目的而言，费伦齐在其晚年所做的实验，不仅指向角色互换这种许多行动心理治疗中必有的形式，而且还关注到戏剧治疗中主要角色间互为主体。最后，在相互分析的实验中，费伦齐突然发现探索动态关系不仅可以通过语言逻辑，还可以通过富有表现力和创造力的方式，最好的方式就是行动。

威廉·赖希

威廉·赖希（1897—1957）是一位精神病学家和精神分析师，也是维也纳精神分析学会的成员。他以身体作为心理治疗核心的激进观点非常出名。随着时间的流逝，赖希的理论和临床实验以偏离常规的方式发展起来，不仅涉及人类发展的心理学问题，还吸收了生物学、宇宙学、形而上学、政治学和超心理学的观点。在精神分析界和医学界中，赖希的风评越来越差，因为他宣称已发现并掌控了某种能量，能够治愈无数心理上和生理上的疾病，例如精神分裂症和癌症等。到后来，他认为自己遭到了恶意中伤和迫害，并声称受到美国食品药品监督管理局的跟踪，他的许多有争议的发明和著作均被销毁。1957年，赖希因心脏病发作而死于狱中。

性格分析

尽管赖希的实验天马行空，并因此受到政府的严肃处理，但他的观点的确具有创意，有的还很精彩。他最重要的著作《性格分析》至今仍被一些精神分析培训机构用作教材。他认为心理治疗需要关注的不仅是一个人性格的局部或表面上出现的症状,而应该是他的完整性格。这一观点引领了整体心理治疗方法的发展,更具体地说,是自我心理学的分支。从我们的研究目的来看,赖希通过情感和行为,特别是通过身体来进行治疗的激进手段,为生物能量分析、躯体心理分析以及表达性和行动性心理治疗提供了一个方向。

赖希对弗洛伊德很尊重,赞同弗洛伊德的治疗流程,即从通过催眠进行宣泄治疗开始,到用语言直接对潜意识进行解读,再到更间接地对阻抗进行解读。赖希认识到向阻抗分析的转变标志着"精神分析治疗发展历史上的转折"。

弗洛伊德有一个观点:使潜意识的东西上升到意识层面虽然有必要,但并不能保证会引起预期的治疗改变。对此,赖希犀利地提出了一个问题:"哪些更深层的因素能够决定上升到意识层面的被压抑的想法会带来治疗效果?"他认为弗洛伊德的性欲理论提供了一条路径,尽管没有提供相应的方法。赖希提到费伦齐和兰克挑战了弗洛伊德的纯粹言语方法,鼓励来访者释放情感,但他同时也批评他们的宣泄方法所持续的效果太有限,并大胆地提出了具有其个人特色的生物物理学和身体论的观点。他认为弗洛伊德和他的追随者不能回答这个问题,因为他们的焦点只停留在来访者的神经症症状的意义上。赖希认为,只有寻找症状中包含的能量之源,才能回答这个问题。当一个症状上升到意识层面,其功能紊乱的源头就会持续存在。赖希将这个问题看成是性欲淤积,有该症状的人则具有神经症性格。需要通过身体治疗从而系统地去除来访者的身体束缚,将其神经症性格转化为生殖性格,赖希认为生殖性格具有自发性,能够让人获得良好的性满足。

《性格分析》在1933年首版，赖希在书中同意弗洛伊德所持的治疗源于分析幼年经历的看法，同时他也赞同在复述中开始治疗，进而到记忆、内省，最后是情感。在后期的研究中，他提出了"生命力治疗"这个术语用来指代他的生物能量疗法。这时，他开始修正自己过去的观点。到20世纪40年代初，赖希相信当来访者进入生殖性格的角色，其情绪便突破了身体的束缚而得到释放，那些诱发疾病的记忆就会自发地被表演出来。与费伦齐和兰克的观点一致，赖希也认为情感在记忆之前。赖希的实践方式与弗洛伊德的大相径庭，与费伦齐和兰克的也有所区别，因为他直接在来访者的身体上"工作"，调整对方的身体姿势和呼吸，运用身体接触和角色扮演，所有这些都是为了释放情感和随之而来的记忆和内省。

尽管多年来赖希一直关注来访者的病史，认同病理始于其幼年经历，但他开始看到弗洛伊德的局限性，治疗的正确顺序应该是从表演的当下时刻，进入到回忆和整合幼年经历的过去时刻。赖希相信，"弗洛伊德的法则……必须要有进一步的法则来加以补充，首先必须在实际的移情情境中使长期僵化的东西获得新生"。在后来的工作中，赖希更加关注当下，帮助来访者疏通阻滞的能量。

性格类型和身体工作

不只如此，赖希开始减少对来访者言语内容的关注，而更多地去关注其表达形式——非言语的行为、呼吸、步态和举止。他将自己的工作称为性格分析，聚焦于看起来不相关的性格特征，帮助来访者理解他们是如何表现自己的，如何通过打通身体上的一些阻滞来改变表现。正如我们接下来看到的，对性格特征而非症状的关注，为戏剧治疗中常见的基于角色的治疗开辟了道路。各种角色类型以戏剧文学中的人物为基础，反映了不同的人格类型。赖希将性格束缚看作一种自我防御，在本能的内心世界需求和令人沮丧的外部世界之间起着调解作用。他明确了特定的性格类型，其中重要的是神经症性格和生殖性格，前者缺乏自发性，无法表达性高潮，而后者具有完全的自发性和性高潮。

在一个名为"被动女性化性格"的案例中，赖希描述了他对一名焦虑的年轻男子所做的治疗。在对其某个具有象征性的梦进行分析时，赖希鼓励对方用行动来表达。赖希对他的每一步行动描述如下：

1. 他手脚乱动，大声喊道："放开我……我要杀了你。"
2. 他抓住自己的喉咙，喋喋不休地哀诉。
3. 他的行为不像一个遭受暴力袭击的人，而像是一个受到了性侵犯的女孩："放开我，放开我。"

赖希鼓励来访者继续这样的表达，这有助于他理解对方抗拒表达攻击性的复杂原因。赖希帮他找到了这种阻抗的幼年根源，并在移情关系中将其在当下表现出来。在整个治疗过程中，赖希没有将注意力集中在焦虑症状上，而是集中在来访者的性格特征上，即被动女性化的性格。与他的理论相一致，赖希认为当神经症的身体根源被消除了，来访者能够体验到释放性高潮能量的满足，治疗就算成功了。

在另一些案例中，赖希用戏剧隐喻来描绘来访者的性格状态。例如，他在某个"贵族性格"的案例中写道："我告诉他，他在扮演一位英国贵族，而且这与他的青年时代肯定有联系。我也解释了他的'贵族气质'所具有的防御功能。"在治疗中，赖希还是把注意力集中在来访者的表现形式上，他写道："他的行动没有活力，他的表达充满疲倦，他的演讲也很单调……他的语调揭示了其行为的意义——非常痛苦，仿佛快要死了。"赖希指出，在解析来访者神经症性格的结构时，对其行为方式，也就是"个人表演方式"进行分析，最有助于解除其性格束缚、释放其情感压力。

在一个受虐狂的案例中，赖希一直苦于不能有效地对来访者的阻抗进行言语分析，于是他求助于镜观和角色互换的行动技术，这两者都是由莫雷诺发明的。赖希的描述如下：

> 在这样的情况下，分析没有进展……于是我开始向他呈现他的"倒影"。当我打开门，他站在那里，拉长了脸，一副完全拒绝的态度。我模仿着他的模样，开始使用他那种幼稚的语言，躺在地板上，像他那样又踢又叫……我一直重复这些过程，直到他自己开始分析这种情景。

另外还有一个发生于20世纪40年代后期的有力案例，案主是一位患精神分裂症的女性，赖希将保持距离的经典言语式分析治疗完全转变成行动的体现。他不仅将来访者请下了躺椅，有时还帮她捶打躺椅以表达愤怒。作为警告，他补充说："如果来访者——特别是精神分裂症患者——与治疗师还没有建立很好的联系，这样做是有危险的。为了确保这种联系，治疗师必须对来访者讲清楚，如果他被要求停止这样的愤怒行为，他必须马上做到。"

在治疗的后期，赖希的做法更加激进。他注意到来访者喉咙里的阻滞感，于是试图让对方体验愤怒以消除不适。他鼓励她往口里塞布，直到产生呕吐反射，再将其移除并恢复正常呼吸。这时，她开始哭泣。赖希推测来访者之所以感到喉咙被堵住了，是因为她那唠叨的母亲曾对她恶语相加，她产生了一种要捂住母亲嘴巴的冲动。当来访者问赖希是否可以掐住他的脖子时，赖希允许她这么做。她小心翼翼地表达了自己的愤怒，然后完全放松了呼吸。虽然她在宣泄后感觉好多了，但很快又回到了精神分裂的状态，这也是赖希曾预料到的。

后来，来访者要一把刀，赖希问她为什么，她说："要剖开你的肚子。"发现她其实是想剖开自己的肚子后，赖希推测那些罹患精神分裂症的杀人犯在身体感觉忍无可忍时，会将愤怒的冲动转向其他人。

接下来一段时间，她继续进行谋杀和自杀的表演，但已能保持更大的安全距离。有一次，她在自己的脖子上套上了绞索，但根据赖希的分析，她的行为是以一种幽默和游戏的方式来模拟自杀。正如我们后来所看到的，这种方法其实是戏剧治疗的一种形式——发展转化法的明显特征。通过赖希对她施加的表达性治疗，她开始理解游戏和现实之间、想象和日常生活之间的区别。

但是，几个星期后，来访者再次陷入精神分裂的状态。在这种状态中，她真的用刀袭击了赖希。赖希对此早有防备，他制服了对方，让她安全地发泄出愤怒。然后，她开始像孩子一样痛苦地哭泣。赖希评论说，他期待这种极端的行为，因为她已经接近性高潮的临界点，还在挣扎之中。他写道："由于无法忍受强烈的感觉和情绪，从长期低能量水平到高能量水平的突然变化造成了戏剧性的危险情况。"

赖希与这位来访者一起度过了几年的时间，经历了对方旧病复发、住院、治疗产生作用的特别时刻，最后，他宣称她已被治愈，可独立生活，不再需要任何治疗性帮助。尽管赖希的疗法备受争议，但他还是冒着极大风险坚持对这位来访者进行治疗。他最终得出结论，精神分裂症是一种生理性的而非心理性的疾病——这个结论在最近几年才被证实。他的一些治疗方法，如接受生命力能量盒的照射以及坚持生殖力的首要地位，虽然很难从科学上获得承认，但是在上述这个以及和其他许多用表达性和戏剧性方式开展治疗的案例中，赖希清晰地提供了一个超越理性和言语分析的治疗模式。

赖希和兰克一样，提出了艺术家和创造性表达的首要地位。他明确宣称，通过言语表达来深入理解人类是有局限性的。他还用生物物理学的观点，来解释表达和情绪之间在言语和概念上的联系。他写道：

> 生命体总是用……表达性动作来表达自己。表达性动作，字面上可理解为生命系统里的某些东西要"自发地喷出"，于是出现了"动作"……而情绪的字面含义是"移出"，和表达性动作一致……那些描绘情绪状态的词语，是用一种直接的方式显示了生命体相应的表达性动作……尽管语言是在直接地反映原生质的情绪，但它自己无法达到这种状态。生命体……具有自己独特的表达方式，这根本不能诉诸语言。

赖希还认为，音乐家和视觉艺术家使用的是一种超越语言的"表达性语言"。他可以用自己的生命力理论来解释，认为这些都属于表达性的、语前的语言。到20世纪40年代，赖希调整了自己的理论，与当代表达性治疗师的立场相近——身体揭示了语言所掩盖的东西。他写道：

和所有其他影响有机体的模式不同，生命力疗法坚持认为，来访者应该生物性地表达自己，而把言语远远地排除在外。这会把来访者带入一个他总想逃离的深度。

赖希的遗产

在治疗中，赖希帮助来访者理解和修正他们内心深处的病态扭曲。通过语言的治疗形式并没有完全被排除，只不过其焦点转向了身体，探寻它是如何被重重束缚以致抵御描述感受和表达。赖希创造了解除身体束缚的系统性方法，从身体的一部分到另一部分，逐步小心地释放那些他称为原生质的尖叫和激动的情绪。

由于赖希宣扬的某些观点不甚科学，有时甚至很怪诞，也由于他当时所处的政治环境——20世纪30年代充斥着法西斯主义的欧洲和50年代奉行保守主义的美国，他的研究遭到许多人的抨击。然而，他的革命性的创新深深地吸引了那些将其生理心理学方法应用于治疗的人，其中最著名的是亚历山大·洛温，他创立了生物能量分析方法，为那些通过身体进行治疗的舞蹈/行动疗法和戏剧治疗提供了一种模式。我们将在下一章里讨论他的工作。

荣格、兰克和费伦齐，都留下了他们的学术遗产，被许多心理治疗师和创造性艺术治疗师发扬光大。但是有一位举足轻重的人物好像没有受到这些人的任何影响，他与弗洛伊德和早期的精神分析师处于同一时代，他的心理治疗实验将旧世界里的维也纳和新世界的美国清晰地联系在一起——他的名字是雅各布·莫雷诺。

第二章　行动心理治疗的先驱

行动心理治疗早期的历史影响

在深入探讨莫雷诺不可思议的著作之前，让我们先简要了解一下那些对行动心理治疗发展起到次要但仍然重要影响的历史。卡森提到了几种主要的疗法，特别是心理剧和戏剧治疗。他首先回顾了萨满教的影响，提到了其中召唤和呈现来自灵性世界的角色的工具，如口技、面具和木偶等戏剧中常用的装置（手法）。接着，他指出心理事件可以通过在剧场中演出的戏剧，被表演出来，让观众的情绪得到宣泄。卡森列举的例子包括古希腊戏剧和莎士比亚创作的悲剧，他在提到心理剧的表现形式时，将关注点集中在歌德于1775年创作的戏剧《莱拉》。主人公莱拉因为过于担心丈夫会战死沙场，以致出现了精神错乱的症状，包括妄想自己受到食人魔的折磨。她的医生便指示她的几个亲戚去扮演食人魔的角色，以"实现"其妄想。戏剧化的治疗最终帮助莱拉重新找回了现实感。1972年，莫雷诺引用了歌德在1818年写的一封信，信中提到他的戏剧也是一种心理治疗方法。

卡森提到了治疗性戏剧的早期形式，包括歌德的医生约翰·克里斯汀·赖尔在18世纪晚期的作品。赖尔不仅鼓励那些有精神问题的患者去表演他们遭受的人际冲突，而且敦促收治这些患者的机构的管理者去建造剧场。赖尔问道：

> 为什么不能为有精神疾患的人写一部真正的戏剧？由他们自己表演，剧中的角色可以按照个人的治疗需要来安排。例如，通过扮演傻子的角色，让演员注意到自己行为方式之愚蠢。

从19世纪到20世纪，法国、意大利和英国等欧洲国家都建起了专门的剧场，让精神病患者表演戏剧以达到治疗的目的，其中最著名的是法国的沙朗通精神病院。萨德侯爵是那里的"病人演员"之一。在彼得·魏斯于1963年创作的剧本《对让-保罗·马拉的迫害和刺杀》（萨德侯爵导演，沙朗通精神病院病人演出）中，可以看到一场精彩的戏剧实验。

卡森进一步讨论了在精神分析出现之前精神病学中早期基于行动的疗法。他引用了法国精神病学家皮埃尔·让内的研究，让内是让-马丁·夏尔科的学生，夏尔科也教过弗洛伊德。夏尔科和让内都用过催眠疗法来治疗精神疾病。让内在催眠和歇斯底里症方面的研究相比弗洛伊德发现潜意识导致歇斯底里症还要早好几年。爱肯这样描述让内通过角色扮演来治疗一位患者：

> 让内遇到过一个自认为被恶魔附体的男人，通过与之交谈，去了解他需要什么。那个男人有次在出差途中做了对妻

子不忠的事情，随后他就宣称看到了恶魔……当恶魔被置于个人病史的背景下，它很快就消失了。

卡森和其他进行过类似探讨的人（如刘易斯和约翰逊）一样，在对剧场和医院环境中早期治疗性戏剧的历史进行仔细研究之后，都将研究重点确定无误地放到一位在行动和戏剧心理治疗上做出最重要创新的人身上，那个人就是雅各布·莫雷诺。

雅各布·莫雷诺和心理剧

莫雷诺是一个特立独行的人，他从未寻求进入星期三心理学会的"神圣殿堂"。20世纪早期，作为内科医师的莫雷诺同样走在维也纳的街道上，但是他选择走进的是无家可归的孩子、难民和妓女的生活，通过创造性手段来帮助他们找到些许幸福的感觉。莫雷诺具有萨满般神奇的魅力和表演能力，他经常把自己想象成一个精神救赎者。在获得内科医师的资格证书和经过科学训练后，莫雷诺开始思考改革现代治疗方式的可能性。

莫雷诺总是很自负，他试图超越弗洛伊德和马克思，去治愈个人和社会的疾病。实际上，这个颇具传奇色彩的人物是团体心理疗法的创始人，也是20世纪早期第一位将戏剧性行动充分发展成基本治疗手段的心理治疗师。在他看来，人的健康在于保持创造性和自发性的能力。与他同时代的人，如荣格、兰克、费伦齐和赖希，都曾提出通过想象力、精神和身体进行治疗的方法，莫雷诺与他们的观念有相似之处，但他不接受通过精神分析和医学所看到的大部分东西，而是在戏剧创作的行动中找到了寄托。对他来说，创作戏剧相当于承担和扮演上帝的角色。和赖希一样，莫雷诺也对政治和精神分析进行了全面批判，将自己的创作（如心理剧、社会剧和社会计量法）看作是医治社会疾病的灵丹妙药，他认为这些疾病正是源于政治上、精神上和心理上的压迫。

我们将在第三章里深入讨论莫雷诺关于心理剧和社会计量法的理论和实践，它们对 20 世纪行动心理治疗的发展有着巨大的影响。在这一章里我们来了解一下莫雷诺所做研究的发展历程，它们最终导向其后来的发明和创新。

在奥地利的早期发展

莫雷诺在年轻时，甚至于整个职业生涯里，都致力于帮助社会底层民众。在第一次世界大战爆发前，还是一名医学生的他就和一小群追随者建立了"会心室"（the House of Encounter），这是一个为维也纳的难民和移民服务的社区中心。莫雷诺他们的工作包括帮助对方安顿下来、寻找工作和建立社交网络。

第一次世界大战爆发后，这个社区中心就不得不关闭了，莫雷诺开始在维也纳大学的精神病诊所工作。1912—1914 年，莫雷诺深入研读了弗洛伊德的著作，并听了对方的讲座。据莫雷诺本人称，讲座结束后弗洛伊德走到自己面前，询问他所采用的治疗方法。莫雷诺答道："弗洛伊德博士，我在您结束的地方开始。您在办公室这样的人为环境中接待来访者，而我则是在大街上、对方家里、自然环境中和他们见面。您分析他们的梦，而我给他们再次做梦的勇气。我告诉人们如何扮演上帝。"

莫雷诺不是一个循规蹈矩的人，我们很难从字面上理解他所发表的全部研究成果。他的论文和著作里虽然充满了原创性的理论和临床思考，但其可信度也往往被不严谨的、过分夸张的散文体所影响。在多数时候，他更像是一位诗人，而不是一位具有批判性的思想家。不过，他还是对经典精神分析提出了明晰而大胆的批评。例如，他批评弗洛伊德拒绝宗教、漠视政治，批评对方忽视心理治疗中的团体历程，还批评其纯粹的认知和理性的心理治疗方法只适用于那些富裕的、神经过敏的成年人。

莫雷诺不只关心难民和移民，在医学研究中他也一直和儿童在一起，在社区公园与他们打交道，通过讲故事或做游戏来逗他们开心。他认为自己的游戏是革命性的——他激励儿童去创造新的身份，在公园里寻找那些比自己父母更宽容、更随性的"新父母"。很自然的下一步就是为儿童创造一个剧场。通过指导孩子们表演一些经典的和即兴的戏剧，他如愿以偿了。

莫雷诺还在维也纳的街道上与妓女交朋友，并协助她们组成小型互助团体，分享每天所受到的不公正对待，还为改善她们的境况出谋划策。从这段经历中，莫雷诺提出了团体治疗和社会计量法的早期构想。就像在他之前的费伦齐一样，莫雷诺看到了形成相互分析体系的价值所在，将其称为"同侪咨询"，即"某个人能成为其他人的治疗中介"。

战争期间，莫雷诺作为医生在难民营工作，进一步发展了对组织动力学和社会计量学的兴趣。在那里，他深入了解了无家可归的孩子和大人们艰苦的生活，并向内政部部长提出了社会计量学方面的建议，以分析和改善他们的生活条件。

在关注社会问题的同时，莫雷诺对戏剧也充满热情，勇于挑战那些所谓的传统戏剧的保守表现形式和所传递的保守文化。莫雷诺将保守文化看作是一种现状，是任何特定文化已完成的产品和形式。有一次，19岁的莫雷诺和同伴去看改编自尼采作品的戏剧《查拉图斯特拉如是说》。当男主角开始说台词时，莫雷诺打断了他，大声指责这位演员矫揉造作，称对方能演的唯一角色就是他自己。当他因此被逮捕时，还在放肆地宣扬传统戏剧已终结，一种新的艺术形式将诞生，所有人都将扮演自己。这种新的艺术形式在他年轻叛逆的思想中还处于萌芽阶段，后来发展为心理剧，一种演员编演自己生活故事的治疗形式。

这次事件过后不久，莫雷诺发表了一篇哲学论文《会心的邀请》，清晰地诠释了他坚持一生的思想。下面这首诗也很好地表明了他的人生哲学，还是他的座右铭：

> 比科学更重要的是它的结果
> 一个答案激起了一百个问题
>
> 比诗歌更重要的是它的结果
> 一个答案激起了一百次英雄行为
>
> 比认可更重要的是它的结果
> 结果是痛苦和内疚
>
> 比生育更重要的是那个孩子
> 比创造物的演化更重要的是创造者的演化

命令取代祈使

创造者取代创造物

两人相会：眼对眼，面对面

当你靠近时，我将取出你的双眼，用它们代替我的眼睛

而你将取出我的双眼，用它们代替你的眼睛

然后，我用你的眼睛看你

你用我的眼睛看我

于是，普通的事物也会奉上安谧

我们的相会不被目标束缚：

未解之地，在未解之时

未解之语，对未解之人

莫雷诺于23岁时写下了这首青涩的哲理诗，其中包含了三条基本原则。第一条是不可改变的原则，即个体创造者凌驾于他的创造物之上。第二条是角色互换的原则，即一个人能够站在另一个人的角度体验世界，这个原则也是心理剧的主要创新之一。第三条是相会（会心）的原则，即"不被目标束缚"，这是个人和团体心理疗法的基础。按莫雷诺的夫人泽尔卡·莫雷诺的说法，莫雷诺的论文题目《会心的邀请》，其字面意思就是邀请某人或某些人来与他会面。他的生活和工作就是促进人际关系的发展。作为医师和治疗师，他并没有等待病人走向他，而是首先建立起这种相会。

20世纪20年代，莫雷诺在维也纳附近的巴特弗斯劳小镇居住，其

间他尝试创新了几种激进戏剧的形式。作为小镇上的家庭医生，他有时会邀请病人重现他们生活中遇到的糟心事，或与家人一起表演想象中的场景，以化解潜在的恐惧感。其中一个例子是，一位病人找到莫雷诺，请求协助其自杀。莫雷诺拒绝使用医学手段，而是为对方提供了一种戏剧性的解决方案。他通过鼓励这位病人去表演准备实施自杀的场景，帮助他走出深深的抑郁。他和助手不加批判地目睹了对方的表演，并扮演了辅助性质的角色，直到对方放弃了在现实中实施同样行动的想法。

莫雷诺将这种治疗实验称为"互惠戏剧"，常在他的办公室和病人的家里导演这种戏。但在一个保守的小镇进行如此大胆的尝试，其行为看上去更像是萨满会做的事情，而不像个医师。所以人们开始怀疑莫雷诺。即使在维也纳城里，莫雷诺也显得特立独行。20 世纪 20 年代初，莫雷诺与许多演员成为好友，其中如彼得·洛和伊丽莎白·博格纳，后来都成了德国戏剧界和电影界的大人物。1921 年，莫雷诺尝试创作了他的第一部社会剧，目的是探索在奥地利实施开明政治的可能性。他租借了一处著名的剧场，邀请了当地的文人雅士和政治家前来观看他的表演。他独自出现舞台上，扮演一个宫廷弄臣，道具是一个宝座和一顶王冠。身为弄臣的莫雷诺告诉观众他正在寻找国王，并邀请人们上台来表演睿智贤明的领袖，但响应者寥寥无几。事实上，大部分人在离开时都对这场大胆而怪诞的表演感到困惑，甚至觉得恼怒。莫雷诺试图创造一种社交和政治对话的新形式，但却失败了。

莫雷诺并没有因此气馁，他又开始了另一个戏剧实验，尝试颠覆戏剧文学中的保守文化，创造即兴表演的形式。他召集了一群演员，与他们一起根据观众提出的想法和当天的新闻即兴创作戏剧，他将后者称为"活报剧"。这种被称为"自发剧场"的即兴表演受到了观众的欢迎，促使莫雷诺推动他的演员们进行更加靠近心理剧的创作。

早期心理剧探索中最重要的时刻就发生在莫雷诺的自发剧场中，他在书中对此有详细的描述。他的剧团中有位女演员叫芭芭拉，经常出演天真无邪的少女角色。她爱上了一位名叫乔治的年轻剧作家，他参与了芭芭拉所有的演出。二人最终喜结连理，但婚后不久，乔治就来找莫雷诺，说他起初倾慕的那个甜美少女，在家里却是名悍妇。乔治恳求莫雷诺帮助他解决这位凶悍妻子所造成的烦恼。

莫雷诺此时正在琢磨心理剧的理念，他决定采取戏剧治疗的方式。他找到芭芭拉，说服她在舞台上扮演另一种类型的角色。他说："观众希望看到你塑造的各种角色……可以表现人性中原始的、粗俗的、愚蠢的部分。"芭芭拉欣然同意。在莫雷诺的鼓励下，她首先扮演了一个出现在新闻报道中于街头被谋杀的妓女。她的表演很生动，也很有感染力。她演了许多这样的角色后，乔治告诉莫雷诺，他的夫人通过在戏剧表演中释放情绪，在家中的行为变得温和多了。乔治和芭芭拉共同发现了一种控制住自己情绪的办法，避免将日常的拌嘴升级到严重的婚内冲突。而且，观看芭芭拉扮演反面角色的经历不仅让乔治更加欣赏她，而且开始在舞台上与她一起表演莫雷诺导演的即兴戏剧。

随着时间的推移，芭芭拉和乔治通过共演重现了他们日常生活中感受到的压力，并产生具有矫正作用的体验。这些体验也传递给了观众，让他们对剧中的角色产生认同，并愿意和众人分享自身的经历。莫雷诺所做的就是塑造角色，然后帮助芭芭拉和乔治以及在场观众反思剧中情节与日常生活之间的联系。

莫雷诺在这种早期实验中发现了更深层次的一些指导原则。比如说，如果演戏既能重现在日常生活中遇到的挑战，又能起到矫正作用，那么戏剧的主要功能就是治疗。另外，不同于精神分析，早期的心理剧要求先有行动、后有反思。这条行动原则一直是莫雷诺所有研究工作的首要原则。

在早期的心理剧创作中，宣泄原则也得到了清晰的体现。但与弗洛伊德和布罗伊尔所阐述的方式迥然不同。宣泄的目的不是为了让主体在另一种意识状态中去回忆过去压抑的经历，而是在此时有意识地在角色扮演的过程中释放情感，从而使某个特定角色不会对角色扮演者有过多的控制。

莫雷诺恪守终生的最后一条原则是治疗性戏剧必须以团体的形式进行，个体的真实经历具有普遍意义。莫雷诺以自己的方式再次探索了戏剧的核心理念之一"再现"，亚里士多德把它称为对行动的模仿，而莎士比亚则认为这是一种对自然的镜照。莎士比亚还有一个著名的比喻——世界即舞台。要是把莫雷诺的早期研究称为这个比喻的反转，他一定会很高兴。对莫雷诺而言，舞台就是世界。

莫雷诺在美国

1925 年，36 岁的莫雷诺移民美国。尽管他在社会计量学和医学、戏剧和治疗上的实验让人激动且颇具影响力，但他在旧世界还是经历了许多挫败。芭芭拉和乔治的婚姻最终破裂，几年后乔治自杀了。他通过早期的心理剧形式与另一对夫妇也有合作，对方也以离婚和丈夫自杀告终。莫雷诺接触过的演员中最具天赋的彼得·洛和伊丽莎白·博格纳，他们更喜欢艺术和经济学，因而放弃了戏剧治疗，转向经营自己的职业生涯。洛与另一位更具反叛精神的戏剧空想家贝托尔特·布莱希特合作过，后者的社会政治戏剧理念有时与莫雷诺的理念不谋而合。

莫雷诺的那些宏大构想好像从来不曾得到广泛的公众支持。1924年，在维也纳举办的国际新戏剧技术博览会上，他曾设计并展示一个激进的、没有观众的象征性剧场，但被竞争对手弗里德里希·凯斯勒的作品遮蔽了光芒。小镇上的邻居们也越来越怀疑他的不正常行为。莫雷诺自己也变得易怒和不安。而此时，欧洲反犹主义盛行，正处在战争爆发的边缘。

在较短时间里，莫雷诺就在美国重新站稳了脚跟，并在纽约州的比肯定居。在那里，他开设了集治疗、培训和教育于一体的疗养院，书写并传播了自己在心理剧、团体治疗、社会计量法和社会剧方面的成熟理念。他的研究工作在与泽尔卡的合作和婚姻中得到了发展和提升。

他又重启了对社会计量学的研究，20世纪30年代在新新监狱，他对囚犯们的喜好和需求进行社会计量分析，这个项目对后来心理学家和犯罪学家在监狱中建立治疗系统产生了一定影响。如在1996年新新监狱建起了一个剧场并开展了戏剧治疗项目，名为"通过艺术来康复"。

1932—1934年，莫雷诺在纽约州立女子培训学校担任研究主任，他设计了针对问题少女集体行为的社会计量分析，目的是改善她们的生活状况。通过角色和行动方法引入的治疗课程，他帮助这些女孩修正行为方式，更好地与同龄人和监护人相处。按照马里诺的说法，这项研究"掀起了一场革命，并很快渗透到其他机构和领域，角色扮演式培训应运而生，心理剧和团体治疗也开始投入系统性应用"。

莫雷诺在定居比肯之前，去过美国的许多地方。第二次世界大战期间，他针对个体和团体动力学的问题向精神病学家和军队官员提出建议，还成功地在华盛顿特区的圣伊丽莎白医院实施了培训和治疗项目，在那里建起了心理剧的剧场。1935年，莫雷诺为著名拳击手马克斯·贝尔和乔·路易斯进行了社会计量分析，并用他的分析来预测比赛结果。他观摩了拳击手的训练，据此设计了一套定量系统来测量他们在身体和心理层面的力量和耐力。根据他对训练有素的运动员的观察，他认为身体是与个人心理学和团体动力学相关的所有问题的核心焦点。莫雷诺夫妇后来在书中提到了流行于20世纪60年代末的身体训练方法，虽说是由治疗师弗里茨·皮尔斯和威廉·舒尔茨发明的，但实际上莫雷诺早在对案主实施的心理剧治疗中就已经开始了针对身体的训练。

在对拳击手的研究中，莫雷诺设计了一种社会计量单位——社会原子，这成了他的方法的标志。社会原子是一个人生活中重要人物的集合表，能勾画出相互间的关系，从而揭示人际关系的动态。在研究拳击手的社会原子时，莫雷诺将他们的家人、朋友、同事和教练都划分到研究范围之内。莫雷诺很幸运，正如他推断的那样，乔·路易斯在1935年的比赛中获胜。

1936年，莫雷诺在比肯创办了比肯山疗养院，他的初衷是治疗有各种精神问题的病人，其中许多人被认为是已经无药可救。他还在那里培训专业人员和非专业人员，让他们学习心理剧和社会计量学的方法。在私人的赞助下，莫雷诺建立了他的第一个心理剧舞台，该舞台有不同的层次，代表从热身到行动再到结束的各个阶段。通过这样的设计，莫雷诺实现了他构想的演员和观众连续体的理念，每个人都是治疗行动的完全参与者。除了这个非常直接的舞台，这家疗养院也代表了莫雷诺的完整团体概念，是早期治疗环境的典范。在这里，所有的工作人员、患者及其家人和访客，都被鼓励公开、平等地相互交往。莫雷诺和他最核心的工作伙伴经常鼓励疗养院里的人尝试角色转换，站在他人的角度来丰富自己的观点。

这家疗养院成了精神病学界和非医学专业人士的指路明灯，他们想在此学习如何更好地运用行动疗法。这里成了行动治疗师的聚集地，正如伯格街19号之于精神分析师，沿岸埠头村之于萨满。随着莫雷诺将越来越多的时间用于旅行和讲学，这家疗养院于1967年正式宣布关闭。莫雷诺则去世于1974年。

1982年，莫雷诺研究所被出售，但在莫雷诺夫人的保护下，其遗产不受干扰地完整延续了下来，为世界心理剧和行动治疗界指明了方向。《泽尔卡作品集》中收录了她历年来的论文，证明了她作为心理剧共同研发者的地位。

在后面几章里，我们会深入讨论心理剧的具体细节。在这里重要的是要承认莫雷诺在挑战精神健康领域和戏剧从业者的保守意识形态、实践和理论方面所做的开创性工作。正是他首先认识到了行动和戏剧的重要性，即把对有问题的人的治疗从过去转移到现在，从认知转移到躯体和情感，从理性思维转移到形象思维，从无意识转移到有意识，从疏离转移到相遇，从抽象思考转移到具体行动。他坚持认为，这些临床方法上的转换应该放在团体环境和戏剧环境中进行，让观众和演员都有能力去编演自己的人生故事。

在动荡的20世纪60年代和70年代，随着抨击保守文化的反传统文化运动的兴起，许多范式的转变都取得了成果。在此期间，莫雷诺影响了相互分析的创立者埃里克·伯恩，还有格式塔疗法的发明人弗里茨·皮尔斯，他们都曾参加过莫雷诺在纽约举办的公开培训课程。

伯恩和皮尔斯在一定程度上也推动了行动心理治疗的发展。在了解皮尔斯在格式塔疗法方面所做的工作之前，让我们先转向一位颇有影响力的心理学家亨利·默里，他是主题统觉测试（TAT）的设计者。他在哈佛大学建立了一个心理剧剧场，他的身边聚集了那个时代最激动人心、最具创造力的心理治疗师。在这群人中有一位名叫埃里克·埃里克森的年轻人，他尝试用戏剧的方式来进行心理治疗。

亨利·默里在人格上的探索

严格地说，亨利·默里（1894—1988）不是一位行动心理治疗师，更多的是一位富有创造性的研究者、作家和导师，他最著名的研究成果就是与克里斯汀·摩根共同设计的主题统觉测试，以及他对人格的兼收并蓄、充满想象力的探索。默里曾先后接受过历史学家、医生、生物化学家和心理学家的教导，在学习和接受弗洛伊德的基本性心理理论的同时，还接受了荣格的指导和分析。像莫雷诺那样，默里还是年轻的医学生时就对处于社会边缘和底层的人们很感兴趣。他曾写道：

> 无论我成功地为他们做了些什么——那些瘾君子、吞剑人、妓女、强盗——我都得到了回报。出院后，他们就带我去到底层世界里他们常去的地方。这就是粗浅的心理学。

战略情报局的行动方法

20世纪30年代，默里担任了声望很高、以兼收并蓄闻名的哈佛大学心理诊所的主任，在那里他与富有创造力的心理学家们一起工作，比如埃里克·埃里克森。他在哈佛大学的任期因第二次世界大战爆发而中断，他转而为中央情报局（CIA）的前身战略情报局（OSS）工作，负责甄选秘密接线员和宣传员。除了常规的笔试，默里和他的同事还设计了复杂的行动方法来评估受试者。其中一种方法是创造一些既考察体能和勇气又考察解决问题的想象力的情景，让受试者进行即兴角色扮演。例如，他们必须涉过一条小溪或攀爬一堵墙，以完成秘密任务。

默里将他创建一组测试的方法视为一种整体方法，目的是"形成一幅整体的人格图像"。与本书最相关的是默里在评估中采用的戏剧式方法。首先，他和同事要求受试者先编造一个虚构的故事和假身份，以掩盖他们的真实身份。随后，他们被要求参与一些角色扮演游戏和表演，所有这些都是为了揭示隐藏在虚构之下的人格特征。

战略情报局将他们的测试之一称为心理剧即兴表演，它需要受试者当众完成自发性角色扮演。例如一个扮演上级，另一个扮演下级，他们被告知正处于某种特殊冲突的场景中，要把这个场景演出来，并试图去解决这个冲突。表演结束之后，同伴和上司会根据他们对角色的理解、所呈现的人格特征、社会态度和解决困难的能力来评价他们的表演。

虽然在描述战略情报局测试过程的书中并没有提及默里，但他的影响是多方面的。除了即兴测试，受试者们也被要求用社会计量的方法评估他们的同伴。默里和同事改良了莫雷诺揭示社会动力学的系统方法，要求每个受试者根据领导力、社会接受度和排斥度等变量来对同伴进行评价。通过分析这些结果，战略情报局可以画出一张足以显示受试人之间关系的社会图表。

战争即将结束时，默里和其他几位顶尖的心理学家又接到"老板"

威廉·多诺万的指示，为阿道夫·希特勒进行心理特征侧写。不仅可以借此了解其复杂的人格，也为了预测希特勒在战争的最后阶段可能发起的行动。1943年，默里研究出了一种心理侧写的模型，现在普遍应用于犯罪学中，用于分析连环杀手和恐怖分子的心理、动机和策略。实际上，默里的名字已经与连环杀手西奥多·卡钦斯基联系在一起，此人涉嫌制造一连串的邮包爆炸案。卡钦斯基声称自己在哈佛大学读书时曾参与过默里主导的心理测试。

默里在哈佛的研究

20世纪30年代默里在哈佛开展的人格方面的研究，与行动性和创造性心理治疗的发展有很大关系。他让一群学生参加了一系列心理测试，声称是为了理解人格的本质，受试者大部分是哈佛的本科生。他和同事在理论上是兼收并蓄的，但因默里的学术背景，他们倾向于依靠精神分析来解释研究成果。在制定评估对象的标准时，他们找到了44个人格变量，包含需求、内心状态和一般特征。这些变量展现了人格的整体概念，不仅包括认知方面，还包括情感、身体、社会、审美和精神等方面。这个整体性方法为戏剧治疗师和其他行动治疗师提供了实用的模型，不仅可用于研究，而且可将人格概念化。

默里和同事分别对几个小组的受试者进行了测试。每个受试者都要完成大约25项测试，测试总时长约为36个小时。值得注意的是，有些程序旨在引发受试者的审美、想象和情感反应。其中包括美学鉴赏测试、音乐幻想测试、主题统觉测试和戏剧作品测试，这些与我们的研究关系最为密切。

1. 音乐幻想测试

音乐幻想测试中，受试者被要求聆听一些古典音乐选段，并通过讲故事和角色扮演来表现被音乐激发的"戏剧事件"。研究者从这些经验中得出结论，音乐中的戏剧性联想提供了有关受试者人格结构的有用信息。例如，有个年轻人讲述了一个街头乞丐的故事：乞丐被一个恶霸逼迫，在街头拉小提琴赚钱。后来他遇到一位年迈的小提琴大师，老人接纳并保护了他，并教导他成为一位著名的小提琴家。这些丰富的故事片段，让研究者想起了一部旧小说——由霍雷肖·阿尔杰撰写的《小提琴手菲尔》（1872），也揭示了受试者的某些心理问题及其家庭动力学。

音乐幻想测试问世约40年后，音乐治疗师和研究者海伦·邦尼开发了一种类似的音乐治疗法，名为"音乐引导想象"（GIM）。这种方法要求案主倾听不同的古典音乐和现代音乐，并自由地表达由音乐唤起的意象。出现在头脑中的意象既可以用语言表达出来，也可以通过在纸上绘制曼陀罗图案来表达。早期的音乐幻想测试在邦尼的推动下，成为一种通过艺术形式开展的行为心理治疗方法。

2. 主题统觉测试

在主题统觉测试中，受试者会看到一系列图片，画中的人物往往处于戏剧性情景下，比如"一位矮小的老妇人背对着一个高大的年轻男子站着，后者正带着困惑的表情向下看，手里拿着帽子"。和音乐幻想测试一样，受试者被要求编一个故事以呈现自己对这一场景的反应，讲述画中情景出现之前和之后发生的事件以及自己的感受。

这种体验让受试者与他们的日常生活之间产生了距离，为戏剧和其他行动疗法的投射铺就了道路。通过看图说话，受试者可以安全地重现他们真实生活的某些方面。拉开审美距离这一前提不仅决定了艺术创作的行为，也决定了戏剧和相关艺术治疗的体验，它让案主从日常生活体验中脱离出来，被鼓励在想象的框架中行动，从而揭示某些潜意识体验。

默里用投射法来探索潜意识当然不是什么新鲜事。在他的主题统觉测试问世之前已经有了不少投射测试，如罗夏墨迹测试。然而，鉴于主题统觉测试在人格表达上的全面性和开放性，对它的解读并不局限于传统的精神分析法。反过来，默里的测试为那些直接使用虚构角色和故事从事治疗的心理咨询师们提供了一个范例，以帮助案主更深入地了解潜意识动力学。

3. 埃里克·埃里克森和戏剧作品测试

最后，让我们看一下埃里克·洪堡（后来他把名字改为埃里克·埃里克森）设计的戏剧作品测试。洪堡是一位非专业的儿童心理分析师，他和费伦齐一样，从年轻人游戏式、非言语的表达中获得了灵感。他对早期采用游戏治疗方法的精神分析师的工作很熟悉，了解到有位名叫玛格丽特·洛温费尔德的儿科医师和心理学家设计了名为"世界技法"的投射测试，让儿童通过玩具和游戏对象再现他们的内心世界。在洪堡的行动测试中，受试者被要求用研究者提供的微缩物件在桌面上构建戏剧场景。如同前面提到的投射测试，研究者要探索戏剧故事中隐含的潜意识动力学。在解释这种戏剧结构时，洪堡注意到一些以象征形式表达的明显创伤。他决定基于戏剧结构的形式和内容，来审视角色、边界、主题、情节发展和受试者的评论等元素。

洪堡提到，一个经常被受试者选择的人物形象是个小女孩，而一个反复出现的主题总是和这个人物遭遇的事故相关，常常是汽车或其他交通工具造成的。他推测，这个小女孩是提供给受试者的那些形象中年纪最小的，可能代表了儿童的原型角色；而反复出现的事故主题可能代表了曾在儿童身上发生的事。他从精神分析的角度推断，小女孩经历的事故可能暗示了暴力和性的相关主题。

在最后，洪堡区分了戏剧时刻和创伤时刻，两者都威胁到自我的整合。在戏剧时刻中，个体面对生存的选择，当问题解决时，他们与外部现实以及与内在魔鬼进行谈判的能力会得到增强，他们会成为英雄。而在创伤时刻中，人们不能自由选择，他们成了受害者而不是英雄，自我的复原能力也被削弱。

洪堡改名为埃里克森后，继续完善人类自我发展的模型，该模型后来被证明对发展心理学和自我心理学都有非常重要的影响。埃里克森提出了生命周期的八个阶段，完善了弗洛伊德的开始于婴儿期，结束于潜伏期的性心理阶段。与弗洛伊德以科学为基础的阶段划分相比，它与莎士比亚《皆大欢喜》里对人生阶段的诗意描述更合拍。埃里克森赞同对自我发展的戏剧性解释，一个人要像英雄一样不断克服沿途的冲突，从而走完自己的生命周期。

正如他的导师莫雷诺对希特勒做过心理特征侧写，埃里克森也完成了马丁·路德和圣雄甘地的心理传记。他最后的研究是对生命的最后阶段进行了一番详细描述，启发了许多人开展针对老年人进行表达性的艺术治疗。他早年在戏剧结构方面所做的工作类似于荣格的研究，对艺术和戏剧治疗师产生了很大影响。这些人研发了类似的投射方法，通过微缩物件等工具对儿童和成人展开治疗。

在结束他雄心勃勃的人格研究时，默里提到，直觉被省略为一个变量，因为直觉是一种贯穿所有主要人格功能的特质。然后，他又进一步强调，行动应该取代直觉，并指出在卡尔·荣格的著作中，行动被最小化了。默里将行动定义为"对自然或社会环境的实际而有效的处理，其目的是取得切实的成果、权力和占有"。莫雷诺等人将行动视为心理治疗的重要形式，默里也是如此，他不仅通过评估个人和团体的个性，还通过改变他们的个性来增强他们的能力。

弗里茨·皮尔斯和格式塔疗法

弗里茨·皮尔斯和妻子劳拉·皮尔斯是格式塔疗法的创始人，他们是默里和莫雷诺的同时代人，出生的年份相距不远。他可能早就注意到默里在哈佛的研究，但他和莫雷诺更像是同道中人。他们的背景相似，都是讲德语的中产阶级犹太人，20世纪20年代毕业于欧洲的医学院，并最终在美国获得了职业声誉。他们都学过精神分析，但同样推翻了弗洛伊德的正统观念；两人都是敢于挑战传统的人，常与放荡不羁的艺术家交往，把自己的工作乃至生活视为艺术而非科学。他们具有很强的人格魅力，有时甚至显得浮夸，爱以大师自居。二者在打造和普及基于行动的心理治疗方法上都是具有开创性的人物。

将早期的精神分析师与皮尔斯进行比较，我们可以看到他们之间清晰的联系。例如，皮尔斯与他同时代的一些知名分析师合作过，也接受过他们的分析和指导，这些人包括威廉·赖希、卡伦·霍尼和奥托·费尼切尔。他与妻子合著的《自我、饥饿和攻击》中充斥着弗洛伊德式的概念，如自我、本能、阻抗、内射和投射等。但当弗洛伊德主义者于1936年在玛丽亚温泉市举行的会议上拒绝了他关于言语阻抗的论文时，他同样驳斥了对方。

从经典精神分析理论中解放出来后，皮尔斯开始接受其他模式。首先是科特·戈德斯坦的机体主义学说，它对亨利·默里的整体化人格观点也有巨大影响。20世纪20年代，皮尔斯在法兰克福的脑伤士兵研究所里，协助过戈德斯坦工作。皮尔斯的妻子是戈德斯坦的同事，在她的影响下，皮尔斯也对格式塔心理学家（如维尔海姆、科勒和库夫卡）的早期研究产生了兴趣，尽管他的格式塔疗法概念与格式塔心理学的认知基础相去甚远——后者主要研究感知和解决问题方面的事项。

1947年皮尔斯出版了处女作。他吸收了前辈们的观点，形成了关于人格的整体概念，探讨了格式塔疗法中人物与环境之间的平衡关系。更重要的是，他放弃了格式塔心理学和经典心理分析中对认知和理性主义的关注，其观点倾向于早期一位关注身体的导师——威廉·赖希。皮尔斯舍弃了弗洛伊德关于爱欲和死亡本能的概念（后者被认为是攻击性的源头），而重新把攻击性视为一种生存工具，它一旦得到充分的表达，平衡就会被恢复。表达攻击性不仅是其治疗方法的特点，也是其粗暴性格的外显。皮尔斯还对弗洛伊德的"考古情结"——坚持重返历史经验并以此作为神经症的起源——表示反对。他将注意力集中在当下，以此时此地作为转化的场所。

在通过让案主进入角色扮演和角色互换、发展出标志性的格式塔疗法之前，皮尔斯还提出了名为"集中疗法"的治疗形式。在这种疗法中，皮尔斯开发了以下技术：视觉化、表达性叙述、情绪释放、内在宁静、以第一人称单数叙述、集中注意力和觉察力等。针对每一种技术，皮尔斯都提供了许多具体的练习方法。在总结目标时，皮尔斯强调："你不仅要完全意识到自己隐藏有什么样的情绪、兴趣或冲动，还必须通过语言、艺术或行动将其表达出来。"

20世纪60年代，皮尔斯在位于美国加利福尼亚州大苏尔的艾斯伦研究院找到了称心如意的工作，得以完成发展行动治疗的使命。他的许多研究看上去就是心理剧性质的，确实受到了莫雷诺的影响。但他和莫雷诺一样，需要走出自己的道路。他不仅重新审视了莫雷诺标志性的技术，而且还发明了许多独有的技术。和莫雷诺一样，皮尔斯喜欢诗性的格言。他在著作《格式塔疗法的详细描述》中这样写道：

> 我做我的事，你做你的事
> 我在这个世界上不是为你的期望而活
> 你也不要为我的期望而活
> 你是你，我是我
> 如果我们碰巧合拍，那是美好的
> 如果不是，也就罢了

不过，皮尔斯对个体应凌驾于人际关系之上的状态持赞美态度，与莫雷诺和费伦齐的观念很不一样，他们是通过角色互换和会心来提供一种双向性的视野。在许多方面，与格式塔心理学家相比，皮尔斯更多地领悟到了存在主义思想家的精神，他理解人类的疏离感，认为人类在宇宙中是孤独的，受制于偶然的变化。

皮尔斯的理论观点大部分是派生来的，不仅来自存在主义者和格式塔心理学家，也来自早期的精神分析师。但他坚持的此时此地的整体性工作方式——直接卷入和面对患者，在他所处的时代是激进的。和弗洛伊德一样，皮尔斯同样处于历史变革的关键点。20世纪50年代的他还是一位保守、拘谨的精神分析师，到了60年代，他就成了一位格式塔治疗师。那个时代充斥着释放人类潜能、复苏感官、极端自恋以及转换意识形式的激进实验。这对皮尔斯来说是恰逢其时，他从资产阶级的生活弊端出发，批评那些隔绝了身体和最强烈的情感、不善表达的个体。

皮尔斯对行动心理疗法最大的贡献在于：他将赖希的生物物理学观点和莫雷诺的心理剧技巧融入了自己独特的格式塔疗法中。皮尔斯不是一位多产的作家，在《自我、饥饿和攻击》之后，他的大多数出版物内容都是对其治疗过程的描述。在这些描述中，我们能清晰地看到他以行动为基础的治疗过程，这些过程以心理剧为蓝本，导向了戏剧治疗。

皮尔斯在1969年出版的《格式塔疗法的详细描述》中进行了最有说服力的论述。如同前面提到的多位治疗师，皮尔斯同样先批驳了弗洛伊德的观点，特别是对方关于言语分析的过分强调。皮尔斯写道：

> 言语交流往往制造谎言。真正的交流是超越言语的……你需要了解声音表达的意思、动作表达的意思、姿势表达的意思、图像表达的意思……你无须听那个人在说什么，只要听他说话的声音。人格面具（persona）这个词的意思就是"通过声音"（through sound）。

弗洛伊德分析梦境的方法是将梦中的象征性内容与压抑的愿望和幼年性心理的发展阶段联系起来。皮尔斯则是将梦看作舞台，做梦者不仅是剧作家，还是演员。在皮尔斯的指导下，案主的任务是通过梦中的物体和角色来表现自己相互冲突的部分，目标是找到一种平衡——"两种对立势力的整合和统一"。与莫雷诺的方法有所区分的是，在皮尔斯的格式塔疗法中，案主需要扮演所有角色；而在心理剧中，团体中的其他人可以扮演辅助角色。皮尔斯认为这样做反而会把他们个人的观念带入剧中，干扰判断。皮尔斯还提到格式塔疗法会鼓励案主对所有的客体（包括人或其他东西）采取行动，而在心理剧中案主主要扮演基于现实的人类角色。

约翰的治疗单元

下面我们来看针对一位名叫约翰的案主的一个短程治疗单元，这是皮尔斯使用具体行动疗法的示例。约翰自愿和皮尔斯共同研究自己的一个梦，皮尔斯却在角色扮演中不停地打击约翰，作为回应，约翰指责皮尔斯充满敌意。皮尔斯于是邀请约翰来处理这个有敌意的角色，他从莫雷诺那里借鉴了空椅子和角色互换这两种方法：

皮尔斯：把弗里茨放到椅子上。说"弗里茨，你好像有点敌意"。扮演弗里茨。

约　翰：扮演弗里茨……扮演你……我不能扮演你……我想你是无所不能的……我来试一下变成弗里茨……我告诉你要打开心扉，我告诉你要屈服于我的意愿……

皮尔斯：好，换椅子。回答这个问题。

约　翰：我不想让自己屈服于你的意愿。我想你是个自高自大、拙劣蹩脚的老混蛋。

皮尔斯：我喜欢你这样，再多骂一点……

约　翰：好……你想成为上帝，你想在这个团体面前炫耀你的整台演出。我不相信这会比精神分析更好。你知道，你可能只是一头傲慢的驴子，满足于自己在这儿的无所不能……

皮尔斯：现在你来扮演那个角色，好吗？扮演一头傲慢的驴子，无所不能。扮演那个你刚才所说的弗里茨。

约　翰：我害怕会变成那个样子，如果我真的变成一头像你那样傲慢的驴子……好吧，我就是弗里茨·皮尔斯，我无所不能……

接着，皮尔斯鼓励约翰去呈现这种傲慢的品质，他转向观众说："我比你们所有人都重要——你们什么都不是。"随后，约翰叙述了他的梦，他来到艾斯伦，与三个骑马的男人展开竞争。因为很难用现在时态来叙述自己的梦，皮尔斯又斥责和侮辱了他。在驳斥皮尔斯的时候，约翰开始意识到自己傲慢无礼的一面，也意识到与自己身体的疏离。他自认为身材矮小，无法像对手那样坐上高头大马。皮尔斯指出了自大的约翰和自卑的约翰这两个极端，并要求约翰呈现这两个角色的相遇。自卑的约翰说：

我什么也不是……甚至不能感觉到我的身体。因为你，你这个无所不能的驴子，不让我……（破音）你这个该死的混蛋。你想玩转一切，却被我阻住了……你不让我活，你不想让我感到我的真实。

自大的约翰说：

你不配活着,你这个该死的傻子……你太害怕活了……你根本不在这儿,你从来就没有来过这儿,你未来也不属于这儿,我恨你!(哭喊)

最后,作为那个自卑的约翰,他总结道:

上帝,我恨你,因为你不想让我活。你正在毁掉我。但那是我,我知道那是我。

在总结这次对话时,皮尔斯指出约翰将全能和无能这两个极端都表现出来了,并没有以哪个为中心。然后,皮尔斯鼓励约翰再次扮演这两个角色,并且在每句话的结尾加上反驳:"这是个谎言!"约翰照做了,他开始摆脱那种走极端的偏激,找回自己的身体,放弃矫饰。最后,约翰指着两把代表极端的空椅子,用带有疏离感的语气说:"你身上这两部分的对话要一直持续下去吗?你能不能在两者之间找到一个地方?你不能感到真实的存在吗?我需要一个中心点。"

在这里我们看到了成熟的皮尔斯,他用了此时此地的真实来帮助约翰意识到自己的极端,并想办法找到解决方案。这就是一种戏剧性的方法:他让约翰找出了每个角色的特质,并通过一系列独白,深化对每个角色的理解,还进行了对话,观察两个极端之间的动态关系。

皮尔斯将人格的基本冲突视为两极角色,分别称之为胜利者和失败者。前者欺凌弱小,代表了人格中自大、控制欲强、正义感强的部分,它通过威胁和命令来操控他人,比如自大的那个约翰。失败者是人格中防御性强、软弱、爱抱怨的部分,它通过欺诈和表面上的无助来操控他人，比如自卑的那个约翰。没有一个角色能赢得这场戏剧化的战斗。正如皮尔斯所言，只有在寻求平衡两个极端的过程中，才能找到解脱困境的方法。在皮尔斯看来，实现平衡的最佳方式是释放与极端角色相关的感觉，然后完全意识到自己的身体。我们后面将看到，角色和反角色的概念以及在两极中寻求平衡将成为戏剧治疗中角色法的特征。

他请约翰"把弗里茨放到椅子上"，意思就是与治疗师互换角色，这是皮尔斯的一种技术。通过角色互换，皮尔斯为案主提供了从他人的视角来看这种两难境地的机会，重新认识自己的投射。在约翰的案例里，空椅子不仅承载了自大的皮尔斯，也承载了自大的约翰，这和第二把空椅子上承载着另一个极端一样。这种技术在心理剧中已经得到了普遍应用，也将成为戏剧治疗的主要手段。

格洛丽亚的治疗单元

皮尔斯行动疗法的另一个案例取自艾尔特·肖斯特罗姆在1965年制作的电影《心理治疗的三种方法》，该影片记录了三位心理治疗师与同一位案主格洛丽亚沟通的过程，皮尔斯就是其中的一位。这部影片对本书很重要，因为它为另一部影片《戏剧治疗的三种方法》提供了范本，这将在后面详细讨论。

当皮尔斯第一次出现在电影里，他叙述了治疗格洛丽亚的目标和方法。虽然说得有些含糊，但他暗示要鼓励此时此地的真实表达，会将注意力集中在自己和格洛丽亚的关系上，并帮助她"整合互相冲突的两极"。皮尔斯将他的工作描述为"安全的紧急状态"，这意味着他将引发一场危机，只是由于远离日常生活而显得相对缓和。皮尔斯还提到他将关注非言语行为,帮助格洛丽亚意识到她的肢体语言。

具有讽刺意味的是,在治疗一开始,反而是皮尔斯的非言语行为最具表达性。他在座位上显得很不自在,他花了点时间去找香烟和火柴,好像被周围环境分了心,需要让自己冷静下来。他没有给格洛丽亚创造一个舒适的空间,而是有些鲁莽地逼近她。他的坐立不安和侵扰性动作似乎是为扮演胜利者而"热身",以激发格洛丽亚进入失败者的角色。

针对皮尔斯的非言语暗示,格洛丽亚说:"我立刻感到了害怕。"皮尔斯马上跳了出来,指出格洛丽亚的非言语表达:"你说你害怕,但你却在微笑。我不理解你在恐惧的时候怎么还能笑出来。"从一开始,皮尔斯就让格洛丽亚处于防御状态,她也像前面例子中的约翰那样试图用自己的方式还击,打破他的傲慢。但后来她说出了内心产生的恐惧,害怕皮尔斯会逼迫她。皮尔斯注意到当格洛丽亚在讲述她的困境时,拍了拍胸口,似乎在保护自己。皮尔斯大声地问她是否在用这个姿势表达所处的困境,要求她开诚布公地说出陷入困境的感觉。格洛丽亚回忆起过去,唤起了她作为小女孩的角色,在遇到困难时会退缩到安全的角落里。皮尔斯用一种具有攻击性的表达方式来回应,试图把她带回此时此地:"你现在是个小女孩吗?你现在是个小女孩吗?"

格洛丽亚对此做出回应,她返回了现在,请皮尔斯帮助和抚慰她,并说皮尔斯很容易就让她觉得自己很笨。皮尔斯马上反问道,装傻这种属于失败者的品质对她能有什么好处。格洛丽亚没有回答,于是皮尔斯换了个说法,问她装傻会对自己产生什么影响。自始至终,皮尔斯都在尽己所能去挫败格洛丽亚。她一退缩,他就攻击,反复说她是骗子,指责她在演戏而不是直抒胸臆,点出她的语言和动作的矛盾之处。在皮尔斯的攻击最猛烈时,格洛丽亚还击了,表达了对皮尔斯的强烈不满。这时,皮尔斯向她表示了祝贺,尽管是用一种用嘲弄的方式。即便这样,格洛丽亚还是接受了他的好意,并承认感到尴尬。她开始意识到自己要通过身体动作(如微笑)来掩饰尴尬。

但很快皮尔斯再次发起了攻击,并激起了格洛丽亚的怒气,格洛丽亚指责皮尔斯过于自负,向别人要求过多的尊重。于是皮尔斯要求她扮演一位值得尊重的人物。格洛丽亚承认她很难扮演这样的角色,特别是在面对皮尔斯时。她害怕他会贬低自己,将她逼进无地自容的耻辱境地。皮尔斯立刻扮演起贬低她的那个角色,用挖苦的语气回应道:"你需要有个人把沮丧的小女士从困境中拖出来。"雪上加霜的是,他指责格洛丽亚是虚伪的,她没有走出自己强加给自己的角落。

虽然皮尔斯的态度是挑衅性的,但他在努力激发格洛丽亚进入一个陌生的角色,让她扮演一个自信的、有力量的、受人尊重的女人。这样做的目的是帮助她整合失衡的两极。

总体来说,这个治疗单元的效果不如约翰那个案例。看上去皮尔斯实现了他的部分目标,如培养此时此地的真正表达、对非言语行为的觉察以及整合两极的初级能力。皮尔斯激发的"安全的紧急状态"是否足以让格洛丽亚找到某种明确的解决问题的办法,还不得而知。

在对话的最后,一个非常具有戏剧性的时刻发生了,如果进一步展开探讨,可能会引发对极性的更深觉察。在整个过程中,皮尔斯和格洛丽亚之间的冲突主要集中于亲密关系和关系的复杂性。有时他们都退回到各自的角落,指责对方不能满足自己的需要,显得过于冷漠、不近人情。在一个相对放松的时刻,皮尔斯回应了格洛丽亚对亲密关系的需要。他问:"我应该如何做呢?我该怎样表达对你的关心?"他还说，如果她哭了，她希望他如何回应？格洛丽亚的回答是她可以接受皮尔斯的抚慰。然后，她开始意识到自己可以扮演双重角色，即接受父母安慰的孩子和能够安慰孩子的父母。最后，她想象自己进入了父母的角色，并勇敢地声称如果皮尔斯是个不幸的小孩，她也会安抚他。但皮尔斯突然结束了对话，比预定结束的时间提前了大约 6 分钟。观众只能自己去想象如果按照格洛丽亚说的去做，到底会发生些什么。

在最后的总结里，皮尔斯批评了格洛丽亚没有与她的痛苦进行深度交流，也没有和自己深入交流。但是，皮尔斯是不是错失了更加戏剧化地进行角色互换的机会？如果他真的表演了孩子的角色或父母的角色，那会发生什么呢？但皮尔斯显然没有介入到这样的扮演中，他认为要让案主有能力去扮演所有角色。这一点既是格式塔疗法的主要优点，也是其主要缺点。通过扮演所有角色，像约翰和格洛丽亚这样的案主有可能整合他们内心分裂的部分。但如果在一个只会打击案主的治疗师面前，他们就没有机会获得支持和安慰。

很少有人像莫雷诺、默里、埃里克森和皮尔斯那样，对心理治疗中的行动和戏剧的理论与实践有清晰的认识。在我们对三种主要戏剧治疗方法进行完整阐述之前，还有一些人的研究值得简单地讨论一下。在《角色扮演作为心理治疗方式的出现》一文中，基珀关注了三种治疗方法：心理剧、固定角色和行为排练。心理剧将在其他几章进行深入讨论，我们在此先简要地了解一下后面两种方法。

乔治·凯利和固定角色疗法

乔治·凯利（1905—1967）是最早根据建构主义原则实施心理治

疗的心理学家之一。建构主义是一种哲学,旨在探寻个人和团体如何通过语言、动作和象征性行动作用于世界,从而建构自身现实。凯利生活在美国堪萨斯州,当地在20世纪二三十年代备受沙尘暴和大萧条的影响,他致力于帮助那些处于困苦中的农户。他有演讲和戏剧背景,这两项特长有利于他开展工作。

凯利一开始曾将精神分析技术应用于农户,但后来他发现对于那些由于生活环境恶劣而产生的心理问题,性心理解释没有用处。于是,他开发了一种最初被称为"建构替代"的疗法,探索患者如何建构现实,并为他们的问题寻找替代解决方案。20世纪50年代,他写出了一本颇具影响力的著作《个人建构心理学》,阐述了他的成熟理论和实践。

对我们的研究而言,凯利最重要的成果是固定角色疗法,这种疗法是他在困难时期与来自农村的案主合作时发明的。很明显,留给凯利用来治疗案主的时间不够长,他需要一种很实际和有效的方法。凯利把自己在分析人格方面的学术才能与创造角色和导演场景的戏剧才能相结合,设计了一种系统性的角色治疗方法。

这种方法首先要求案主写一份对自我性格的描述,有点像自传。凯利和同事通过让对方选择一组写有各种技能和人格特质的卡片来帮助完成写作。凯利拒绝使用医学诊断的方法,他坚定地相信:"如果你不知道某人哪里不对劲,直接问他,他会告诉你的。"凯利和同事会对案主的自我性格描述展开研究,据此制作出一份固定角色的侧写。这个角色是虚构出来的,与案主本人不同,但在某些基本的特征上又与其类似,如经济情况。整个治疗过程往往持续几个星期,案主需要在治疗中和日常生活中演绎这个虚构的角色。

在治疗中,凯利帮助案主通过即兴表演可能发生的事情来深化他们对角色的理解，凯利有时也会表演辅助角色。除了和治疗师一起丰富他们的角色之外，案主还需要在日常生活的各方面扮演所承担的角色，以巩固治疗的效果。

凯利很可能关注到了莫雷诺在心理剧方面的研究，因为这些在出版过的书里很容易找到，他对皮尔斯的格式塔疗法也可能有所了解。在与案主共同进行的角色扮演中，他实践了与他们类似的技术，尽管他的固定角色疗法扎根于建构主义的理论模式。

在治疗的后续讨论中，治疗师和案主会评估角色的效果。固定角色是一种建构，有潜力改变案主与习惯环境的互动方式。就像演了新角色的演员一样，接受固定角色治疗的案主报告说，他们不仅能用新的方式看待自己，而且能以新的方式看待世界。与建构主义理念一致的是，他们开始主动地参与设计角色行为，从而引发视角的改变。通过实践固定角色疗法，凯利成为最早采用短程治疗形式的治疗师之一，与兰克和费伦齐短程治疗框架的理念不谋而合。

和设计社会计量测试的莫雷诺一样，凯利也发明了自己的评估工具"角色建构目录测试"，也就是俗称的目录格。这个测试要求案主找出他们生命中 10—20 位重要人物。在有治疗师参与的实施过程中，这种选择并不是随机的，而是基于对某些特定问题的回答，例如"你曾爱过谁"。

找齐这些人后，治疗师会一次挑出三个人，要案主判断哪两个人是相似的，哪一个是不同的。从这些选择中，治疗师创建了一个相似端和一个相异端，代表了案主的社会互动的构成。

通过一系列有针对性的问题和回答，治疗师帮助案主确认了大约 10—20 个构成，可作为一张进入案主人格体系的地图。目录格可用于针对个人、小组和大型团体进行的治疗、评估和研究。后面我们会看到，这种人格测试早于戏剧治疗工具（如角色轮廓）出现，以服务于类似的目的。

行为排练和多功能治疗

凯利的固定角色疗法虽然基于建构主义，但是在很大程度上预示着认知行为治疗的发展。与莫雷诺和皮尔斯那种更为宣泄的、存在主义的角色疗法不同，固定角色疗法更倾向于改善行为和重新思考选择。在固定角色疗法中，角色成了思想和行动的中介。

约瑟夫·沃尔普

约瑟夫·沃尔普和阿诺德·拉扎勒斯是发展传统行为疗法的两位主要人物，应用了角色扮演的形式来帮助案主修正行为，以应对压力过大的生活环境。他们采用的方法被称为行为排练。

沃尔普对这种方法有如下论述：

> 治疗师扮演了案主对其会有神经性焦虑反应的那个人，并引导他表达出一般情况下会被抑制住的对那个人的情感。会特别注意到融于言语中的情感……让案主重复每一句话……并不断地纠正它们，直到从各方面看都让人满意。

通过行为排练，案主会逐渐将被抑制的情感转换为更直接的情感并表达出来，从而释放焦虑，实现与他人交往的需要。沃尔普也因为发明了一些行为方法（如系统脱敏、相互抑制和自信训练）而出名。在通过角色扮演实践这些方法的过程中，他确立了行动与行为疗法的兼容性。他也使用了改变行为的其他行动和表达性方法，如意象法和眼动法等。眼动法后来演变成一种治疗创伤和相关疾病的方法，名为"眼动脱敏与再处理疗法"（EMDR）。

沃尔普明确了行为排练中的四个基本阶段。第一阶段是让案主接受一个前提，即角色扮演在找到解决内在问题的新办法上是有效的。第二阶段是聚焦于那些需要有新方式来应对的特别问题情境。在这个阶段，治疗师要厘清所需新行为的层次，将它们从易到难进行分级。在第三阶段，新行为实际上已经开始实施了。治疗师和案主需要进入角色扮演，按层级逐步排练所期望的行为，直到案主克服了最具挑战性的障碍。通常情况下，治疗师会示范所需的行为，或指导案主达到特定的能力层次。在最后阶段，案主要在日常生活中践行这些行为，还要详细记录自己的体验和反思，并与治疗师分享。在持续的合作中，治疗师和案主努力完善行为，以达到最优的效果。

阿诺德·拉扎勒斯

阿诺德·拉扎勒斯与导师沃尔普合作开发了行为排练和行为疗法。和沃尔普一样，拉扎勒斯相信心理治疗中的行动方法能够让案主去建构、排练和实践有效的角色，以助其克服某些心理障碍。但拉扎勒斯也认识到这种方法在应对某些根深蒂固的焦虑症和情绪障碍方面的局限性。因此，他融入了认知方法，意识到需要更全面地看待人，并分离出七种相互关联的人格特征。这些特征包括行为、情感、感觉、意象、认知、人际关系和对药物或生物干预的要求。拉扎勒斯还开发了一种评估工具——多模式生活史量表，它可以确定每个模式的强度，并指出治疗策略。每种模式的首字母缩写连在一起就是 BASIC ID。在拉扎勒斯的影响下，戏剧治疗师茉莉·拉哈德在故事创作的基础上开发了一个类似的多模式模型，这个模型中使用 BASIC Ph 来表示应对压力的方式。应对方式包括通过信仰、情感、社会关系、想象、认知和物理手段。

拉扎勒斯比沃尔普更频繁地使用行动方法来开展治疗，从行为延伸到各种方式。例如，在电影《心理治疗的三种方法》的第二部中，我们可以看到拉扎勒斯直接通过角色扮演的方式进行治疗。

虽然凯利、沃尔普和拉扎勒斯的工作是以建构主义和行为主义的理论模型为基础，乍看之下并不像是戏剧性的治疗方法，但三人都找到了通过行动有效完成治疗目标的方法。拉扎勒斯的方法影响最为深远，他不仅结合了角色扮演，而且还把理论框架从行为和认知扩展到情感、感觉和意象，这些都是戏剧治疗和心理剧直接涉及的领域。拉扎勒斯唯一忽略的方式就是身体。要想了解运用身体的最新方法，我们就需要转向亚历山大·洛温，他拓展了威廉·赖希的观点和实践。

亚历山大·洛温和生物能分析

亚历山大·洛温原本是一名律师，后来对心理疗法产生了浓厚的兴趣。他参加过威廉·赖希在纽约举办的系列讲座。受到讲座和去除身体束缚获得治愈之观念的启发，洛温开始接受赖希的治疗。他对第一次治疗的描述如下：

我去的时候带着天真的想法,认为自己没有啥问题……我穿着游泳裤躺在床上……我听到提示,要我弯曲膝盖,下颌放松,张嘴呼吸……过了一会儿,赖希说:"洛温,你没有在呼吸。"我回答:"我当然在呼吸。否则,我就死了。"他评论道:"你的胸部……没有起伏。你感受一下我的胸部。"……我躺下去,重新开始大口呼吸……赖希说:"让你的头后仰,睁大眼睛。"我遵命做了……我的喉咙里发出喊叫声……我无法在情绪上与它联系……结束治疗后,我感觉自己并不如原先想的那么好。我的人格里有些"东西"(意象、情绪)藏在我的意识之下,我知道它们想冲出来。

洛温后来成了一名精神科医生,将赖希的原则和技术用到他自创的躯体心理疗法中,他称其为生物能分析。洛温和赖希一样用深呼吸和身体运动等方式,开发了一系列的心理物理学技巧来释放紧张情绪和恢复自然表达。洛温记录了他对精神分裂症患者进行的治疗,帮助他们重建与社会的联结,体验更充分的融合感。

洛温常常要求患者描摹自己的身体意象。通过分析这些意象,他引导患者理解他们的防御性束缚是如何在与父母的早期关系中形成的。和赖希一样,洛温的理论框架也部分参考了弗洛伊德的婴儿性心理理论。但在实践上,他的方法变得越来越依靠行动。洛温开发了一系列的表达性行动,以通过身体和声音来释放紧张,比如一边踢打沙发,一边说一些短促的话,像是"我不想!""我恨你!""不!"之类。有时候洛温会跟对方进行一些口头交流,比如"你可以"。有时候他也会进行肢体干预,如紧扣患者手腕以激发其更深的情绪表达。

洛温规定了表达性动作的许多姿势，以回应即时的情感需求。例如用球拍击打沙发来释放愤怒，用头猛撞床垫来释放挫折感，也有积极乐观的姿势，如伸开双臂迎接母亲。

和那些用相关动作形式的戏剧和动作治疗师一样，洛温有时会用角色来描绘他的病人，如巫婆和受害者、小丑和玩偶、诱惑者和无辜者。但是，和后来许多解构了核心自我概念的戏剧治疗师不同，洛温依然采取了传统的人文主义立场，认为角色扮演是错误的或不真实的，认为这是在童年时代发展起来的对真实自我存在的扭曲。在他看来，真实的自我在婴儿身上体现得最为明显，它以身体和情感的自然流动性和自发性为特征。

洛温的研究启发了许多舞蹈／动作治疗师、躯体心理治疗师和原始治疗师，他们都相信通过不同形式的行动疗法，能解放身体和释放被压抑的情感。洛温和他的导师赖希都相信，为了让治疗具有持续效果，患者需要把自己对早年创伤的理解整合到放松身体、释放情感所产生的当下体验之中。

在游戏和行动心理治疗中的其他实验

综上所述，不同倾向的心理治疗师都在或多或少通过行动来开展工作。这方面有太多的例子，尽管无法深入讨论，但还是值得提一下。例如 J. 所罗门发明了一种名叫"主动游戏治疗"的游戏疗法。维吉尼亚·阿克斯林延续了以来访者为中心的治疗传统，常与儿童开展角色扮演。兰德莱斯继承并发展了阿克斯林的方法，根据儿童对游戏物品和玩具的创造性表达和情感释放特性对其个性进行了分类。他相信儿童有能力进入各种各样的创造性媒介中，包括视觉艺术和表演艺术。

D.W. 温尼科特

在后弗洛伊德时代的精神分析学家中，温尼科特对行动心理疗法的理论和实践的理解做出了持久的贡献。他给儿童治疗时，采用了一种以游戏为基础的关系式精神分析方法。温尼科特提出了颇具影响力的"过渡空间"及与之相关的"过渡客体"的概念。当发育中的儿童离开母亲、开始独立生活时，过渡阶段就起作用了。当儿童进入到一个新的成长阶段，他会需要一个过渡空间，以便在两侧的心理边界之间来回协调。

过渡空间就像"审美距离"，它处于两个发展阶段之间、内部经验和外部世界之间的心理间隙。温尼科特将过渡空间描述为"位于拇指和泰迪熊之间，位于口唇欲和真实客体关系之间"。拇指和泰迪熊都是抚慰儿童的过渡客体，它们通过重现对母亲身体的安全依恋，抚慰着即将独自走向广阔世界的儿童。温尼科特关于游戏是联结儿童内在经验和外部现实的桥梁的理论是一个戏剧性的理论，因为儿童不仅会在游戏中重现困境，而且还会通过想象性的和象征性的行动来解决问题。

短程心理治疗中的行动疗法

行动疗法也经常用于短程心理治疗。随着医疗保健制度的推行，对心理治疗师而言，在更短的时间里获得更大的治疗效果已成为一种趋势。哈里·斯塔克·沙利文和兰克与费伦齐一样，呼吁缩短精神分析治疗的疗程，期待出现某种"花费最少的时间和语言，最大程度实现目标"的疗法。

埃里克·伯恩创造的相互作用分析疗法就是一种部分基于戏剧行动的短程心理治疗方法。伯恩详细描述了儿童、父母和成人这三种自我状态。在与案主沟通时，伯恩使用角色扮演的方法来探索这些自我状态在社会关系中的表现。伯恩还用"重复的戏剧情节"来概念化人类的互动行为，将这些互动看作游戏，并帮助人们去辨别和努力改善生活中那些无效的游戏。伯恩还受到莫雷诺的直接影响，参加了他在纽约举办的开放式心理剧活动，虽然他自己不愿承认。

还有一种更为戏剧化的短程心理治疗，是由罗伯特·古尔丁和玛丽·古尔丁夫妇创立的，名为"再决定疗法"。古尔丁夫妇认为，案主如果在孩童时期陷入了功能失调的模式，就需要帮助他们形成新的观念，以适应自己有问题或者创伤性的家庭环境。他们帮助案主重回童年的角色，寻找方法来修复他们的旧模式。在治疗中，案主常会通过心理剧和格式塔疗法中的空椅子方式，来扮演儿童和父母的双重角色。通过角色扮演，案主能够回顾并修正过去所做的决定。有一个案例名为"自我支持的女人"，这位 25 岁的女性案主名叫玛丽亚，她总是焦虑、缺乏安全感。她回忆起 6 岁时曾因不小心打翻一杯果汁而被父亲训斥。治疗师给了她如下指导：

> 请你再次回到 6 岁，回到那个环境，想象房间布置、地上的果汁还有当时的所有细节，你感到自己现在就是那个吓坏了的 6 岁女孩。

通过努力，玛丽亚终于进入小女孩和她父亲的角色，发现父亲并不像她以前认为的那样像野兽一样可怕。在治疗师的帮助下，她在小女孩的角色里变得能够自我支持,她对父亲说:"我只是个小孩子,我犯了错,但我不是故意的,你不应该对我吼。"在短程心理治疗中,作为成人的玛丽亚能够为自己建立一种新模式,尽管她并不会因此变得完美,但她会变得有能力去确定立场、挑战权威。按照治疗师的说法,正是行动疗法推动了这个过程,因为它直接切入到已发现的问题中,使案主有力量去通过表达性行为来回应问题:"今天,你想改变什么?"

　　介绍了心理治疗中行动法发展的丰富历史后,现在让我们开始更深入地探索两种行动心理疗法,它们是心理治疗历史遗产的受益者——心理剧和戏剧治疗。

第三章　戏剧疗法概述

心理剧的进展

前文中我们已经看到雅各布·莫雷诺是如何发展他对社会计量、心理剧和社会剧的概念并付诸实践的。除了这些形式之外，莫雷诺还创新了团体心理疗法，它与精神分析的个体治疗模式形成了鲜明的对比。莫雷诺以行动为基础的治疗从根本上挑战了早期精神分析师的一些观点，并将前文提到的许多心理治疗师的行动实验具体化。

莫雷诺的遗产在他逝世后的三十多年里依然完整无缺。几代培训师、从业者、研究者和著述人已经将其理论和实践的经典结构薪火相传。不过还是有不少人撰文指出，莫雷诺关于角色、自发性－创造性和社会计量方面的理论不够系统，也缺乏实证。但这些大胆的评论家又接受了这个领域的主观性，甚至是诗意的性质，接受被莫雷诺清晰表达并着力推行的美学－灵性视野。

莫雷诺对于行动心理治疗的理论和实践做出了巨大贡献。其中一些具体内容会在第五章讨论。与戏剧疗法拥有多位先驱不同，莫雷诺在夫人泽尔卡的配合下，成为心理剧的创始人和核心人物。后来人把他的研究引入了新的应用方向，特别是就服务的人群而言（如班尼斯特，1997，论及受虐儿童；赫金，2002，论及创伤后应激障碍患者；卡森，2004，论及有幻听症状的患者；戴尔顿，2005，论及成瘾者）。布拉特纳对莫雷诺的角色理论进行了拓展，将心理剧与应用戏剧中种类繁多的方法联系在一起。戴尔顿考察了莫雷诺的行动心理疗法与神经科学主要研究成果之间的联系，涉及身心、情感与认知的融合。目前虽然很少有人对莫雷诺的核心概念或经典技术提出重磅挑战，但是有几项创新仍预示了戏剧疗法未来的发展之路。我们要探讨的是莫雷诺在个人和职业生涯中始终追求的两大主题——对创造性表达的精神追求，对宽容与生存的社会追求。

心理灵性角色

莫雷诺最初提出角色理论时，确立了三种角色：

1. 身心或生理角色，它们与身体有关
2. 心理剧或虚构角色，它们与想象有关
3. 社会文化角色，它们与特定环境下和他人的关系有关

心理剧治疗师娜塔莉·温特斯认为莫雷诺忽略了一个大类，她称之为心理灵性角色。温特斯称这一角色命名很重要，因为莫雷诺常用灵性语言来表达他的想法，他认为每个人都有创造自己的角色和现实的潜能，如同上帝造物一样。温特斯认为心理灵性角色与自发性和创造行为有关，而这正是莫雷诺角色理论中的两个主要概念。

尽管莫雷诺提供了这三类角色的具体例子，但他并没有为这些角

色进行完整的定义，也没有谈及它们在人类生活中的功能，更没有为这些角色制定出完整的理论框架。温特斯超越了莫雷诺，在心理灵性角色的分类中详细描述了九种角色类型。为了给这些角色类型加上更多的维度，她讨论了每个角色的功能。这些角色包括幻想者、调解者、记忆者、接受者、给予者、艺术家、通灵者、信徒和祷告者。

正如我们在讨论戏剧治疗中的角色理论时所看到的，作者自己提出了一套全面的角色分类法，其中也包括对角色类型及其功能的描述。温特斯和兰迪都有一个关于艺术家的角色设定。温特斯是这样描述的："艺术家重视并创造审美价值，以此来激发可供所有人分享的感官享受、洞察、远见和欢乐。他或她的创作源于直觉，却与更高的自我相联系。"兰迪是莫雷诺和温特斯之间的"桥梁"，他将艺术家的审美特质和灵性特质联系在一起。他将艺术家描述为敏感的、富有创造力的人，这种角色类型的功能是"坚持创造性原则，设计新的艺术形式，改造旧的艺术形式。因为灵性的需要和审美的责任感，艺术家常要付出情绪的代价"。

正如第二章中提到的，莫雷诺对弗洛伊德持批评态度，指责他有两方面的缺失——不管宗教，也不顾社会进程。针对前者，莫雷诺写道："心理剧需要认真对待上帝的言行，并将它转换成有效的治疗方法。"针对后者，莫雷诺接着写道："社会剧应认真对待团体——将其视为一个独特的过程——从而拓宽和加深精神分析的范围，超越弗洛伊德在这个主题上的所有洞见。"在生活和工作中，莫雷诺试图探讨人类经验的所有方面。他在很年轻的时候就关注精神问题，随着年岁渐长，他投入越来越多的时间尝试医治人类社会的痼疾。

社会剧

莫雷诺在 20 世纪 20 年代早期就提出要将社会问题搬上舞台。在随后的 20 年里,他创立并发展了社会剧的概念:"社会剧基于一种默认的假设,即观众群体已经由社会和文化角色组织起来。在某种程度上,文化的所有载体都共享这些角色。"斯特恩伯格和加西亚提供了更具体的解释:"社会剧是让不同个体自发地演出一个共同约定的社会情境的行动方法。"

莫雷诺试图将当时一些重要的社会政治问题戏剧化。他的目标首先是即兴地探索这些问题。凭借其特有的对乌托邦的热情,莫雷诺认为社会剧"能够治疗,也能解决问题;既能改变态度,也能研究它们"。社会剧通过建立集体身份,令在场的所有演员和观众变成一台共享戏剧中的主角,以一种社会宣泄的形式来获得治疗的效果。

莫雷诺的社会剧实验开始于在维也纳创作的活报剧,那里的演员根据时事新闻中的事件进行即兴表演。移民美国后,莫雷诺继续活报剧的演出,在一些专业会议上用大型团体互动的方式来呈现内容更大胆的社会剧,例如 1948 年纽约哈林区爆发的种族骚乱、阿道夫·艾希曼于耶路撒冷受审,以及发生在达拉斯城的约翰·肯尼迪遇刺事件。

其他人也扩展了社会剧的形式。斯特恩伯格和加西亚接受了莫雷诺的社会剧结构和理论,并将其与社会计量和心理剧联系在一起。他们比莫雷诺走得更远,将社会剧应用于更广泛的人群,包括那些有发育障碍、听力障碍、视力障碍或语言障碍的人。他们曾为失语症群体提供了一个清晰的社会剧实例。二人还将社会剧培训应用于惩教工作,加西亚早年间就培训过警察学员,指导他们妥善处理家庭危机、调查性犯罪和自杀事件。

刘易斯·亚布隆斯基是莫雷诺的学生，他在司法领域开展了大量研究，还撰写了关于暴力团伙和青少年犯罪的论文和著作。和老师一样，亚布隆斯基对社会边缘人群和尖锐的政治事件感兴趣。1996年，他在维也纳举行的心理治疗全球大会上导演了一出大型社会剧。他注意到维也纳既是莫雷诺的出生地，也是希特勒和弗洛伊德的出生地。在带领1000多人的团体进行热身时，亚布隆斯基邀请了三个人来扮演莫雷诺、希特勒和弗洛伊德。龚鉌女士同意扮演莫雷诺这个角色，她是莫雷诺夫人的学生，写过一本将中医和心理剧联系起来的书。一位曾在齐奥塞斯库独裁统治下生活的罗马尼亚年轻人扮演了希特勒，一位精神分析师则扮演弗洛伊德。

在三人进行了一番激烈的对话之后，导演与观众互动，许多人表达了强烈的感受。尽管亚布隆斯基很想以心理剧的方式来表现那些揭露大屠杀创伤的个人所遭受的痛苦，但他还是把重点放在了群体问题上。他甚至敢让一小部分支持新法西斯主义意识形态的观众发表意见，因此引发了比预期更复杂的团体社会计量。另一个没有料到的反应与集体罪恶感有关，这个反应来自一个更年轻的群体，其中有的人就是维也纳本地的精神分析师。有一个人表达了他的罪恶感，指出在纳粹统治时期父母可能犯下了罪行，但是他们不愿谈论自己在战争机器里充当的角色和应负的责任。

亚布隆斯基认为，社会剧可以采取更大的维度来看问题。当时，有一位来自非洲的精神科医生谈及自己在残暴的奴隶制度下生活时所产生的心灵创伤。他的动人故事在团体中引发了情绪宣泄，使他们更加关注当下在美国和欧洲发生的种族主义问题。在反思时，亚布隆斯基注意到弗洛伊德和莫雷诺的角色对团体产生了积极的影响，而希特勒的角色带来的却是负面影响。亚布隆斯基认为，希特勒及其他人（如齐奥塞斯库和奴隶贩子）会继续对人们为社会和谐与群体和解所付出的种种努力造成沉重的负面影响。

最后要提到的是与社会计量有关的一种新方法，彼得·凯勒曼首先把这个领域称为"为探索社会和转化团体间冲突而进行的、以团体为整体的一种体验性流程。同样，社会剧可被认为是对大型团体进行整体分析的导向性和结构性的行动"。凯勒曼认为，莫雷诺和其他人宣称的社会剧具有治疗作用的观点过于乌托邦式，缺乏理论性。凯勒曼是以色列人，对他来说，社会剧导演不仅需要考虑心理问题，还要考虑"团体间冲突"和"社会各小群体之间日益加剧的两极分化"。凯勒曼呼吁采用整合的方法来应对冲突。他批评莫雷诺和后来的人本主义心理学家拒绝接受弗洛伊德关于失控的攻击性的概念，批评他们没有认识到决定人具有攻击性的各种因素（如本能、内驱力、遗传、环境和社会等）之间的复杂性。凯勒曼认为从事社会剧创作的人应该注意弗洛伊德对于人性的阴暗论断：

> 人类不只是想获得爱的温顺动物……恰恰相反，他们天生就具有强大的攻击性。因此，邻居对他们而言……是会带来痛苦的人，要折磨和杀死他……在面对所有的生活和历史经验时，谁有勇气去怀疑这种说法？……虽然能用爱把很多人凝聚在一起，但也需要面对或接纳他们各种攻击性的表现。

凯勒曼在将这种整合性的社会剧模式应用到常见的冲突管理与缔结和平的过程中，提出了一种包含三个类目的方法。他将第一类称为危机性社会剧，涉及对造成重大社会影响的灾难性事件的反应。这类灾难性事件包括重要政治人物遭到刺杀以及恐怖分子实施的炸弹袭击，还有持续时间较长的危机，如经济、社会或政治方面的动荡。通过表演社会剧，不同团体得以释放他们的情绪，并在应对共同的失落感、无助感和希望感的普遍斗争中建立联系。

第二类是政治性社会剧，其基本观点认为社会是在永恒的冲突和危机中发展成长的。这种社会剧的主题包括阶级的不平等和社会解体的后果。这类社会剧的目的是让社会上的不同声音能表达出来、让众人听到，其意识形态往往偏向左派。类似20世纪早期贝托尔特·布莱希特和克劳福德·奥德兹的宣传鼓动式剧场实验，以及奥古斯托·波瓦的当代剧场实验。

第三类是多样性社会剧，主要是为了克服偏见或为少数群体争取权利。这类社会剧常会在由黑人和白人、穆斯林和基督徒、犹太人和非犹太人、残疾人和健全人构成的团体中演出，通过行动探讨群体间的紧张关系，寻找包容接纳彼此的方法。

鉴于这三类社会剧想要实现的远大目标，凯勒曼承认莫雷诺关于人类生存的乌托邦理想很难仅通过社会剧来达成。不过，同样是在莫雷诺的启发下，他认同一个更现实的目标，即"将不同的人聚在一起，为他们之间的交流打开新的渠道"。在《社会剧和集体创伤》一书中，凯勒曼进一步展开研究，对21世纪早期发生的创伤事件进行了回应。

圣经剧

就像一个充满想象力的儿童会发展出灵性/诗性的敏感，莫雷诺则独具宿命感。14岁那年，他站在一尊耶稣的塑像前，产生了幻觉。

他在自传中写道："我想让耶稣从石头里走出来，在公园里为人们表演他的一生……站在这尊塑像前，我开始相信自己是一个特殊的人，我来到这个星球是为了完成一项特殊的使命。"1920年，莫雷诺出版了他的第一本书《父之言》。在这本诗意的书中，莫雷诺把自己看作上帝。该书的核心是一首诗，开头是这样写的：

> 我是上帝
> 是父亲
> 是宇宙的创造者
>
> 这些是我的话
> 父亲的话

这样结尾：

> 我没有名字
> 我只是存在
> 我过去也没有名字
> 直到你们对我说话

莫雷诺无疑被自己的这种深刻的顿悟所触动，这些体验引导他去帮助那些身处困境的人找到一个可以表达的地方。从另一个层面上讲，莫雷诺的这种幻觉体验可隐喻为上帝、创造者或是人类自身的创造能力。20世纪20年代初，在发明"心理剧"这个新词之前，莫雷诺曾用

"轴向戏剧"来指"一种自发性的戏剧形式，可以激发宗教、伦理和文化价值"。

作为一个概念和方法，轴向戏剧很早就被心理剧和社会剧所取代，但它还是会作为一个主题出现在探讨道德和伦理议题的会议和出版物上。到了20世纪70年代，一种替代它的形式发展了起来，就是圣经剧。圣经剧回归了莫雷诺的灵性起源，只是没有采取那么极端的方式。和社会剧、心理剧甚至轴向戏剧一样，圣经剧也是通过角色扮演的方式进行，不过它的角色都来自圣经或其他灵性文献，如《摩诃婆罗多》。剧中的人物主要是书中出现过的人与神，但也会有一些杜撰出来的角色（如诺亚的妻子），还会有一些道具和场景（如诺亚方舟、耶稣的马槽和伊甸园）。

彼得·皮策利是美国圣经剧的先驱之一，曾受教于泽尔卡·莫雷诺。对于皮策利来说，排演圣经剧的目的是通过再现古老的圣经故事和场景，帮助团体获得智慧和抚慰。皮策利将圣经故事看作叙事的梗概，给读者和演员留下了很多想象空间。他注意到那些来自《旧约》的故事一直在被学者们解读，其形式从口口相传到被称为"米德拉什"的书面注解。如今，米德拉什正以更现代的形式发展出对那些古老故事的新注释。圣经剧也是让传统的米德拉什焕发生机的手段之一。

在圣经剧里，心理剧的许多经典技巧都得到了应用。它从一段叙事、一位导演、一个主角和几个辅角开始。叙述的故事来自圣经或其他宗教经典，众人首先要阅读和讨论指定的段落。接下来从团体中选人来扮演故事里的角色。在导演的指导下，故事被表演出来。之后，团体要结合自己的职业和个人生活来反思故事的意义。

在欧洲和美国，人们往往选用《旧约》和《新约》中的故事来排演圣经剧。例如，在皮策利指导下，一位女性扮演了处在弥留之际的摩西的姐姐，也就是女先知米利暗。皮策利记录了这部圣经剧的戏剧化呈现、反思及其后续影响：

> 这个女人和兄弟们告别，和那些曾与她共舞的年轻女人们告别。然后，她独自思考她的死对以色列人意味着什么。米利暗知道她是他们的找水人、舞者和母亲。她担心她死后犹太人的传统会变得太刻板、太等级化。她也害怕她对自然的关注不会得到延续。后来，我接到了那位扮演米利暗的女人的来信。她在所属的犹太教堂发起了环保行动，还和朋友们互称米利暗姊妹。

在这个案例里，扮演米利暗的这名女性是全剧的焦点。但一般来说，在圣经剧里，有很多人参与到圣经故事的角色扮演中，以揭示人物之间的关系。皮策利和其他人继续与神职人员、宗教活动召集人、宗教学校的儿童和青少年合作，与所有具有开放精神的团体合作，不仅用认知方法，也用行为方法来探索他们自己的米德拉什。

回放剧场

乔纳森·福克斯是回放剧场（PT）的创立者，和皮策利一样，他也跟随泽尔卡·莫雷诺学习了心理剧，也创出一种新形式。它与心理剧的经典形式相关，但又有所不同。皮策利的研究与莫雷诺灵性对话的预见有关，而福克斯的研究则与莫雷诺最初在《谁将幸存》中阐明的社会和文化对话的预见有关。

回放剧场创立于 1975 年，福克斯最初与音乐家兼音乐治疗师乔·萨拉斯合作，后者为他们的研究增添了重要的音乐元素，呼应了莫雷诺的另一个愿景——心理音乐，即通过音乐来即兴表达情感和思想。回放剧场的模式从建立起就得到了实质性的发展，在世纪之交，萨拉斯确认在 30 多个国家里已经有 80 个与之有关的注册团体。

回放剧场是一种无脚本的即兴表演形式。它在数以千计的场所上演过，包括纽约最高警戒级别的监狱的礼堂，卡特里娜飓风过后不久的新奥尔良市的教堂、印度南部的街头、悉尼的婚礼仪式上、日本的精神卫生中心等。在回放剧场中，人们聚集在特定的空间里，先是由某些人根据亲身经历诉说一段故事，然后一组训练有素的演员和音乐家就开始即兴表演，通过声音、动作和对话"回放"这些故事。

回放剧场有一个基本运作程序。首先请团体中某个人自愿讲述故事，这个人被称为讲述者，导演被称为引导者。引导者邀请讲述者上台，坐在指定的椅子上，周围是演员团体和乐师团体。引导者先对讲述者进行访谈，了解故事的来龙去脉。在故事讲完之后，引导者会要求讲述者挑选演员来扮演故事中的角色。一切准备就绪后，引导者说："让我们来欣赏演出吧！"演员和乐师就开始即兴表演。演出结束后，引导者会跟讲述者确认是否希望更改或修正刚才的情节。有时，引导者会要求演员再演一次故事中的某个情景。有时，讲述者会对表演进行评价，分享想法或感受，或者请观众发表意见。这番分享结束后，引导者会对讲述者表示感谢，并邀请其他人来讲述故事。

不同的回放剧场团体会有不同的目标。有些人认为回放剧场更多的是一种审美形式，而不是治疗形式，因为它符合娱乐、启发和愉悦的戏剧标准。不过，它有时也显然能够满足宣泄和整合、理解和共情的治疗目标。最好的回放剧场应该能将审美目标和治疗目标融为一体。另外，它也常会结合社会剧的目标来探讨重要的社会或政治议题。

作为处理社会和政治议题的一个范例，赫特和霍斯金回顾了他们在经历过战乱的国家的工作经历。他们在2000年的斐济，试图"通过回放剧场创造一个公共环境，让人们建立有意义的关系，可以表达深层的关切，从而为和解做出贡献"。

在回放剧场体验的一开始，引导者询问大家："今天到这儿来感觉怎么样？如何用一个词来描述你们这一星期的经历？"当他们回答后，演员们就将这些词语转化成流畅的行动和声音，重现讲述者的意图之精髓。结束这样的热身之后，引导者进入到故事中。斐济政变后的几个月，土著与占48%人口的印度裔陷入了深深的隔阂。一名男子讲述了以下故事：

政变前的几个星期，电台一直在播放反对印度裔斐济人的新闻。他们认为印度裔斐济人控制了商业，把持了就业机会，现在又控制了政府。我开始接受这种观点，对这种情况感到愤怒和怨恨。政变让法律与秩序暂时崩溃，人们激动起来，我也受到感染。于是和几个朋友一起，想做点什么来报复一下印度裔斐济人。我们决定去一个离自己家有些距离的村庄，这样我们不会被认出来。我们朝着印度裔斐济人的屋子投掷石块，直到一群印度裔斐济人挥舞着长刀来追赶我们。我从来没有那么害怕过，幸好最后我们顺利逃离了。当我们回到自己村子的外围时，我们看到一位印度裔斐济男人站在路中央，正用长刀敲击着路面。我们又害怕起来，决定先下手为强。我突然认出这个男人是一个熟人,但现在不能告诉我的朋友。他们拾起一块大石头,打中了那个男人,他伤得非常严重。这一刻我突然清醒过来,恢复了理智。这个男人并不是什么不近人情的、刻板印象中的"印度裔",而是我的邻居。我意识自己被卷入了一些事情中,感觉非常糟糕,直到现在还是很难过。之前从没有将这个故事告诉过任何人。

演员以感性的方式回放了这个故事后,引导者注意到团体已受到强烈的感染,他鼓励大家口头分享对这个故事的感受。许多人对讲述者产生了认同,认为他敢于分享这么痛苦的一段回忆,勇气可嘉。有的人也坦白了自己的暴力行为,很多人表达了悔恨和同情,更多关于偏见、残暴和谅解的故事被讲述出来。演员们小心翼翼地以一种风格化的方式回放这些故事,让大家远离他们经历的残酷现实。当整个过程即将结束时,有演员唱起了鲍勃·马利的歌,这是一个斐济人在早些时候教他们唱的。副歌的歌词是"和平,完美的和平,我渴望我们的社区充满和平"。

在回顾这个案例和在创伤性社团中所做的回放剧场实验时,赫特和霍斯金引用了两段有力的参考文献。其中一段称这种工作是"救赎的微小瞬间,意义来自对伤害性记忆的分享和倾听",另一段肯定了其概念就是"和解是创造出时间和空间,让人们能在其中发现应对过去哀伤的新方法"。

谈及回放剧场中这种体验的力量时,赫特和霍斯金重申了讲述、倾听和表演故事的价值——创造同理心和共同体意识。乔·萨拉斯清晰地阐述过这些价值,它们可以作为回放剧场实践者的清晰目标:

按照你的主观感受将你的故事演出来，由此获得一种深刻的肯定和认可；表演者和观众用真心聆听你的故事；通过在公开或半公开的环境里一起见证，摆脱内心的孤独；产生一种对过去的艰难经历的距离感或掌控感；对生活境况有新的看法或见解；通过欢笑或眼泪获得宣泄。

在很多方面，回放剧场都为心理剧和戏剧疗法之间架设了桥梁，戏剧疗法类似回放剧场的模式，也是基于讲述和演出故事。萨拉斯的目标同样适用于戏剧疗法，戏剧疗法的历史伴随着几位先驱的经历。莫雷诺确实发明了行为心理治疗的独有形式，但他只是戏剧疗法正在发展的传统中的一个部分，这种行动方法不仅能治疗个体，也能治疗团体。

戏剧疗法

第一章和第二章中回顾过的重要人物对行动心理治疗的具体形式产生过影响，他们都接受过医学或心理学专业的教育。但除了乔治·凯利之外，都没有从事过广泛的戏剧训练。尽管莫雷诺早年开展过一些戏剧实验，但他其实是一位心理治疗师，只是运用了戏剧的元素来表达他对个人和团体治疗的观念。

戏剧疗法的许多先驱进入这个领域之前，往往具有戏剧艺术和（或）戏剧教育的背景，有的人还选修了心理学和社会科学。这个领域能吸引戏剧艺术家，很大程度上是因为他们希望超越艺术和娱乐的传统形式、扩展他们的工作面。但是对早期的戏剧治疗师来说，减轻症状、实现转变的治疗目标远比艺术和娱乐更重要。与戏剧艺术不同，戏剧疗法将演员置于角色之上，将人置于人格面具之上。不过，对过去和现在的众多戏剧治疗师来说，创造性过程仍是首要的。区别于其他心理治疗形式，戏剧疗法与舞蹈、音乐、诗歌和视觉艺术等相关创造性艺术疗法一样，都需要通过艺术创作的过程来开展，都要借助动作、声音、言语和视觉所产生的意象来介入治疗。

戏剧疗法受到的国际影响

尽管有证据表明，在20世纪20年代初，尼古拉斯·叶夫列伊诺夫和弗拉基米尔·伊尔金这两位苏联戏剧艺术家就尝试排演过治疗性戏剧，但戏剧疗法作为一种有系统的专业，其根基仍牢牢地扎根于70年代的英国和美国。叶夫列伊诺夫是一位戏剧导演和剧作家，与斯坦尼斯拉夫斯基同时代。他不仅将表演的过程看成是一种审美，也是克服心理和身体障碍的途径之一。叶夫列伊诺夫把戏剧性视为人类的一种基本素质，戴上不同的人格面具是表达和实现转化的途径。他甚至已经将他的戏剧性角色扮演方法称为"戏剧疗法"。和凯利一样，他也相信建构和扮演新角色所具有的治愈能力。

伊尔金也把自己的方法称为治疗性戏剧，以戏剧创作和即兴表演为中心，在一定程度上是基于斯坦尼斯拉夫斯基的演员准备练习。20世纪早期，他在基辅治疗一些患精神疾病的人，治疗过程分为三部分：辨别问题的主题、戏剧化呈现以及反思。伊尔金认为，戏剧角色的虚构困境和演员的现实生活之间有着清晰的联系，他将治疗性戏剧看作是一种整体的治疗形式，正如他在1910年撰写的论文标题所揭示的那样——《患者表演戏剧：治疗身体和心灵的途径》。伊尔金也受到欧洲那些早期的精神分析师的影响，1922 年在布达佩斯，他与桑多尔·费伦齐见过面。他还受到了莫雷诺的影响，正是他将莫雷诺的《自发性剧场》翻译成俄语。1964 年，他又在巴黎举行的第一届国际心理剧大会上与莫雷诺见了面。

奥古斯托·波瓦与戏剧疗法

还有一些人对戏剧治疗领域产生了国际影响。巴西戏剧艺术家奥古斯托·波瓦创立的"被压迫者剧场"自 20 世纪 70 年代末就吸引了众多戏剧治疗师。波瓦一开始创作的是政治戏剧，可视为布莱希特的剧场实验的延伸。正如许多戏剧治疗师进入这个领域不只是为了处理个人问题，也为了解决社会和政治问题，因此波瓦的戏剧具有特别的魅力。这个剧场形式一开始是作为一种手段，可以将更大的社会问题搬上舞台，并赋予观众对这些问题采取行动的能力。

这种形式后来被称为"论坛剧场"，观众被邀请上台，通过呈现他们的观点来影响戏剧行动。随着时间的推移，论坛剧场进一步得到发展，出现了一种名为"欲望彩虹"的表演方式，无论是个人的、政治的还是社会的问题都被戏剧化并加以改造。在这一点上，波瓦的工作与其说是创造一种戏剧美学，不如说是创造一种治疗性戏剧。

从政治戏剧到治疗戏剧的转变出现在 1989 年，正值莫雷诺诞辰 100 周年。波瓦受邀在国际团体心理治疗师协会上发表演讲，并与泽尔卡·莫雷诺见了面。之后，波瓦出版了《欲望彩虹》(1995)，这本书概述了他将戏剧和治疗联系起来的观点，并提供了他的治疗工作案例。虽然波瓦一度将自己与莫雷诺和他的同行们区别开来，但是他的自发性行动、审美空间、舞台行动和宣泄等理念还是与莫雷诺的传统一脉相承。

英国的戏剧疗法简史

戏剧疗法作为一个新的专业领域，其最重要的发展还是在英美两国产生的，数位先驱推动了这个专业向前进。戏剧疗法在英国可以追溯到彼得·斯莱德的贡献。斯莱德是演员出身，后来对儿童戏剧产生了兴趣并展开了研究。在其颇具影响力的著作《儿童戏剧》（1954）中，斯莱德提供了一种理论和实践的框架，从身体、空间和角色的关系来理解儿童的发展。他明确区分了儿童戏剧、日常生活中儿童的自发性游戏和基于剧本的戏剧。斯莱德不仅在早期教育戏剧的发展上影响巨大，他也是第一个在英国将戏剧观念应用于儿童和成人治疗上的人。20世纪30年代末，斯莱德与一位荣格派心理分析师威廉·克雷默合作，参与治疗了一系列心理问题。1939年，斯莱德成为第一个在英国医学协会上讲解戏剧疗法的人。演讲稿于1940年由牧师心理学同业公会刊行，题为《戏剧在宗教、教育和治疗上的价值》。在这个领域里第一本使用"戏剧疗法"这一术语的出版物是斯莱德于1959年出版的专著《帮助长大成人的戏剧疗法》。

从20世纪40年代开始陆续发表研究成果到2004年辞世，斯莱德一直致力于面向儿童的教育戏剧，同时也推广戏剧疗法，以帮助那些遭受过战争创伤的人、行为不良的青少年以及身心有残疾的人。

斯莱德的工作对玛丽安·林德韦斯特有很大的影响，她属于第一代戏剧治疗师，为这门独特学科的特性定了调。她建议让演出团体进入医院和机构，为那些患有身体或心理疾病的青少年提供娱乐。1964

年，她创立了一家名为"芝麻"的机构，它是最早致力于研究戏剧疗法以及对相关从业者进行培训的组织之一。林德韦斯特的研究基于亲身经历，她有一个患自闭症的孩子。她后来针对精神分裂症的行动疗法和戏剧也有一番深入的探索。在创立芝麻机构的过程中，她制定了一个培训项目，将斯莱德在儿童剧方面的成果、鲁道夫·拉班在舞蹈和动作方面的成果以及荣格在原型理论上的成果融为一体。

苏·埃米·詹宁斯是英国戏剧疗法先驱者中最多产的一位。她的职业生涯始于表演和舞蹈，后来在教育戏剧领域做了大量工作。与此同时，20世纪60年代，从斯莱德的研究成果中发展起来的教育戏剧已经在英国的学校系统中确立了地位。多萝西·希思科特和加文·博尔顿则对角色扮演的深入形式和基于时事的扩展性即兴表演进行了实验，向传统的教育戏剧方式提出了挑战。这两位戏剧教育家影响了数代教育戏剧工作者，使他们学会在认知的框架内周密地开展工作，通过戏剧来寻找解决问题的策略。

詹宁斯注意到许多有特殊需求的儿童并没有得到充分尊重或照顾，所以她与戈登·怀斯曼合作，建立了名为"矫正治疗戏剧团体"的机构，专门为这些孩子提供服务。詹宁斯由此开启了她为之奋斗一生的事业，把戏剧疗法扩展到不同年龄、文化和民族的人群中。詹宁斯在建立和巩固戏剧治疗行业中发挥了重要作用，尤其是她牵头于1976年成立了英国戏剧治疗师联合会（BADTh）。随后，英国的大学与私人机构陆续开设了一系列戏剧疗法培训课程，并在希腊、以色列、挪威和罗马尼亚等国得到推广。

詹宁斯在创伤、残疾、行为矫正和不孕不育症等诸多领域开创了戏剧疗法的许多先例。她也是一位多产的思想家，通过教学和出版物为后来者提供了理论和实践的资源。必须提到的是她创立了戏剧治疗过程的理论模型（EPR）——具身、投射和角色。这是一种具有发展性的模型，首先从具身的早期体验开始，然后是将自我投射在物件上，最后将角色表演出来。近年来，在神经科学研究的影响下，詹宁斯不断完善该模式，探索人的成长核心在于戏剧这一理念。此外，她又回到了戏剧老本行上，成为演员和讲故事的人。同时，她在罗马尼亚开展了一个项目，与罗姆人一起研究神话中的女神形象。

继承了斯莱德、林德韦斯特和詹宁斯等人研究成果的第二代戏剧治疗师，继续按照各自独特的方式将这一领域推向新的发展方向。阿丽达·格塞，以比较神话为背景，创立了名为"治疗性故事编造"的方法，将古典神话应用于疗愈难民、失足青年以及经历丧亲之痛的人。菲尔·琼斯和约翰·卡森在这一领域进行了很好的历史研究，并描述了针对有情绪问题的儿童和有幻听症的精神失常者所做的工作。罗杰·格兰杰接受过牧师和戏剧艺术家的指导，他根据乔治·凯利的建构主义理论，形成了自己的理论和实践模式。他系统地描述了对精神分裂症患者使用戏剧疗法的过程，并研究了戏剧疗法的灵性维度，与莫雷诺、温特斯和皮策利的观点不谋而合。

安·卡塔纳克是詹宁斯的学生也是同事，她在面向创伤儿童的游戏疗法领域取得开创性成果，给那些为遭受虐待或被忽略的青少年服务的戏剧治疗师提供了工作范式。作为英国早期戏剧治疗发展的一部分，还有一些戏剧治疗师拓展了他们导师的工作，并将其推往新的方向。如多萝西·兰利在心理剧方面的研究，史蒂夫·米切尔将格罗托夫斯基的超戏剧观念应用于戏剧疗法，迪蒂·多克特讨论了戏剧疗法在患厌食症的个人、难民和移民中的应用。

1977年以来，学术期刊《戏剧疗法》一直由英国戏剧治疗协会出版。芝麻机构也办有自己的《芝麻杂志》。英国戏剧治疗师协会在官方网站上发表了对这个领域的定义："戏剧疗法的重点在于有意识地运用戏剧和剧场的疗愈特性来开展治疗的过程。它是一种工作和游戏的方法，用行动去提升创造力、想象力、学习力和洞察力，以促进成长。"该网站由金·丹特-布朗负责编辑，上面还列有这个领域已完成的和正在进行的研究。

2004年，彼得·斯莱德去世了。从事戏剧疗法研究的第一批人——包括詹宁斯、林德韦斯特、卡塔纳克和阿里达·格西等——也从活跃的学术工作中淡出，但还有很多人仍在继续他们的研究和教学工作，而新一代的戏剧治疗师则继承了他们的开拓精神，寻找实现行为治疗的新途径。

美国的戏剧疗法简史

戏剧疗法在美国的历史不长，在正式形成一种专业之前，一些较早开始这项工作的个人散布在美国的不同地方，都对戏剧的治疗潜能有了类似的发现。有些人和詹宁斯一样，本就属于戏剧界；还有些人则与斯莱德和林德韦斯特一样，通过戏剧或教育戏剧进入戏剧疗法中；还有些人来自相关学科——他们是一个多元的混合体。

1945年，莫雷诺研究所下属的出版机构灯塔书屋出版了论文《戏剧治疗》，这是美国第一本直接提出戏剧疗法是不同于心理剧的一种实践的出版物。作者是刘易斯·巴巴托，曾是美国海军陆战队少校，他在论文中描述了科罗拉多州丹佛市一家综合医院的神经性精神病科里进行的一系列治疗。这些治疗由一个戏剧导演、一个有表演经验的精神病科护士和一个速记员组成的团队来负责。这个团队致力于帮助二战老兵应对由战争创伤引发的精神病和神经过敏症状。他们所用的技术非常现代，与回放剧场、心理剧和各种戏剧疗法的实践有很多类似之处。他们甚至提到了认知行为疗法，后来为沃尔普和拉扎勒斯在实践中采用。

其中有一个例子，他们鼓励患者重演战争中经历的一些创伤性事件，从而渐渐对创伤脱敏。在另一个例子中，患者通过行为排练，为自己重新进入家庭和职场做好准备。速记员记录了即兴的对话和行动，随后会被患者再次表演出来，并使之更符合角色的行为。第三个例子中的方法与乔治·凯利的固定角色疗法有共同之处，他们要求患者违背自己的倾向，反向地表演角色和情绪。后面我们将看到，使用角色和反角色是戏剧疗法中角色法的一个显著特征。

这篇论文发表 34 年后，美国戏剧治疗协会（NADT）于 1979 年宣告成立，比英国戏剧治疗协会晚了 3 年。创始人包括以下这几位：

格特鲁德·莎特纳，是活跃于 20 世纪 30 年代的维也纳女演员，她曾在瑞士通过写作、戏剧和表演等形式为集中营里的幸存者们提供帮助。斯坎特纳写道，她在表演方面的付出为许多人提供了足够的包容和激励，让他们重新获得活下去的勇气。二战结束后她定居美国，继续研究心理治疗，并通过儿童剧场、戏剧游戏以及后来的戏剧疗法为各种有需求的人群服务。

拉蒙·戈登，是一位导演兼剧作家，创立了专为囚犯和刑满释放人员服务的戏剧组织"监狱剧场"。

埃莉诺·欧文，以前是位语言治疗师、创作性戏剧和心理剧专家，受训成为精神分析师后仍保持着对即兴戏剧的热情。她不仅从事精神分析的实践，还成了一位研究员和教育家，将自己在游戏和戏剧方面的丰富知识融入到工作中。

大卫·里德·约翰逊也是创始者之一，20世纪70年代中期他在耶鲁大学攻读临床心理学的研究生学位，在戏剧疗法和舞蹈疗法方面都有经验。后来他在这个领域开展了深入研究，创立了一套独特的理论和实践方法。

芭芭拉·桑德伯格是一位具有戏剧艺术和教育戏剧背景的教育工作者，也跟他们一起工作。

这群人与其他从事类似工作的人也进行了接触，经过讨论后认识到，参与创立戏剧疗法这个新专业的其实大有人在，这点与心理剧不同。事实上没过多久，心理剧阵营里的一些顽固派也接受了戏剧疗法这位"邻居"。随着时间的推移，像亚当·布拉特纳和尼娜·加西亚这样著名的心理剧治疗师，在两个行动治疗组织里都找到了自己的位置。

1981年，斯坎特纳和考特尼编辑出版了第一本戏剧治疗论文集《治疗中的戏剧》（两卷本），其中就有欧文和约翰逊等美国先驱的代表作。有意思的是，这两卷中有几篇论文是由教育戏剧领域的著名专家撰写，包括彼得·斯莱德、布雷恩·韦、内莉·麦卡斯林和理查德·考特尼。这意味着戏剧疗法仍与教育戏剧密切相关，尚未完全明确自身的定位。实际上，围绕书名就有许多争论，有人认为应该是《戏剧治疗》（*Drama Therapy*），暗示了这是一个独立的领域，而不应该是《治疗中的戏剧》（*Drama in Therapy*），看上去像一个尚未成熟的领域。实际上早期的研究者并不完全依赖于戏剧的艺术形式，像苏·詹宁斯、布雷恩·韦和理查德·考特尼都是英国人，他们的研究成果代表的是戏剧疗法在英国的早期发展。

美国在这个领域的重要人物所写的论文于 2000 年结集出版，名为《戏剧治疗的当代方法》，证明属于戏剧治疗的时代已经到来。所有作者都自称戏剧治疗师，其中有些人虽然有教育戏剧的背景，但论文中所记录都是与临床相关的工作。现在让我们了解一下这本书中部分先驱者的贡献，以及他们对于新一代戏剧治疗师的持续影响。

需要重点介绍的是埃莉诺·欧文、罗伯特·兰迪和蕾妮·伊姆娜，他们或在美国戏剧治疗协会的发展中，或在创建两个戏剧疗法学术项目方面发挥了关键作用。如前所述，欧文将戏剧治疗与精神分析两方面的知识进行整合，创造了戏剧治疗领域的精神分析方法。她明确指出戏剧治疗的目标是"使人格发生改变，这意味着要处理人格功能的潜意识方面"。有趣的是，欧文所引用的精神分析界人物的理论并不是本书第一章中提到的那些，相反，她参考的是精神分析后期发展出来的理论，特别是约翰·鲍尔比的依恋理论、丹尼尔·斯特恩关于婴儿的研究、玛格丽特·马勒和 D.W. 温尼科特的客体关系理论和海因茨·科胡特的自体心理学。在后来的一篇论文里，欧文强调她的理论完全是以客体关系理论为中心的，并再次指出温尼科特在游戏、自我发展和创造力之间找到的联系其意义重大。在对戏剧疗法的肯定中，她引用了温尼科特的叙述："在游戏中，而且只有在游戏中，儿童或成人才能发挥创造力，并运用其整个个性。而只有通过发挥创造力，个体才能发现自我。"

欧文的工作对象主要是儿童，她借鉴了自己在游戏治疗和木偶戏方面的经验。她开发了一种名为"木偶戏访谈"的评估工具：让孩子从篮子里选择一些木偶，通过木偶的表象来表达他们当前的两难困境。欧文影响了许多戏剧治疗师和相关的创造性艺术治疗师，如伊莱恩·波特纳和罗莎林德·金德勒，他们和她一起研究如何整合戏剧治疗和精神分析。

大卫·里德·约翰逊是一位临床心理学家，他的博士学位论文与戏剧治疗有关。约翰逊研究了20世纪70年代的先锋戏剧——特别是阿尔托和格洛托夫斯基的作品，并在一家即兴戏剧剧团演出过。他还去英国学习了基于斯莱德理论的教育戏剧。在耶鲁大学精神病学研究所工作期间，他开展了早期的戏剧治疗。并与舞蹈治疗师苏珊·桑德尔合作，深入探索身体动作和戏剧的整合过程。约翰逊以自己的方式将戏剧和心理学融为一体，创立了发展转化法，这个将在后文详述。

约翰逊对舞蹈/行动疗法——尤其是玛丽安·切斯的作品和耶日·格罗托夫斯基的戏剧实验——充满兴趣；同样，他对发展心理学家和客体关系心理学家，如让·皮亚杰、D.W.温尼科特和丹尼尔·斯特恩等人的研究也保持关注。

约翰逊在纽约开设了自己的研究所，他指导了许多戏剧治疗师，他们不但实践了发展转化法，而且将临床工作写成论文。他们帮助的对象包括无家可归的精神病患者、越战老兵、老年人和遭受过性侵害的孩子。

伊姆娜是位于旧金山的加利福尼亚整合研究学院戏剧治疗专业的创立者和主任。她在伦敦的芝麻机构学习过戏剧疗法，并受到奥德丽·韦瑟德的影响，此人曾出版过戏剧疗法领域的一本早期著作。伊姆娜还上了心理剧和戏剧的课程，她兼收并蓄、博采众长，创立了一套理论和实践相结合的方法。埃里克·埃里克森以及人本主义心理学家亚伯拉罕·马斯洛和卡尔·罗杰斯等人的理论都对她的研究产生了重要的影响。

伊姆娜撰写了该领域最有影响力的著作之一《表演真实》(*Acting for Real*)，该书叙述了她与受情绪困扰的青少年所开展的标志性工作，从中她发展出戏剧治疗整合性方法的五阶段模式，这种模式很好地把儿童剧、戏剧、心理剧和仪式整合在一起：

第一阶段：戏剧性游戏，用儿童剧和戏剧游戏来帮助案主培养信任感、激起自发性；

第二阶段：情景演出，从戏剧中汲取灵感，帮助案主拓展角色，通过虚拟的情景促进情绪表达；

第三阶段：角色扮演，集中在介绍和重演个人当前面对的问题，让案主意识到自我与角色的关系，以及角色间的某种灵活性；

第四阶段：演出高潮，以心理剧为导向，帮助案主探索他们的核心主题。这种探索有时会呈现为自我揭露式的表演；

第五阶段：戏剧性仪式，案主会进入整合，接纳他们在游戏、情景演出、角色扮演和演出高峰中展现的整体性。这个阶段是对之前所有阶段的回顾和验证，也是对整个过程的庆祝。

伊姆娜影响了好几代学生，他们在加利福尼亚州以及世界各地的工作坊和培训课上学习她的课程。

《戏剧治疗的当代方法》一书的作者中有些受到荣格的很大影响，如舞蹈和戏剧治疗师佩妮·刘易斯，以及以戏剧艺术家身份开始其职业生涯的斯蒂芬·斯诺。斯诺在康考迪亚大学建立了加拿大第一个戏剧治疗课程体系，他还指出，人类学家的研究揭示了萨满仪式的戏剧性本质。还有那些从事表演研究的人,如理查德·谢克纳将人类学的研究成果应用于表演的概念重建。

莫雷诺对戏剧治疗师的广泛影响在该书中随处可见,如尼娜·加西亚和戴尔·布坎南所写的心理剧章节,还有尼娜·加西亚和帕特·斯特恩伯格所写的社会剧章节。乔·萨拉斯也在其中一章中介绍了回放剧场。

帕姆·邓恩的方法是将戏剧治疗和叙述治疗结合在一起,她较多地参考了迈克尔·怀特的研究成果。邓恩和该书其他作者类似,以戏剧艺术家和戏剧教育家的身份开始了她的职业生涯,然后研究心理剧、戏剧疗法和心理学。她在这个领域充分博采众长,最后聚焦在某种特别的方法上,她将其命名为"叙述戏剧"。邓恩在洛杉矶创立了自己的培训机构,在那里指导了许多戏剧治疗师。

罗伯特·兰迪因其在角色理论和角色方法方面的研究而闻名,这将在后面详述。他和许多同事一样,受到了精神分析、戏剧和教育戏剧的影响。他曾在精神分析师爱德华·C.惠特蒙那里接受了首次精神分析,此人是卡尔·荣格的学生,维也纳大学医学院的硕士。虽然兰迪不太喜欢这位治疗师的神秘作风,但他还是欣赏这个治疗系统与潜意识原型的关系。

兰迪师从刘易斯·亚布隆斯基和吉姆·萨克斯学习心理剧,这两位都直接接受过莫雷诺的培训;他向接受过弗里茨·皮尔斯指导的乔治·布朗学习了格式塔疗法。他也在剧院里做过演员、导演和编剧,表演过经典的莎士比亚戏剧、实验戏剧和行为艺术。他曾向"团体剧场"的成员请教过,并在里面做学徒。这个团体是在斯坦尼斯拉夫斯基的心理学表演方法和20世纪30年代激进左派运动政治敏感的启发下建立起来的。在执导了贝托尔特·布莱希特的许多剧本后,兰迪加深了对戏剧距离的理解。社会学家汤姆·谢弗向他介绍了审美距离的模型,让他对此的认识更加全面。这些经历促进了戏剧疗法中距离理论的发展。

最后,兰迪与三位教育戏剧的开创性人物——理查德·考特尼、多萝西·希斯科特和加文·博尔顿——直接进行过对话并接受过他们的培训。考特尼在1968年出版的书《游戏、戏剧和思想》(*Play, Drama and Thought*),以及与他进行的一系列访谈和对话,使兰迪走上了一条将戏剧(剧场)与心理学及相关社会科学联系起来的跨学科道路。希斯科特让他第一次看到,通过扩展时空的边界,可以借助戏剧去探索当代社会复杂的问题。博尔顿帮助他理解了通过角色和故事创造意义的过程。

和伊姆娜一样,兰迪在纽约大学创建了另一个主要的戏剧治疗专业的研究生课程。他培养了许多学生,有些成了他在研究和著述上的合作者。他还建立了创造性选择中心,这是位于纽约市的一家培训机构,由艾米莉·纳什担任艺术指导,其影响正扩展到创造性艺术治疗、精神卫生和戏剧等领域。

戏剧治疗的三种方法

因为方法繁多,要清楚地定义这个领域确实有些困难,莫雷诺、斯莱德、詹宁斯、格塞、欧文、约翰逊、伊姆娜、兰迪等人都有各自的创造。如前所述,英国戏剧治疗协会、美国戏剧治疗协会以及许多个人都为其下过定义,但考虑到种种差异,没有一个定义是完整且全面的。不过,和其他方法相比,在理论、临床实践和研究方面有三种方法看起来更成熟一些。第一种是心理剧,它本身就是一个学科,与戏剧疗法关系密切，但它还是可被看作是更宽泛的戏剧或行动心理治疗的一类。鉴于莫雷诺夫妇的大量著述和该学科内描述性或研究性的大量学术成果，心理剧应该是这个领域最先进的方法之一。

另外两种方法，即角色法和发展转化法，也大量出现在描述性和研究性的文献中，至少在美国的情况如此。前者经过 25 年的发展，已在纽约大学得到了深入研究和传授，后者在纽约的私人培训机构和世界其他地方也有实践。两种方法的创立者及其学生撰写过许多学术论文和专著对其进行了阐述。英国同行也可能会选择其他方法来构成三种代表性戏剧疗法，如芝麻机构采用的方法、詹宁斯的 EPR 法和格西的"治疗性故事编创"等，但每一种方法好像都还没有形成由出版、研究和培训项目组成的有影响力的整合体。

在后面三章，我们将深入探讨角色法、心理剧和发展转化法，介绍相关的历史影响，同时指出三种独特方法通过行动来探索深层问题方面所具有的持续影响力。

第四章　角色理论和角色法

引言

《心理治疗的三种方法》这部影片拍摄于1965年，主角是那个时代最著名的三位心理治疗师——卡尔·罗杰斯、阿尔伯特·埃利斯和弗里茨·皮尔斯。在影片中，他们介绍了各自独特的疗法，并为同一位案主格洛丽亚进行心理治疗，也对自己的工作进行了反思。在影片的结尾部分，制片人肖斯特罗姆（他也是一位心理治疗师），采访了格洛丽亚，请她选择谁的疗法最令她信服。她选择了皮尔斯，感觉他最能引发情绪，但不完全是因为他的技术，而是因为他强硬的个性。然而，当我们重点关注他们三人的疗法时会发现，皮尔斯的格式塔疗法是其中唯一的行动疗法，它关注的是身体、情绪以及自我在角色中的投射。

制片人肖斯特罗姆之所以选皮尔斯，可能正是因为皮尔斯个性强硬，能够激发案主强烈的反应；也可能因为皮尔斯的方法独一无二，不需要像罗杰斯和埃利斯那样完全依赖于口头交流和清醒的认知决策。这部影片对于美国的心理治疗培训有着广泛的影响。虽然距离首映已经过去了五十多年，但是它依然在大学课堂上播放——既作为一部纪录片,也作为一种讲授心理治疗过程的范例。尽管格式塔疗法的影响力如今已日渐式微,但学生们在看完影片后都会明白,一种有效的心理治疗实践方式就是行动。

2005 年,本书作者兰迪为了让更多的心理治疗师关注戏剧性行动疗法,就借用了肖斯特罗姆的概念,制作了一部类似的影片《戏剧治疗的三种方法》。其内容也是让三位戏剧治疗师为一位共同的案主德里克提供治疗。其创新之处在于整个拍摄过程是在一群戏剧治疗专业的研究生面前进行的,他们在每个部分结束后会采访案主和治疗师。和肖斯特罗姆的影片一样,每位治疗师先介绍自己的方法,然后对案主进行一次治疗,最后对其进行回顾与反思。在三个部分的结尾处,研究生们也和肖斯特罗姆一样,询问德里克哪一种方法对他的影响最大。

肖斯特罗姆的影片催生了众多研究,其中最全面的学术成果之一是《隐匿的情绪天才》(*The Hidden Genius of Emotion*),阐述了三种心理疗法对案主格洛丽亚人格的影响。兰迪的影片本身就属于一个研究项目,已经催生了几篇学术论文,分别从心理学、文化和方法论的角度探讨了各方法在案主身上所产生的效果。

在接下来的章节里,将深入分析这三种疗法。首先将每一种方法置于上述历史框架中进行观察;然后关注这些行动疗法的理论层面,明确它们的基本假设概念、治疗目标、治疗师的角色、健康与疾病的观念,以及测量和评估的方法。在这些理论之后是针对实践部分的探讨,主要解读德里克的案例,并根据几个对立两极来进一步观察和阐明每种方法,如情绪和距离、虚拟和真实、言语表达和非言语表达、行动和反思、指导性行动和非指导性行动,以及移情和反移情。

三种方法的共同案主德里克同意参与一系列治疗活动,包括角色法治疗、心理剧治疗、发展转移法治疗，以及与一群戏剧治疗研究生进行治疗后的讨论。本片拍摄时德里克30岁，是一位非洲裔美国人，成长于一个内陆城市的工薪阶层家庭。父母都是移民，他还有一个兄弟。父亲收入微薄，而且常因赌博输掉大部分，所以这个家庭经济拮据，经常没有钱买食物和生活必需品。母亲只得在外干粗活儿补贴家用。

德里克童年时，脾气暴躁的父亲经常辱骂他，还会动手打母亲，有时甚至当着孩子们的面。德里克母子没有能力制止父亲的暴力行为，但彼此相互支持和安慰。小德里克无论在家或在学校都显得焦虑和恐惧。他挣扎着长大，身为一个黑人，有时觉得自己太黑了，有时又觉得太白了。在学校时，德里克常因黑皮肤而遭到同龄人的嘲笑，但他也会对弱小的同学出手，羞辱他们，就像他曾经被羞辱过的那样。他通过取得优异的成绩以获得心理补偿，后来还考上了大学，然后进入研究生院，攻读硕士学位。德里克将自己的韧劲和成功归因于他的基督教信仰、母亲的支持和爱，以及他与妻子间稳定的情感关系。德里克说，近些年父亲也有了很大改变，摒弃了暴力和挥霍无度的生活方式，开始信奉宗教。

角色理论

历史回顾

德里克首先接受了角色法治疗，这种方法由兰迪开发，来自对角色理论的研究和发展。其角色理论基于莫雷诺和20世纪早期几位社会学家的研究成果，同时也能在精神分析法初创时期找到明显的先例。弗洛伊德不仅最早明确了治疗过程的心理学效果，而且也注意到来访者通过移情会将自己过去的角色关系投射到治疗师身上。只是弗洛伊德没有用戏剧语言来论述这种移情关系，直到 1925 年，他的同事费伦齐和兰克为了解释他们开发的行动疗法，才使用了戏剧语言。如前文提到过的那样，他们写道：

> 治疗师能够扮演病人潜意识中各种可能的角色——父亲和母亲的角色尤为重要——而且常常要在角色间来回转换。

在开启精神分析事业的时候，兰克认为艺术家普遍神经过敏，但有能力驾驭自身的创造力，使其成为健康表达和转化的工具。他一生致力于完善艺术家这个角色，还增加了另一种角色原型——英雄，用以解释整合与转化间的复杂斗争。尽管兰克英年早逝，并被同时代的同行排斥，但这两种角色的定义和后来的发展应该可以给他带来慰藉。同时作为他的宝贵遗产，任何涉及存在的戏剧性、原型性概念的心理治疗都离不开这两种角色。

在精神分析的早期历史中，能够找到很多治疗性角色扮演的例子。在第一章里，我们知道费伦齐和赖希通过相互分析和人格分析，尝试了各种形式的角色扮演和角色转换。在第二章里，我们提到了法国的精神病学家皮埃尔·让内，他也将角色法用于治疗。甚至连荣格也认为要解决人生中重大问题时，必须回到孩童的角色，用无生命的物体来积极创造一个想象的世界。这种方法经常出现于埃里克森晚年的研究中，以及 20 世纪三四十年代默里及其同事的工作中。在戏剧作品测试和其他投射性测试中，研究人员通过观察人们以角色身份展开的投射性游戏来探讨人格功能。默里在二战期间设计的用于筛选潜在双重间谍的方法就包含创作虚构角色与故事。

凯利、皮尔斯、伯恩等人都为角色法的研究做出了贡献。皮尔斯关于两种极端角色的研究——"胜利者"与"失败者"——正是角色与反角色的先驱。凯利在固定角色治疗上的工作预示了戏剧治疗随后的发展，此外，他设计的投射性角色库建构测试实际上就是一种卡片分类法，类似于四十多年后兰迪开发的角色轮廓法。

不过，对于构建角色理论影响最大的人物还是莫雷诺。虽然他的角色理论从来没有真正实现过，他依然将角色视为心理剧的核心。在下一章中将会对莫雷诺的观点进行深入的讨论，在这里需要重点提出的是他的行动心理治疗理论中关于角色的向心性的观点，以及他对兰迪角色理论的影响。莫雷诺写道：

> 这种方法的基本观念在于承认人是角色的扮演者，每一个个体都拥有一系列角色，这些角色主导他的行为。每一种文化又会有一系列特定的角色决定其特征，在其影响下各成员会获取不同程度的特征。

在莫雷诺看来，角色既是一种心理建构，也是一种社会文化建构。然而，因为他的观点既出于临床实践，也出于戏剧背景，所以明显区别于20世纪早期的社会学家的观点。莫雷诺的概念化表达成为兰迪的角色与反角色、角色扮演与角色扮演者等理念的支柱。

莫雷诺一向是"偶像破坏者"，在表述自己的观点时也言如其人："许多美国社会学家已垄断了角色的概念。"然而，也正是这些社会学家让"生活就是戏剧"的隐喻变得广为人知，因而能够从戏剧角度来分析社会事件。

这些社会学家包括查尔斯·库利、乔治·赫伯特·米德、拉尔夫·林顿、埃尔文·戈夫曼、西奥多·萨宾和托马斯·谢夫。库利和米德提出了多维人格由多种角色构成的观点。库利的核心比喻是"镜中自我",即自我是社会环境中他人的反映。在米德看来,日常生活中的"演员"需要从社会环境的榜样中习得个体或集体的角色,要像榜样对待他们那样来对待自己。戈夫曼则超越了库利和米德,从戏剧表演的角度来构想个体与群体间的充分互动。

萨宾在20世纪40年代师从莫雷诺,他提出了一个术语叫"角色演出",首次提到可供呈现和演出的角色的数量,后来兰迪在发展角色分类法时将此观点加以量化。它也涉及一个人演出某个角色的时间。它还与身体投入程度或个人演出风格相关,由特定角色所表达的情绪深浅决定。萨宾设置了一个连续体,一端是完全不卷入的角色扮演,往另一端依次是随意的角色扮演、仪式扮演、全神贯注的扮演、经典催眠式扮演、做戏式的神经质、狂喜、妖术和着魔。

谢夫拓展了角色扮演中情感卷入的观点,提出了情绪与距离连续体的概念。他是一位学院派社会学家,同时也研究戏剧、精神分析和相关深度心理疗法。从早期布罗伊尔和弗洛伊德的催眠实验,到20世纪60年代出现尖叫或表演的激进实验,谢夫非常清醒地注意到心理治疗中宣泄的发展。实际上,他将合理宣泄看成是两个极端之间的平衡点,一极是距离过远,即没有情绪表达的压抑状态,另一极是距离过近,即情绪表达的泛滥。谢夫认为,距离过远的人只记得过去,而距离过近的人则重温过去。他把这两极间的中间点称为美感距离,这是一个平衡的状态,既能带有一定的情感来回忆过去,又不会让情感泛滥，可以通过认知的反思来驾驭强烈的情绪表达。过远距离、过近距离和美感距离的范式对戏剧治疗中角色理论的发展具有重要意义。

除了这些社会学理论来源，兰迪的角色理论还受到戏剧的影响。有几种现代表演理论与距离范式相契合，这些理论来自演员为扮演角色所做的准备。第一种是20世纪早期莫斯科艺术剧院导演斯坦尼斯拉夫斯基所创立的以情绪记忆为基础的表演方法，即回忆与戏剧刺激相关的实际情感。斯坦尼斯拉夫斯基认为，演员的工作就是以假当真地在舞台上行动，这种真实是通过情绪性表达呈现出来的，演员的过去与角色的现在建立了联系。受弗洛伊德的影响，斯坦尼斯拉夫斯基也尝试培养直觉型演员，对潜意识的动力保持开放。用精神分析的语言来说，本我的原始情绪体验是由自我来调节，深深地扎根于现实之中。

随着研究的深入，斯坦尼斯拉夫斯基吸收了同时代的俄国心理学家伊万·巴甫洛夫的观点，更加注重演员的肢体动作，而较少关注情绪记忆。不过，他早期的研究成果对好几代美国演员都产生了深远的影响，他们将他的情绪方法转化为美国人所追求的心理现实主义。斯坦尼斯拉夫斯基的早期方法与谢夫提出的距离过近概念有类似之处，即情感比理智更有影响力。

第二种方法是布莱希特在史诗戏剧所运用的，被称为间离效果或陌生化效果，即对戏剧表演的虚构性保持清醒的认识，从而将舞台与现实世界、演员与角色、演员与观众、情绪与思想区分开来。布莱希特的目的是减少戏剧的心理性，增加其社会性和政治性。和莫雷诺的社会剧实验一样，布莱希特的剧场具有改变世界的革命性。在训练演员时，布莱希特鼓励他们多去思考导致角色陷入困境的社会因素，将角色视为一个需要解决的问题，而不是一个活生生的人。因此，他会运用角色类型、面具、木偶、夸张的布景和道具来实现观念性的剧场和风格化的表演，目的在于拉开观众和角色情感生活的距离。因此，他的理想观众是那种距离过远型的，打动他们的并不是对剧中角色个体的情感认同，而是被剧中的普遍情况所引发的理性义愤。虽然戏剧治疗的角色理论更贴近布莱希特的观念，而非斯坦尼斯拉夫斯基的观念，但它的目的还是希望提供一种兼顾情感和思想的审美距离。用莫雷诺的话来说，这个方法结合了心理剧和社会剧的元素。

角色理论的基本假设

角色理论首先假设生活是戏剧性的，存在的一个中心特征是戏剧性行动。戏剧性行动不同于一般的反射性或本能性动作——如快速地把手从滚烫的物体上拿开或面对进攻者做出逃跑或战斗的反应，而是意味着与最初的刺激保持一定的距离，根据角色设定来确定动作。如果手在某个高温表面停留时间过长，肯定会被烫伤。一旦被烫伤，人就需要采取下一步行动。所采取的行动与选择的角色相关。也许会选择扮演一个不在乎疼痛的殉道者。也许选择以患者的身份去寻求医生的帮助。角色和行动之间的关系是相互呼应的。行动来自角色，同样，角色也来自行动。

角色理论包含了世界是舞台、人人是演员的隐喻，提出的基本假设是每个人都有双重存在。莎士比亚可能不是第一个描述双重性的人，他在《皆大欢喜》一剧中借雅克这个角色之口说出了"世界是个大舞台"，这种观念如今已经广为人知。社会学家戈夫曼将其延伸到社会领域，在《日常生活的自我呈现》（*The Presentation of Self in Everyday Life*）一书中写道："世界当然不是一个舞台。但究竟为什么不是却很难说清楚。"

最常见的戏剧性世界观是指主角与对手或自我与他人的关系。这种关系可以是外在的，如侵略者和受害者；也可以是内在的，如一个人被侵犯时选择被动逃跑还是主动还击。戏剧性行动一般是由两个人之间的冲突或紧张关系所引发，彼此将对方视为挡道的人。在角色理论里，这两个人被称为角色和反角色。

如果说生活是戏剧，那么人就是天生的角色接纳者和扮演者。接纳一个角色意味着内化了角色榜样的特质，而扮演一个角色意味着以近于角色榜样的方式去行动。角色接纳和角色扮演都是不学而知的、自然而然的行为。而且，在这种内化和外化、角色与反角色的相互作用下，个体总是在矛盾中挣扎。他们的目的并不像认知失调理论所说的那样，是为了解决矛盾，而是为了找到生活在矛盾中的方式。戏剧性的世界观建立在对生活不可避免的双重性的接受之上，人们需要努力学会在相互矛盾的趋势和角色间保持平衡。

角色理论的最后一个假设是，个体并不是一个有着核心自我的东西，而是角色与反角色所关联的多种角色的集合体。因此，角色理论与其说是人文主义的，不如说是后现代主义的。其核心不是某个美好而完善的神，而是一种原则，所有人都有潜能来实现神的本质——通过想象的行动，无中生有，推陈出新，创造新的生命。在角色理论中，没有虚假的自我和虚假的角色来掩盖真实的自我。所有角色都是真实的、可演的，本质上都超越了道德，只有在演出中、在与其他角色的关系里被赋予道德的价值。

在这部影片中，兰迪认为，人在扮演各种角色的过程中会获得更充分的整体感。与荣格关于独立性的观点和皮尔斯关于格式塔图形和背景元素的整合观点相呼应,兰迪说:"获得整体感,并不是说本质上要成为一个真实的事物,而是同时成为许多事物,即使这些事物彼此矛盾、不和谐。"

角色理论的基本概念

1. 角色与反角色

角色理论始于"角色"的概念,这个词源自戏剧,最初指的是写着戏剧对白的一卷文本。后来,角色逐渐与说出对白的人物联系在一起。在戏剧和角色理论中,"角色"与"人物"这两个术语通常可以互换使用。在西方的戏剧和传统文化中,角色基本是类型化的人物,形象不够丰满。19世纪末,随着心理现实主义在戏剧中出现,具有复杂个性的角色才逐渐成型。

因此,角色成为一个关键性的概念,用以描述舞台上的演员和生活中的演员。在后一种意义里,角色指的是一种人格结构,代表一个人的某些特性,而非全部。这一观点可以帮助说明戏剧治疗的实践是要协助案主治疗自己的某部分,而非整体。

在戏剧治疗中,角色的社会性意义和戏剧性意义是相互补充的。在戏剧治疗中,当一个人在想象或现实中行动时,他人格中的许多部分也被激活,一个角色就是其中的一部分。角色代表了特定的行为类型,是原型而非定式,与其他行为类型截然不同。就像戏剧中的正面角色和反面角色一样,英雄角色和懦夫角色在戏剧治疗中都具有特定的作用,需要通过特定程度的情绪和距离来加以呈现。

角色与反角色紧密相连,形成一个动态的二联体,根据实际情况或相互吸引或相互排斥。反角色不只是角色的简单对立面——就像坏蛋之于英雄那样,它也可以代表一个人认为存在于角色另一面的品质。例如,如果有人觉得母性和英雄气概有很大的差别,那么英雄的反角色就可以是母亲。任何角色都可以有很多个反角色,尽管这种正反关系具有普遍性,就像我们在童话故事《美女与野兽》中所见,但它同样也具有主观性,任何一个扮演美女角色的人可能会将其他非野兽的角色视为反角色。

角色和反角色间的动态关系可以通过荣格的极性概念来理解——内向和外向这两种态度与思维型、情感型、感觉型和直觉型这四种功能类型相交叉。荣格所创造人格类型的复杂分类,为兰迪的角色分类法提供了模板。

2. 角色分类法

角色分类法是一种系统性地观察生活中、戏剧中和治疗中可供扮演的众多潜在角色的方法。这些角色类型与荣格和他的继承者所勾勒的一些特定原型类似,如孩童、心灵导师、少女、智慧老者和英雄等。荣格从他所了解的神话、艺术史、人类学、考古学、炼金术、神学和哲学中选择角色原型。兰迪认为,戏剧艺术是戏剧治疗最重要的源泉,戏剧是角色原型的宝库,因此他分析了古典、现代和当代数百部戏剧作品中的剧中人,寻找反复出现的角色类型。兰迪将荣格的四种功能类型拓展为六个领域,即身体、认知、情感、社会、灵性和审美。情感和认知领域类似于荣格的感情与思考功能。身体和审美领域类似于荣格提出的感觉和直觉功能,但范围相对要更宽广,还包括了年龄、性取向、外表、健康以及创造性。另外两个领域——社会领域和灵性领域,尽管它们不完全是对立的两极,但也包含了某些相互矛盾的角色类型，如暴君和圣徒。

3. 角色特性、功能和风格

在角色分类法中，兰迪确定并划分了84种角色类型和75种亚型。这些类型首先是通过它们的特质或明显的特征来加以区分，其次是根据它们的功能。借助普洛普对俄罗斯民间故事所做的经典研究中对角色功能下的定义就很容易理解："从行动过程的意义的角度来定义角色的行动。"

最后，根据各自的风格来划分角色。风格是指"演出角色所用的行为方式，是注重写实的再现型风格，还是注重抽象的表现型演出风格，或是两者之间。"再现型风格意味着更丰富的情绪，而表现型演出风格则意味着更多的认知。因此，表现型演出风格和前文的距离模式密切相关，距离过远意味着最多风格化的、认知的形式，而距离过近意味着最少风格化的、情绪的形式。处在中间的审美距离上，既有情绪也有认知，表演的风格兼具写实主义和抽象主义的特征。

4. 角色、反角色和向导

无论是领域间还是领域内的角色都不是成双成对、彼此对立的。其实，每一种角色都可以和角色分类法中的其他角色相联系形成反角色。根据荣格的平衡概念，角色理论设计了联结角色与反角色的第三种戏剧形式，即向导。在结构上，角色理论概括了许多古典史诗和悲剧的形式。最基本的结构是英雄（主角）出发远行，坏人（反面角色）挡在路上，向导（神仙或凡人）指点英雄克服艰难险阻。这样的例子包括：奥德赛从特洛伊启程，途中遭遇了许多恶棍的阻挠，在女神雅典娜的指引下他最终到达了伊萨卡；但丁在堕入地狱的过程中经历了多轮令人恐惧的事情，在死亡诗人维吉尔的引导下他克服了所有困难；李尔王在通往觉悟的旅途中被自己的盲目和身边的坏人所阻碍，最终在女儿科德利雅的坚守下，他终于彻底改变了自己。

角色理论中，向导是一个将角色和反角色结合在一起的、提供整合可能性的过渡性人物。就像在史诗剧里，向导要帮助主角克服心理障碍，学会应对内心的抗拒和恐惧。在治疗中，治疗师最初承担的就是向导的特质和功能，代替案主生命中较弱的向导发挥作用，直到案主能够同化这种能力，引导自己最终走向康复。

角色分类法中的所有角色都是在角色、反角色和向导的结构中运作。每种角色，即使是个"傻瓜"，都能够在个人的治疗性戏剧中充当主角（角色）、反派（反角色）和向导。

5. 角色系统

角色系统是某个人在日常生活的各种情境中所能扮演的角色的总和。如同戏剧演员有能力塑造各种角色一样，日常生活中的演员也有能力在所有领域中完成一系列角色，尽管有些角色看上去彼此矛盾。一个正在服刑的杀人犯可能是位慈爱的父亲，班级里的活宝也可能是一位有细腻感情的艺术家。

这个角色系统实际上是人格的再现，不仅包括了进入意识层面、随时可表演的角色，也包括了受心理、社会和环境影响而无法呈现出来的角色。在一些特殊情况下，如开启了一段新的关系或是遭遇了自然灾害，一些休眠中的角色会被激活。不过，这些角色也是在与其他已知角色的关系中出现的。角色系统是动态发展的，所有的角色，不论新老，都倾向于寻找对应的角色。拥有健康的、流畅的角色系统的人，他的各个角色能够相互契合，包容矛盾。而系统整合性差的人，角色与反角色的并存会造成不协调，因此他会将反角色从意识中排除出去。在这种情况下，被排除的角色就被抑制，用荣格的话来说，它将成为影子人物，在心灵的暗处发挥作用，却不为意识所察觉。

角色系统同时处于几个层面中，在人的内心、在人与人之间，甚至在人与自然及超自然的世界之间都有角色的存在，这些角色形成了错综复杂而巨大的网。它们构成了角色系统，根据静态或动态、生理或心理、内在或外在的要求而不断发展变化。

6. 角色与故事

就戏剧而言，角色是戏剧过程最基本的、不可分割的组成部分。其他的戏剧元素，如台词和潜台词、布景和装置、声音与动作等，都不是必需的。许多戏剧演出或生活中的戏剧性行动是在没有对话、没有声音和动作、没有台词、没有潜台词或背景的情况下发生的。尽管会受到某些剧场条件、神经性的或心理条件的影响，但只要一个人足够清醒，能够将自己想象成他人，在另一个空间里，戏剧就存在，转变的希望也就存在。

总的来讲，要让戏剧发生，演员就要扮演角色。一旦他们进入了角色，就开始表达自我，讲述与角色有关的故事。角色是戏剧行动的形式，而故事是其内容。虽然角色先于故事产生，但只有当它进入到故事中，它才能具有更丰富的意义，实现其社会功能。故事是演员对角色的叙述，不论演员是职业表演者还是普通人，他都是从一个特定角色的角度来详细叙述生活的某些方面。同一个人可能在一天中根据自己不同的角色——如母亲、知识分子、妻子、姐妹、信徒或艺术家——讲述许多故事。就像角色意味着与自我及反角色的区分，故事是与实际事件的区分。故事是在经历之后被讲述的，是理清事件意义的一种方式。故事也可以在事件尚未发生（如某个人的死亡）或可能永远不会发生（如希望与失去的爱人和解）时讲述。故事总是讲给另一个人听的，不管那人是真实的还是假设的，他都可以为故事和讲故事的人提供一种验证方式。案主一旦加入角色理论指导下的戏剧治疗，他就是在识别角色，并通过这些角色来讲述故事。

治疗的目标

用这种方式治疗的最终目标是帮助案主获得平衡的状态，采用的方法是借助过渡性的向导把出现问题的角色与适当的反角色整合在一起。当案主能够演出"三位一体"的角色时，治疗的目标便达成。然而，只有当这个过程具有内在成分，案主真正能够忍受矛盾现实中的不和谐时，治疗才产生了实际作用。兰迪在影片中清楚地表述了用角色法治疗要达到的目标：

> 角色法的目标是帮助个人、团体和社会拥有平衡而完整的生活，接受并解决与空虚和失衡的自然之斗争。培养案主扮演多种角色、讲述和演出多种故事的能力，以获得一种整体感，到最后，他们不仅能在一种最本真的角色或故事中发现价值，也能在所有的角色或故事中做到。

治疗师的角色

根据角色理论，治疗师发挥的是向导的作用，带领案主讲述必要的故事、演出必要的角色。而且，治疗师还要帮助案主找到合适的方式内化这个向导，逐渐实现自我引导。

从戏剧的角度看，治疗师更像是导演而不是演员，他处于移情的立场，但始终鼓励案主自己将激发出来的所有角色都演出来。有时，治疗师也会扮演与案主有关的某个辅助角色，尤其是在一对一的工作模式里。例如，某个案主寻求解决与父亲之间的问题，治疗师就可能要扮演父亲的角色，进入剧中与案主父子相称。当案主提出要求，或者当他看上去无法扮演双重角色时，治疗师通常都会这么做。

治疗师与案主在角色身份中的互动意味着一种相互的关系，不过这种关系与费伦齐发明的相互分析比起来要更弱一些。即使是在角色中与案主互动，治疗师也要保持某种审美距离，要意识到自己只是一个互动的参与者，而不是互动的案主。通过跳进和跳出角色，他能够确认这一事实。在进行角色扮演时，治疗师需要特别当心自己的反移情，以确保注意力集中在案主身上。这种感情可通过角色、肢体动作或情绪表达传递给案主，激发案主对此做出反应。

关于移情，治疗师在与一个团体合作时，会尝试将感情转移到团体中，由团体为求助者扮演移情人物。而在与某个人合作时，治疗师可将移情性人物视为一个角色，并赋其以形式。既可以自己来演，就像在上述例子中治疗师出演父亲；也可将其外化，如安放在一把空椅子上，让案主可触可感。

不过，正如我们将在针对德里克的治疗中看到的那样，治疗师倾向于让案主自己来演所有的角色。这样，治疗师就保持了导演的身份，既不会与案主过于疏远，也不会与案主陷入纠缠。在应用距离范式时，为了更好地满足案主的需要，治疗师有责任来决定采取更近还是更远的距离。在早期的一篇论文里，兰迪提出以下两个基本因素会影响治疗师的判断：

1. 对案主的诊断和处理距离远/近的能力
2. 治疗师控制情绪和有效处理反移情作用的能力

最后，在角色理论中，治疗师不仅是帮助案主整合不一致角色的向导性人物，还是一个见证人，他不加批判地待在案主身边，见证对方在处理角色与反角色时的种种努力。本质上讲，见证也是构成向导这个概念的另一方面，至少在灵性的意义上是如此。作为向导和见证人的治疗师与弗洛伊德所认为的分析师相去甚远——后者要与案主始终保持分隔的状态，既要鼓励移情，又要激发阻抗，以便据此做出有益案主的分析。传统的保持距离的精神分析模式已经让位于以关系理论和存在主义理论为基础的模式。这些新模式与兰克和费伦齐的早期理论是一致的，主张治疗师应采取积极的和符合人性的立场，他们更像是向导和见证人，而非上帝。

健康与疾病的观念

从角色理论的角度看，健康者是在一生中都能较熟练地承担和扮演一系列角色的人。健康的标准是一个人能在不一致的角色的矛盾中自如地生活。这也与一个良好的向导有关，他可以是外在导师，也可以是内心向导，帮助自身在失衡的时候克服困难。健康者还能将经历转换成故事讲述给合适的听众,而且能够根据内部和外部世界的变化去改编这些故事。健康与否取决于能否建立一个平衡的、动态的、交互的角色系统,同时,也来自在团体的环境中讲述和改编自己人生故事的能力。平衡并不是一个绝对的目标,它更多是一个衡量个人内心稳定性和人际关系稳定性的工具。

当角色系统失去平衡时,人就"生病"了。失去平衡意味着自由悬浮着的角色太多,它们没有与适当的反角色结合。有些人高估了自己的应对能力,像求爱一样收集角色,背负了过多的职业、恋人、朋友、信仰和情绪体验。失去平衡也意味着某些角色和反角色不匹配,例如,一个从小受父亲虐待的孩子长大后可能在同样虐待他的朋友身上寻找对应的角色。最后,失去平衡还意味着坚守某一个或某一类角色而排斥其他所有角色。例如有的人会用一种极端的、毫不分辨的方式来固守某种信念或者关系。当然,许多人并不能自主选择角色——有的人天生就有身体或精神方面的缺陷,也有人拥有超凡的心智或身体天赋。对这些人而言,平衡意味着可以超越自身缺陷或能力的限制来构建自我,发展自我的其他部分,能够与相似或相异的人交往。而失衡则导致了更局促的生存状态,被他人认为是单一维度的人,被禁锢在自己建的牢笼里。

测量与评估

兰迪从他的角色和故事理论中发展出了两种评估工具。第一种是"讲故事"(TAS),通常接受评估的人会听到这样的指示:

请你给我讲一个故事。这个故事可以是发生在你自己或其他人真实生活中的某件事，也可以是完全虚构的。故事中至少有一个人物。

那些在语言表达上有困难的人，可以让他们用肢体动作或木偶戏等非语言的方式来表达。故事讲完之后，评估者（治疗师）会先让他们给故事中的人物命名。接着问他们一些问题，以评估他们是否能够确定每一个角色的特质、功能和风格，是否能够明确故事的主题并将故事与现实生活结合。

兰迪开发的以角色理论为基础的第二种评估工具是"角色轮廓"，用来确定人们在 70 种角色类型中如何定位自己。每种类型都写在一张索引卡上，评估开始之前往往有如下说明：

> 这项体验的目的在于帮助探索你的个性，就好像它是由戏剧、电影或小说中常见的人物性格所合成的。你会得到一叠卡，每张卡上有一个角色的姓名，是你在戏剧、电影或小说中可能见过的某个人物。请你把这些卡完全洗乱。然后根据你当下的感觉，把每张卡放进四组中的某一组。每组都有一张大卡片用以表明它们的含义：我是这样、我不是这样、我不确定是否这样以及我想成为这样。请尽快给这些卡分组。

受试者完成卡片分类后，就可以问他一些问题，以确定对方是否有能力反思所做的选择。在评估他的反馈时，评估者需要同时考虑这些卡片分类的内容和形式，以确定以下事项：卡片分类的方法、对时间和空间的使用、每一类中角色的数量、类别之间的平衡与不平衡、对某些角色的情绪反应以及角色间的联系等。

除了角色轮廓，兰迪还开发了一种更简便的工具——"角色清单"，就是在一张纸上印了 56 种角色，旁边有 4 栏分别写着"我是谁""我想成为谁""谁阻碍了我""谁能帮助我"。这种分类符合兰迪对叙事结构的理解，即英雄（我是谁）走向目的地（我想成为谁）的旅程。英雄之旅总是艰难的，路上会有各种阻碍（谁阻碍了我）。因为越过这些阻碍存在困难，所以英雄需要引导者（谁能帮助我）来帮他向前迈进。受试者需要勾选与所选角色最相关的类别。

这三种工具的可靠性和有效性还没有经过很严格的测试，相对而言开发得最完善的工具是"角色轮廓"，已经在临床或非临床的人群中得到了不少应用。

角色法

戏剧治疗的角色法是从角色理论中自然发展出来的，治疗师要在案主创造出的角色和故事中探寻他们的困境。兰迪提出角色法的基本过程要经过以下 8 个步骤，不过，它们之间未必是线性发展：

1. 召唤角色
2. 命名角色
3. 扮演/处理角色
4. 探寻角色、反角色和向导之间的关系
5. 反思角色扮演：发现角色的特质、功能和风格
6. 将虚构角色与现实生活联系起来

7. 整合角色，形成良好的角色系统
8. 社会榜样：发现案主通过角色的行动影响社会环境中其他人的方式

戏剧治疗的临床实践经常以热身活动开始，鼓励案主（个人或团体）召唤或引发角色。唤出角色后，治疗师会要求案主给它命名。命名会让角色变得更加具体，为发掘其特质和功能提供可能性。在第3步中，治疗师帮助案主进入角色，并开始创作故事。对某些案主而言，把故事讲出来就已经够了。但许多时候，还需要用戏剧性语言或动作的形式把故事演出来。治疗师在合适的时候还需要鼓励案主发现反角色和引导者角色。整个过程在一次治疗里不一定能全部完成。

整个过程的第二部分，即第5步和第6步，主要是对角色扮演和故事的反思。这时，案主需要"去角"，即从戏剧的虚构世界回到当前的现实世界。去角针对的是戏剧体验的核心矛盾——演员和角色的连续性。通过与虚构的角色分离，演员可以回到生活中，回到风格化更弱的平行世界中。跳进角色和跳出角色比较麻烦，有时甚至让人感到迷惑，因此，治疗师有必要帮助案主完全地、逐个地去角。如果案主过分卷入角色，他很容易失去距离感而无法反思角色。

对体验进行反思是角色法的认知部分，类似于精神分析和认知疗法。对戏剧性活动的反思包括两个部分。第一部分是对虚构角色的思考，从角色的特质、功能、情绪和距离等方面挖掘其意义所在。第二部分是寻找虚构角色与案主真实生活的联系。因为总能在日常生活中找到虚构角色所对应的真实角色，所以，故事中的正面和负面人物同样对应了生活中人们的正面和负面。

反思过后，案主常要与治疗师进行更深入的讨论，以发现角色之间以及所有角色该如何整合。不过，整合并不一定是可以在对话中发现的、有意识的过程。如果案主很信任这个过程，它常常在潜意识中发生，因此应该允许他们对潜意识的体验保持开放。

最后一步的社会榜样是关于积极和整合性治疗体验的最终效果。有了角色的改变，或有了角色—反角色—向导的新结构，案主就能够以新的方式进入旧的关系之中。在为塑造新的角色而行动的过程中，案主为社会圈子里的其他人树起了积极的角色榜样。如前所述，这些步骤不一定按照线性发展。有的案主可能从反思生活中不够有效的角色开始，然后进入到戏剧性行动中。有的案主则直接跳到行动阶段，到后面的某一刻再为角色命名。有的案主在提炼过往经历、进入虚构环境时存在困难。角色法的重要之处在于不论案主处在什么阶段，治疗师都能满足他们的需求，并在他们准备好和愿意的情况下，引导他们完成这些步骤。

以发展转化法来工作的一些戏剧治疗师相信，在游戏和戏剧的过程中治疗就已经完成了。因此，没有必要通过在戏外进行认知性的反思以影响转变。从角色法的角度来看，在行动之后进行反思是解决深层次问题的很重要的步骤。这个观点与最近神经科学的研究成果是一致的，该成果为心理治疗过程中思想、身体和情绪的整合提供了神经生物学依据。

与德里克一起实践角色法

以下是角色法治疗视频的文字记录，为避免冗余，对其进行了少量编辑处理。德里克是案主，罗伯特·兰迪是治疗师。治疗结束后，会有德里克与兰迪的一些反思,接着会通过几对两极性来检视角色法,如情绪与距离、幻想与真实、口语表达与非口语表达、动作与反思、指导性动作与非指导性动作、移情与反移情等。

罗伯特:嗨!德里克,近来好吗?

德里克:还好。

罗伯特:今天我们将花四十分钟在一起工作,看看会进行得如何。工作方式是戏剧治疗的角色法。你知道我们的言行会涉及一些相当私密的事情,外面还有一群学生在观看,稍后他们还会问我们一些问题。这里还有摄影师与一架摄像机。我想知道你对这些的想法与感受。

德里克:我是有一点紧张……

罗伯特:哪一个让你更紧张?摄像机还是学生?

德里克:摄像机。

罗伯特:你对摄像机有什么样的感觉?

德里克:我怕自己在摄像机里看起来很丑。

罗伯特:哦,不喜欢你在摄像机里的样子?

德里克:说真的,摄像机会把我拍得一团漆黑,你们能看到的只有我的牙齿。

罗伯特:哦,是和你的皮肤颜色有关。

德里克:是的。

罗伯特:好,请你扮演一个角色,然后说:"我是一架摄像机,我正在拍摄德里克,这个正是我要拍的。"看情况会如何。

德里克:我是一架摄像机,我在这里拍摄德里克。原原本本地拍下德里克。

罗伯特：拍下德里克。

德里克：是的，我的工作是让他看起来尽可能地不讨人喜欢。

罗伯特：所以，你是一架很难搞的摄像机。

德里克：是的。

罗伯特：为什么你要让他看起来很糟糕呢？

德里克：因为他自己就是这么觉得的，我知道这些。

罗伯特：所以你要用他自我感觉的方式来拍摄他……

德里克：我就像……我就是他的读心者，我是一架能读心的摄像机。

罗伯特：你作为一架能读心的摄像机，是否知道他很担心自己在镜头中除了牙齿之外其他地方都很黑？这真的是你想要去做的吗？

德里克：我是想让他看起来黑，但我也想让他感觉自然点。

罗伯特：所以，你能对他说点什么，好让他感觉更放松呢？

德里克：做你自己。

罗伯特：让我们另外拿一把椅子来。（拖来一把椅子）假设现在德里克正坐在那里，而你要使他感觉到更放松一点。告诉他你能给他一些什么帮助。

德里克：放轻松，德里克，你没有那么糟。不管怎么样，你都能解决那些狗屎问题。所以你只用放轻松。

罗伯特：他还担心自己的黑皮肤与白牙齿，该怎么办呢？你可以告诉他些什么？

德里克：你应该为你的牙齿感到自豪，它们又白又亮。你的皮肤有光泽，这也是值得骄傲的。冷静，放松，我会让你看起来很棒。

（两人舒了一口气）

罗伯特：我喜欢这样。

德里克：你喜欢这样？

罗伯特：是啊！你差不多都告诉他了吧？这么一来，你帮他放松了吧？

德里克：是比较冷静了，我觉得差不多了。

罗伯特：很好！那么请你从摄像机的角色中出来，恢复成德里克。把椅子搬回来。效果怎么样？

德里克：一开始，我确实有点紧张，但摄像机一直劝我放松，我也就越来越放松了。

罗伯特：那么，在我们进入到今天的工作时，你能否把这个信息告诉自己？

德里克：现在就告诉吗？

罗伯特：是啊，现在就对自己说。

德里克：德里克，冷静。

罗伯特：好的，很好。

（两人做深呼吸，吐气）

罗伯特：你身体感觉怎么样？

德里克：（用手指向肩膀）我觉得这里有点紧。

罗伯特：你想放松一些吗？

德里克：是的，我能做一做热身吗？

罗伯特：把那把椅子向后推一点。老实说，在摄像机前我也有一点紧张。我可能看起来太白了一点，我不想这样。谁知道呢？我们两人都做一下热身吧。

德里克：（举起双臂）我腋下有点异味，所以……

（两人都舒展开身体）

罗伯特：这样可以了吗？

德里克：好些了。

罗伯特：我也好些了。我们再坐下来吧。你刚才已经提到了一些有关自己的事情……你说摄像机会把你的脸拍得黝黑，牙齿拍得雪白，你还提到身上的异味。让我们先记住这些，看看过会儿还是这样或是有所改变。记住，你可以对自己说话。那个声音会说"冷静"，或者说"随他去"，也许它还会再次发声。好，我今天请你提起一个话题，而且你将用它作为共同的话题和另外两位治疗师一起工作。不要只是想一个话题，能否将它想象成一个故事？并为这个故事加个标题。

德里克：《一个男人与父亲的斗争》。

罗伯特：《一个男人与父亲的斗争》。很好！现在，如果你以这个标题来说故事，假设是发生于三者之间的故事。这三者会是谁？

德里克：父亲、儿子与痛苦。

罗伯特：父亲、儿子与痛苦。好极了！请你现在开始编一个故事吧。随便你的故事怎样发展，就像讲童话故事一样。你可以这样开始："很久以前……"

德里克：很久以前，有一对父子同住在一个小房子里。在那里，他们有很多事情要做。儿子努力做各种事情让父亲感到高兴，但父亲却总是和痛苦在一起。你知道，痛苦是个从邻居家里跑出来的坏家伙。痛苦总是伤害、诅咒并鞭打父亲。但父亲还是整日和痛苦混在一起。他并不喜欢痛苦，不过，他还是需要一个人来依靠。儿子尽力做到最好，做个好儿子。他一路跌跌撞撞，虽然做得并没有期待中的那么好，但他一直努力取悦父亲。有一天，父亲从外面回家，正在为某件事情生气。儿子正好在家中。父亲把痛苦也带到家里了。痛苦所做的一切就是辱骂儿子，说他不好，他应该离开这个家去当兵，因为他得去吃吃苦头。儿子在屋子里努力寻找藏身之处、庇护所，多半他会靠在采暖炉旁，试图温暖自己，并且祈求不要被父亲发现。但父亲总是会找到他，而且和痛苦一道。痛苦是狗娘养的混蛋，他总是跟着父亲。他们找到了这个孩子，痛揍他，说他是个一文不值的东西。没有任何理由地辱骂他，打他耳光，戳他的脸。儿子的耳朵里充斥着采暖炉发出的尖锐刺耳的声音，像鸣笛声。我不知道你是否听过，就像"嘘——"的那种声音。

罗伯特：噢，是的！

德里克：他能做的就是听父亲和痛苦聊那些狗屁事情，但他能记起的却只有"嘘——"的声音。在儿子成长的这些年里，他一直忍受痛苦和父亲对他的那些言语羞辱：你是这，你是那，你是一个婊子养的黑儿子。所以，儿子必须学习如何独自去做许多事情，学习如何在外面生活，比如怎么砍柴。他要学习如何去做一个父亲，或者至少想象自己如何成为一个男人。痛苦或父亲从来没有教过他这些……一天，儿子看到一座山，他说当他还是个小孩的时候，他就想爬那座山。那一天来到了，儿子成了一个父亲或是一个男人，他就开始爬呀、爬呀。他总是摔倒，因为痛苦总是跟在后面打击他："你糟透了！你只不过是坨狗屎！从家里滚出去！你不会砍柴，连跑腿都不会，什么事也做不了。"最后，儿子终于到达了山顶，而他所能听到的就是采暖炉发出的声音，一直"嘘——"地响个不停。他累坏了，没有任何感觉，感觉不到腿或是手的存在，但他没有停下脚步，继续翻山越岭。终于父亲意识到痛苦根本一无是处，决定洗心革面,不再与对方鬼混在一起。有一天他看到儿子,感到满心欢喜。儿子还在继续向上爬,一直在爬那座山,这是儿子所要做的事情。他一直在等三个字,这是他从父亲那里所希望获得的全部,但他从来没有得到过。所以,儿子还在继续向上爬,虽然不断摔倒,但每次都站起来继续走。这就是故事的结束。

罗伯特:那三个字是什么?

德里克:对不起。

罗伯特:这个故事中,你为三个角色分别取名父亲、儿子与痛苦。在故事结束时,痛苦到哪里去了?

德里克:痛苦已经摔成了碎片。它现在没有待在父亲的身边了,它成了一些碎片,想跟儿子去爬山。

罗伯特:痛苦与父亲是不是分手了?

德里克:是的,他们分手了。父亲决定不再跟痛苦厮混在一起。

罗伯特:是什么促成了这种改变?

德里克:因为痛苦是有毒的。

罗伯特:他已经与痛苦相处了这么长的时间,是什么原因让他觉得受不了这种毒而要跟它分开?

德里克:一种更高的存在……在他看到儿子爬上了那座山时。父亲决定不能再跟那个混蛋鬼混了,它会把自个儿的头脑搅得一塌糊涂,也会把儿子弄得乱七八糟。

罗伯特:即使痛苦变成碎片了,它仍在尾随儿子上山。

德里克:是的,它也想上山,因此化成碎片。我忘了告诉你,痛苦也想上山。

罗伯特:谁想上山?

德里克：痛苦。这并不是意外，是儿子将痛苦踢下山去，想杀了它。痛苦的一部分死了。那是最让人满意的事……

罗伯特：谁满意？是儿子吗？好！现在我要打断这个故事。我想听儿子怎么说。当痛苦开始破裂时，请你进入到儿子的角色里，说一段独白。想象一下，你作为儿子现在何处——在山上吗？

德里克：我快到山顶了。

罗伯特：你扮演儿子，现在就来段独白可以吗？你要不要站在什么东西上面？你想要怎么做？

（德里克跪在椅子上）

罗伯特：那么，痛苦在哪里？

德里克：（指着自己的背后）它就在这里，几乎就在我的正后方。

罗伯特：我们可以用一把椅子代替吗？

德里克：好！就放在这里。

罗伯特：你现在就是那个儿子，正在注视着这件事情的发生。我在听你说，请告诉我你看到了什么？

德里克：你给我滚开！他妈的！（用脚踢）它抓得很紧。（推开椅子，大笑）它摔成了碎片，故事就是这样，它摔碎了。要是我能把那张椅子劈成两半，我就会这么做。

罗伯特：现在我们无法把椅子劈开，不过我们这里有一些椅子，你看看可以怎样来做。就把这些椅子当成碎片好了。

德里克：（摆弄了这些椅子）啊，就是这样。

罗伯特：好的，继续扮演儿子。接下来发生什么？你在看什么？在想什么？你的感觉怎样？

德里克：我在想，我要与痛苦保持更远的距离。这是我现在的感觉。不过，我想这一小块痛苦其实是在帮我爬山。所以，如果可以，我想把它挪过来（移动椅子）。并不是说它感动了我，只是说它离我近点，可以帮助我爬山。

罗伯特：好的，你可以对那一小块痛苦说话，告诉它你的想法。

德里克：我恨你，因为你搅乱了父亲的生活，也搅乱了我的生活。但我也需要你继续向前。不，我不需要你继续向前，因为我可以自己走，只不过有时看到你能刺激我继续向前。如果你摔成了碎片，消失不见了，我也不会感到悲伤。

罗伯特：坐在那把张椅子上，进入到痛苦的角色中。现在你已经听到儿子所说的话，会如何应对呢？

德里克：你认为自己是如何走得这么远的？难道是因为爱吗？其实，他需要带上我的一部分才能走这么远。

罗伯特：你需要带上我的一部分……

德里克：你需要带上我的一部分来刺激你走这么远。你需要我不断踢你的屁股，提醒你能做些什么。虽然你总想躲开我，我却是你的一部分。接受我，我们都相安无事。记住，当你认为一切都不错时，我还会在你耳边嘀咕那些话的。

罗伯特：太好了！那么，让这个角色离开。

德里克：感谢上帝。

罗伯特：把它从你的身上抖掉。在整个表演过程中还少了点什么，那就是父亲。你说有些话真的很重要——那是什么？

德里克：对不起。

罗伯特：好的，如果让你选择，作为父亲来说这三个字，或作为儿子来听这三个字，你会选择哪一个角色？

德里克：我不能当儿子。

罗伯特：你不愿当儿子来听这些话？

德里克：嗯……我想要以父亲的身份。

罗伯特：你要以父亲的身份。好的，拿把椅子来，把它当作儿子，然后把它放在你觉得合适的某个地方。现在我们把痛苦拿走，你也可以把它带回来。

德里克：不，把它放在这里。

罗伯特：好，你要痛苦的一部分，还是完整的？

德里克：只要一部分。

罗伯特：好的，痛苦的一部分。（指着那三把椅子）好，这个是儿子，这是痛苦的一部分，那个是父亲。儿子是在山上还是已经离开了？

德里克：他本应该离开，但他现在并没有走，我想他还在那里。

罗伯特：他还在那里。那么，他是在前行还是……

德里克：他肯定在前行。

罗伯特：好，他在不停地前行。而且在他前行的时候，痛苦一直和他相伴——就是这部分。

德里克：是的。

罗伯特：那父亲在哪里？

德里克：（笑）这是个好问题。嗯……应该在这里。

罗伯特：好的。我也到这里来和你待在一起，你不介意吧？

德里克：为什么要介意呢？

罗伯特：我不知道，也许扮演父亲可能不太容易，也可能没问题。

德里克：其实演父亲比演儿子更容易些。

罗伯特：那好，我们继续。（走向代表儿子的那把椅子）也许他需要更多的支持。这样可以吗？还是要我跟你在一起？

德里克：你回来吧。

罗伯特：好的，基本上我要你做的是，你作为爸爸，给儿子所需要的东西，那三个字。也许要做些准备，而不是随口一说。

德里克：是的，那样听起来像骗人。

罗伯特：所以你必须发自内心地去说，你会怎么做？

德里克：我应该给他写封信。

罗伯特：你可以这样做。我这里有黑板，还有些粉笔。

德里克：好的。

罗伯特：你要这样做吗？

德里克：当然。

罗伯特：好吧，给你粉笔。

德里克：（在黑板上写下）"我对不起你，儿子！因为我总把痛苦带回家。另外，我以你为荣。你是个好男人。"（在"男人"这个词下面画了几道线）

罗伯特：好了。

德里克：你还在呼吸。你本来不应该呼吸！（大笑）

罗伯特：我本来不应该呼吸？我要停止呼吸吗？

德里克：不要，你还是在我身边吧。

罗伯特：好的，我就待在你身边。现在，你已经把它写出来了。

德里克：抱歉！我能改一下吗？

罗伯特：当然可以，你怎么做都可以。

德里克：（擦掉了"总"这个字）唉！我得回学校去了。

罗伯特：所以，"总"这个字写得非常大，我猜想它的意思是"我对之前所做的一切感到很抱歉，对每件事"。你的意思是每一件事吗？

德里克：是的。（再把"总"这个字写到黑板上，并把它圈起来）

罗伯特：你还有一件事要去做。我要请你作为父亲把这些讯息传达给儿子。

德里克：我想我会把它读出来。

罗伯特：可以啊。不过你如何去读呢？是非常有感情地读，还是冷静地、平淡地读？

德里克：冷静地。

罗伯特：冷静地、平静地、淡定地。好的。

德里克：对不起！我的儿子。我把痛苦带到家里，还是全部的它。另外，我以你为荣，你是个好男人。我是真心的。

罗伯特：你把这句也写下来吧。

德里克：（写下"我是真心的"又写下"请原谅我"）这些都是刚刚冒出来的。

罗伯特：好的，非常好！在那个点上还会有更多的东西要出来。现在你再试一下，把全部文字都读出来。如果你要改变语气，赋予更多的感情，完全可以，只是你不要……

德里克：（平淡而冷静地读）对不起！我的儿子。我把痛苦带到家里，还是全部的它。另外，我以你为荣，你是个好男人。我是真心的。请原谅我！

罗伯特：你可以再做一次吗？这是儿子，这是痛苦，或一部分痛苦。它和儿子待在一起。对吗？

德里克：是的。

罗伯特：现在向前跨一步。

德里克：用什么语气说？

罗伯特：用演员的语气，更动情地说。

德里克：对不起！我的儿子。我把痛苦带到家里，还是全部的它。另外，我以你为荣，你是个好男人。我是真心的。……你解放了。

罗伯特：是的，你要不要再往前跨一小步？再多尝试一件事情如何？

德里克：怎么，你要我把这些唱出来？

罗伯特：你想唱吗？我刚也这么想过。

德里克：是吗？（以开玩笑的方式唱着）"对不起！我的儿子。我把痛苦带到家里，还是全部的它。我以你为荣，你是个好男人。我是真心的。"用的是一首老的黑人灵歌的调子。我想里面是有些意义的。

罗伯特：它把你带到其他地方去了，我还得把你拉回来。请坐到那把椅子上，你要直接面对痛苦和父亲。这次你当儿子。你不要说任何话。我把这一段给你读出来，你只是听，好吗？

德里克：好的。

罗伯特：（带着感情慢慢地读）对不起！我的儿子。我把痛苦带到家里，还是全部的它。另外，我以你为荣，你是个好男人。我是真心的，请原谅我。

德里克：（明显被感动了）你可别想让我在这儿哭出来。

罗伯特：好的，很好。我告诉你接下来要做什么。我要你做一个舒服的深呼吸。好，你现在已不再是儿子了，让他离开，离开那把椅子，把椅子挪开，让它回到一把椅子。这里也没有痛苦。我们现在坐到一起，还有几分钟。首先，你还好吗？对你来说，这次活动帮你进行到哪里啦？

德里克：进行到我的肩胛之间了。

罗伯特：它还在那儿吗？

德里克：嗯……它现在还在努力地、慢慢地想溜出来。

罗伯特：我希望你保持着这样的呼吸节奏……不要去控制它。让它自己通过。这个故事听上去像童话，但和现实只隔了薄薄的一层。它和你的真实生活有什么联系？

德里克：作为德里克？

罗伯特：是的。

德里克：那么，都是同一回事……我做的是同样的事。

罗伯特：你的意思是，你去爬山了？

德里克：我想去爬山。我过去就是躲在采暖炉旁，至今还能听到"嘘——"的声音。

罗伯特：在故事中，采暖炉是个美好的存在。

德里克：是的，它真的令人舒服！在一些日子里，它是那样的温暖！

罗伯特：那鸣笛声也很舒服吗？

德里克：鸣笛声也是很舒服的。有些声音，如垃圾车的噪声与采暖炉的"嘘——"声，都能帮我入眠。

罗伯特：它们会让你安静下来。

德里克：是的，还有下雨天。我一听到雨声，立刻觉得很舒服。一样的道理。

罗伯特：它其实就好像采暖炉一样，是一个引导者，它把附着在父亲和儿子身上的某些痛苦融合在一起了。

德里克：是的，儿子到现在还担负着父亲带来的、永远无法摆脱的痛苦……儿子还是要费很大力气去爬这座山，去努力成长，成为一个男人。

罗伯特：也许这是一个不错的结束点，提供了对整个事情进行反思的很清楚的方式。很高兴和你一起工作！

德里克：跟你在一起感觉也很好！

对治疗过程的反思

在讨论两极性前，让我们来看看兰迪和德里克对治疗过程的反思。兰迪说他首先在思考：德里克如何克服他最初的自我否定意识？如何引导对方到达一个更为平衡的状态？兰迪从角色理论的角度来看待这个问题：

> 当他把自己的问题定义为父亲、儿子以及第三个因素"痛苦"的时候，我就能够分辨出故事中的角色、反角色和向导。我想这个儿子就是主角，他要踏上漫长的旅途。……在德里克的故事里，这个儿子就一直在攀登山峰。而反角色我认为就是父亲，从某种角度来看，痛苦就是引导者。有时候引导者会是一个消极的形象。

兰迪认为，作为戏剧治疗师，他的任务是始终如一地为德里克提供积极的指导，甚至询问德里克是否希望他在戏剧化的过程中保持近距离接触。他认为通过这样的方式，德里克就能在那座具有象征意味的山峰上更好地完成艰难的旅程。作为一个引导者，兰迪需要把自己打造成一个更加积极、更加通融的父亲角色。德里克在故事中提供了这样一个情节：父亲最终抛下痛苦，支持儿子的登山之旅。通过内化这位虚构的父亲所发出的道歉，德里克终于能够承认他真实的父亲在精神上的转变。

兰迪同时指出这个故事的结构以及将这些道歉的话通过书写和歌唱表达出来的做法，为德里克提供了最佳距离，让他能够最终接受儿子的角色，并且接受以前未从父亲那里得到过的道歉。

兰迪在反思角色扮演法的目标——平衡时指出：

> 我希望是，如果父亲对儿子说了这些话，儿子又接受这些话，同时，"痛苦"以这样一种方式实现转变、处于父子之间，这时平衡就达到了。这很有趣，因为德里克并没有把痛苦永远地驱逐出这座山，而是把它撕成了碎片。他拿着其中一块碎片继续上路，仿佛可以给他引导的力量……我想最终我在以痛苦为媒介的父子间找到了一种平衡和完整感，遵循着在引导者带领下的角色和反角色之间的平衡关系。

兰迪认为，采暖炉和它发出的让人舒适的声音对德里克来说是另一种形式的引导者。虽然德里克生长在痛苦和暴力中，并对这些可怕的经历已经麻木，但这个采暖炉"转换成了一种平静的信号，一种走出痛苦的方式，并使他平静地认识到痛苦是自身的一部分……是父亲留给他的遗产"。

最后，当现场的研究生们进一步探讨引导者的角色时，兰迪再次谈及站在批判性视角的摄像机。他说在治疗初期，德里克认为摄像机会把自己拍得太黑，就像成长过程中周遭的人对他的评价那样。但是德里克最终把摄像机从消极的对象变成积极的对象，是因为他能够以父亲的视角来积极地看待自己。在对引导者的最后反思中，兰迪谈道：

消极的引导者变成了积极的引导者。如果摄像机是一个引导者的话，它象征着别人如何看待我们以及我们怎么看待自己……引导者就是这样一种角色，它帮助我们看清自己到底是什么样子。我们真的漂亮吗？我们真的不漂亮吗？也许两者皆有。如果我们能够……爱上自己原本的样子，那么引导者的使命就完成了。

正如德里克在反思治疗体验时所说，当他听到那些道歉的话语和怜爱之词时，感觉充满力量："好像我的心脏一下子缺氧了，因为我不敢相信我事实上听到的内容。"当他把非现实的戏剧和自己的现实生活联系起来时，德里克有些难过，因为他可能永远无法从父亲嘴里听到这些话，不过，"我内心的很大一部分感受到了平静"。

这次治疗和拍摄完成一年后，德里克再次回想起这段经历。他说自己对父亲实际上产生了一种同情——这是从未有过的。他认识到"我的父亲也需要一个父亲"。此外，在反思儿子这个角色的时候，德里克说道：

当这位男治疗师让我转变角色、以父亲的身份来读出我写在黑板上的话的时候，我的内心激起了一种从未有过的情感。这是我在童年、少年和青年时期都被剥夺的一种肯定感。我曾经祈祷能从父亲那里听到这些话语，一旦被说出来就能治愈上千道伤口，会让人觉得好多了。

在治疗的最后，德里克确实在他虚构的角色和故事中找到了平静。他把痛苦撕成能够控制的大小。他接受了一直以来就想听到的父亲的道歉。他攀上山峰，找到了一个能抚慰他的引导者。事实上，他与罗伯特，即父亲的替身建立了一种积极的联系。他觉得自己既强壮又帅气。他意识到不仅在父子关系方面，而且在白人社会中的黑人身份认同方面，都有很多事情可以做。他说："肤色情结依然存在，对我来说这与父子关系直接相关。"关于这两个主题在随后的两个治疗部分会提到。

一年后，在德里克进行的最后一次回顾中，他意识到自己成了父亲的榜样，这与角色法中的最后一个步骤，即社会榜样角色相呼应。德里克说："故事中的父亲看着我攀登山峰，并且在生活中有了很多收获，因此我成了他的榜样，我告诉他如何摆脱痛苦，努力完善自我。"

两极性

情绪和距离

角色法是一种间接的戏剧治疗方式，它依赖于角色和故事的安全性来包裹强烈的情感。在三种各具特色的戏剧疗法中，它最有距离感和包容性。它适合有过心理创伤的案主，因为这种疗法允许他们把现实中的困境投射在虚构的故事上，然后思考虚构与现实之间的联系。德里克的例子就是这样，他经历了痛苦不堪的童年，需要寻求一段安全距离，来容纳对施暴者（父亲）的强烈情感。

通过角色法进行治疗时，常会引发案主的宣泄，特别是当他们觉察到虚构故事和现实之间的联系时。这种觉察会在表演中发生在潜意识里，也会在反思的时候更加清醒地体会到。然而，宣泄的形式是独特的，它整合了情感和认知。在表演中被激发的情感为表演后的反思所平衡。演员知道自己在表演，所以能够担起表演者和观察者的双重角色。一般说来，使用角色法的治疗师会帮助其达到情绪和思维的平衡，既要避免情感过于卷入，也要避免理智过于疏离。

德里克在扮演儿子角色的时候听到罗伯特代替父亲说出道歉的话语时，就体验了这种形式的平衡。除此以外，为了从儿子的角色中抽离出来，他对治疗师说："你可别想让我在这儿哭出来。"德里克选择拉开距离、不愿意进行深度的情感表达的做法可以从几方面来解释。首先，这是他第一次在同龄人面前接受戏剧治疗，而且是在摄像机镜头前，他还没有充分适应。其次，与他互动的是一位男性，虽然他知道罗伯特是一个经验丰富且富有包容心的治疗师，但他在不知不觉中还是把过去对父亲的害怕移情到罗伯特身上。最后，通过角色和故事来治疗的方法支持了德里克有所保留的需要。他接受了这种安全的距离，并意识到接下来还有两次治疗。

虚拟与现实

从之前的讨论来看，角色法要求案主运用想象力去创造一个虚拟世界，并尝试生活在这个世界。也许有人会说大多数传统疗法和心理学家都是这么做的。研究萨满教的人发现，当善男信女前来祈求神的治愈之力时，现实的界限就被超越了。即使在经典精神分析中，也需要用自由联想的方式让案主摆脱日常琐事，进入到潜意识中的想象国度里。像荣格和兰克等人，信奉英雄、儿童和艺术家的神秘力量，鼓励案主发挥想象力。

但区别于早期的治疗方法，角色法是有意识地运用角色和故事来作为治疗性体验的形式和内容。这种体验和戏剧中主人公的体验是一致的,他需要向某个未知目的地进发,会遇到障碍,会需要向导的帮助。角色法在功能上和传统的戏剧类似,邀请观众进入与现实世界没有太大差异的虚构世界中。如果这部剧不仅娱乐了观众,而且还启示了观众,那么它就是在增强现实感。

与某些创造性艺术治疗所主张的治疗应发生在表演中的观念不同,角色法主张帮助案主在虚拟的戏剧和日常的现实生活中发现一种有意识的联系。在角色法中,角色和自我、舞台和世界不仅互相映衬,而且相互整合而达到一种更完整的境界。德里克关于痛苦遗产和爬山旅程的故事不仅仅是个比喻。用詹姆斯·希尔曼的话来说,这是一个治愈性的虚构故事,是通向转变后的现实的纽带。

言语表达和非言语的表达

正如戏剧的剧本是以对话形式写的,大多数即兴戏剧疗法的形式也是口头的。言语不仅体现在角色法的表演中,而且体现在对故事和角色的准备过程中。言语表达的数量和质量取决于案主对治疗师的需要。在德里克的案例中,案主和治疗师在演绎故事前后都有很多言语交流。在讲述、表演和反思故事的过程中,也有相当多的言语表达。

讲完故事之后,德里克通过言语和行动扮演了许多角色。他首先扮演控诉痛苦的儿子,然后用一种激烈的身体动作打碎了痛苦,最后还与它对话。在与痛苦的交战过程中,他通过思想、行动和语言让痛苦从大块头变成碎片。这样,他用到了积极想象的体验,就像荣格所描述的那样。

然后,德里克又通过言语和动作扮演了痛苦的角色,这引导他获得了痛苦可以成为向导的洞察:"他需要带上我的一部分才能走这么远。"然后,德里克扮演了父亲的角色,但因为这些道歉的话所包含的情感太强烈,他无法直接对儿子说出来,于是就写在黑板上,然后大声地读出来。在罗伯特的鼓励下,他找到了更多非语言的情感表达方式。当他被推着进一步深入到父亲的角色时,他选择了另一种非语言的表达方式,即戏谑地唱歌,进一步拉开了自己与那些难以处理的深层次情感的距离。

当罗伯特最后让德里克扮演儿子的角色来倾听这些话的时候,他变得安静且聚精会神,体会到了话语背后的感情,以及和解与原谅的可能性。那一刻是治疗最精彩的时刻,尽管德里克开玩笑地说"你可别想让我在这儿哭出来",但他这时是"完全在场"。

角色法既可以采用大量言语,也可以随着案主逐渐深入角色和情感,轻松地转换成非言语的表达。角色法也适用于不善言谈的人群,如患孤独症或选择性缄默的儿童,或者罹患紧张型精神分裂症的成人。对这些案主,可以通过动作和游戏来唤起角色和表演故事。前几章提到的特殊技巧,比如世界技法、沙盘游戏、木偶戏等,这些都是角色法的投射性表达形式。

行动和反思

戏剧行动可以是言语的,也可以是非言语的。在治疗开始时,德里克所做的深呼吸和伸展运动是完全的非言语行为。同样,当德里克强忍眼泪,说"你可别想让我在这儿哭出来",这也是戏剧行动。如前文所说,它是由初始刺激和角色呈现的距离程度决定的。它自发地产生,在当下起作用,与分析、解释、反思等方面都不同。在赖希及其追随者的关于生物物理疗法的后期研究中，我们可以看到远离分析、崇尚行动的转变。对于那些采用高度原始性、宣泄性治疗形式的人来说，要实现治疗性改变，仅需要有行动。

角色法将行动与反思并重。统观德里克的治疗过程，他一步步完成角色法，以行动开始，创造了三个主要角色并为之命名，然后在故事和随后的表演中完成了这些角色。在治疗的最后，当他从儿子的角色中脱离出来后，德里克对自己的戏剧行动进行了反思。他的第一个反思是生理上的。他告诉罗伯特演戏的体验"进行到肩胛之间了"。当意识到这个虚构故事其实就是自己生活的缩影时，德里克又回到了故事中，给出了最终的冷静的反思："儿子到现在还担负着父亲带来的、永远无法摆脱的痛苦……儿子还是要费很大力气去爬这座山、去努力成长，成为一个男人。"反思不同于解决。它仅仅为案主提供一个时刻让他们更深刻地回顾自己的行为，并将其带入当下。这样做可以进一步实现平衡。

指导性行动和非指导性行动／移情和反移情

角色法治疗师在某种程度上相当于戏剧导演。他们指导演员的行动，并提供了一个清晰的结构，帮助演员进入和呈现角色、叙述和表演剧情，最后对角色表演和故事编创进行反思。在一些案例中，治疗师会参与案主的角色扮演，处在故事内部指导行动，即使他们是被案主的需求所引导。例如，当兰迪对德里克朗读那些道歉的话语时，他需要扮演父亲的角色。德里克在倾听这段话时，则扮演了儿子的反角色。

那些疏离的、超然的精神分析师采取的早期治疗模式已很少出现在戏剧疗法中。角色法和其他戏剧疗法也没有采用纯粹的移情和反移情的分析性视角。因为治疗师常常要在案主的戏剧中担任角色,所以他们的客观性也是有弹性的。在有关戏剧疗法移情的主要研究中,艾里亚兹建议戏剧治疗师进行团体治疗,以便把移情转移到团体中去,团体足以容纳并处理这种移情。

从理论上来说,治疗师的指导性越强,越不容易产生移情。角色法刚好位于其间,既不像心理剧那样极具指导性,也不像发展转化法那样似乎不具有指导性。在德里克的治疗过程中,在实施角色法的步骤时兰迪确实发挥了指导性,但是当德里克作为父亲写下道歉的话并唱出来时,以及当他踏上攀登之旅时,兰迪就不过多发挥指导性作用。在这类情况下,兰迪就是移情的见证者。

在治疗过程中,兰迪充分意识到自己承担了父亲的移情角色,但他选择设法把情感转移到虚构故事里的父亲身上。于是他并没有扮演德里克现实中的父亲,而是扮演德里克通过戏剧创造出的父亲。这样,他把一个虐待儿子的父亲变成了一个富有同情心的、接纳儿子的父亲,为德里克提供了一种矫正体验。与早期的许多精神分析师不同,他没有为了强化移情而令德里克受挫,而是引导他继续攀登之旅。

精神分析中的移情可以当成是一个戏剧瞬间,再现了案主过去的经历,一旦被表演出来,它就成了分析的内容。精神分析近期的理论发展实际上就被称为演出,是关于处理移情与反移情的强化时刻的关系方法。不同于精神分析,角色法中的移情提供了三种形式以表现案主过去未解决的人际关系:现实形式,如与现实中的父亲;移情形式,如将父亲的形象投射到治疗师的身上;虚构形式,如故事中出现的父亲形象。有了第三种虚构形式,治疗师就能更灵活地处理案主的会心和接纳的需求。

至于反移情，当治疗师参与案主的角色扮演时，一些与治疗师个人相关的问题会浮现出来，这是无法避免的。对兰迪来说，这种个人问题就是他与自己父亲的关系，虽然不存在虐待，但是也充满了遗憾，并失去了表达宽恕和爱的机会。同样，作为父亲，兰迪对自己的儿子有正向的情感体验，是他生命中较强的情感纽带之一，超过了他与自己父亲间的联系。因此，他借用了自己的真实体验，扮演了一个好父亲的角色，并把这种情感带给了德里克。

兰迪有时会在父亲的角色里指导行动，但大多数时候，他是以一种共情的、不加批判的角色来进行指导。所以，兰迪坚持了卡尔·罗杰斯作为非指导性治疗师的人本主义立场，充分接纳和赞扬案主，以积极的姿态回应对方的表达，使他有能力继续自己的旅程。不管他是从内部指导还是以非指导性姿态从外部激发，在本次治疗过程中，兰迪尽力成为一位好向导，帮助案主整合矛盾的角色，帮助他寻求一种处理过去人际关系的方式，以面对那位没有能力引导好、照顾好孩子的父亲。

第五章　心理剧

德里克的第二次治疗采用了心理剧的方式。治疗师名叫尼娜·加西亚，是注册心理剧培训师、教育家和实践者，行业内的知名专家。加西亚作为心理剧的第二代实践者，曾师从雅各布·莫雷诺的某位杰出弟子。她与其他作者合著了一本社会剧方面的重要著作，并撰写了许多关于心理剧的文章和书籍章节。在讨论加西亚与德里克的合作之前，让我们来看看心理剧的某些独特之处。

历史回顾

第二章和第三章概述了莫雷诺在心理剧、社会计量学和社会剧方面的工作。在这些章节中可以清楚地看到，莫雷诺是定义和发展现代行动治疗方法的领军人物。尽管他也了解到同时代维也纳精神分析学派的诸多著述，但他并没有去模仿或将自己等同于他人。莫雷诺毫不谦虚，他认为自己不只是一个扮演上帝角色的凡人，还是一个不断在创造的造物主，因此，他为自己的书取了预言性的名字，如《父之言》和《谁将幸存》。

我这里不想去重复那些有关莫雷诺生活和事业的真伪难辨的故事，先看一下他自己进行的历史性思索。在将工作与整个行动治疗的背景进行比较后，他写道：

> 1914年，在维也纳，精神分析有两个对立面：一是被压抑的团体对个体的反抗，这是超越精神分析的第一步，即"团体心理治疗"；另一个就是被压抑的行动者对言语的反抗，这是超越精神分析的第二步，即"心理剧"。一开始就关注生存、关注行动。

莫雷诺对于行动的强调，并以戏剧性行动过程作为一种治疗方式，是他对于行动治疗发展最重要的贡献。作为一位精通戏剧的治疗师，他也从戏剧的角度谈到了治疗的过程。他说亚里士多德将宣泄定义为对行动和生活的模仿，他对此观点不太同意。因此，他提出以下看法：

> 心理剧将戏剧定义为生活和行动的延伸，而不仅仅是模仿，即使有的地方存在模仿，重点也不在模仿上，而是在更灵活的社会环境中为未完成的问题提供一个扼要重现的机会。

当然，精神分析也会通过移情作用来重现未解决的问题。但是在莫雷诺看来，其自由联想的方式是"语言的战斗"。弗洛伊德认为自己的方法是思想的自由表达，而莫雷诺跟他不一样，认为心理剧是身体和情绪的自由表达。就像我们之前所看到的，许多早期的精神分析师常常把很多肢体或情绪的动作认定为是在"表演"，是某种阻抗。莫雷诺大胆地解释了其中的原因:"行动看上去是危险的,因为它很容易过激或导向无政府主义。"

在弗洛伊德和莫雷诺之间,还有荣格、兰克和费伦齐,他们都承认戏剧性、想象性和情绪性表达具有治疗效果。在赖希、洛温和皮尔斯的研究中,也有通过身体活动进行治疗的案例。但正是莫雷诺通过半个多世纪的持续努力,才推广和证明了行动先于言语、行动胜于言语的观点。作为一种治疗方法,行动胜于言语。

心理剧的基本假设

莫雷诺有关人性的想象是宽广的、宏大的,涵盖了生活中的个人、人际和超个人的方面。心理剧的世界观坚持认为,人的生存是建立在自发性、创造性和文化留存的相互作用基础之上。莫雷诺使用了"文化留存"这个术语,专指任何文化的物质产品和传统结构,包括它的艺术和技术,以及社会的、政治的、经济的体系。

莫雷诺的视角以上帝作为艺术家正在积极地创造宇宙开始:"这是安息日之前的上帝,从孕育构想的时刻开始,贯穿创造和演进世间万物和他自己的整个过程。"上帝(造物主)成为人类可能的创造性的核心隐喻。对莫雷诺而言,解放创造力是通过心理剧实现的。

在心理剧里,创作发生在当下。它和被创造出来的东西有质的不同,就像即兴戏剧与有剧本的戏剧不同一样。莫雷诺用一个生动的比喻来描述创造性行为:"创造者就像跑者,对他而言,已经跑完的路和眼前的路,两者本质上是一体的。"即假设过去和未来都在经历的当下相遇。

在时间的维度之外，莫雷诺的哲学系统中还将空间理解为戏剧化行动发生的场所。对他而言，躺椅让位于舞台。他将演出心理剧的场所称为"新生之地"，即诞生的地方。在这样一个比喻性的空间里，在虚构的框架中，人们可以安全地扮演任何角色、采取任何戏剧性的行动。行动的地点既可以是按莫雷诺的要求构建的心理剧舞台，也可以是街头、公园或教室里的一个普通角落，或者在莫雷诺经常开展团体治疗的慈善机构里。

莫雷诺哲学系统的第三个维度是"剩余现实"，指的是超越五种感官之外的、想象中的体验。这个术语借用了卡尔·马克思的"剩余价值"概念，指的是资本家剥削工人的劳动价值。莫雷诺认为，人在自己的一生中会避开很多充分表达的机会。然而，当他们进入到剩余现实中，在心理剧技术的帮助下，他们会敢于表达自己，尝试那些可能改变命运的新行为。心理剧的虚构性为现实增添了一个维度，不仅增强了当下的现实感，更有可能改变现实。

最后一个维度是宇宙。莫雷诺所说的宇宙维度位于弗洛伊德和马克思之间——弗洛伊德认为个体是决定自身命运的首要因素，而马克思认为是社会和经济起决定作用。莫雷诺所认为的"宇宙人"是能够想象所有可能性，能够扮演所有个人角色、社会角色和精神角色的人。莫雷诺在总结对宇宙的论述上也富有个人特色，他转向了上帝，但不是从宗教角度，而是从戏剧角度：

> 上帝的形象可以通过任何人来塑造和体现，包括癫痫病患者、精神分裂症患者、妓女、穷人和被社会遗弃的人。当灵光闪现时，他们随时都可以登上舞台，呈现他们所感受到

的宇宙的意义。上帝总是存在于我们内心之中或我们之间。他不是从天而降,而是从舞台的大门进来。

根据莫雷诺的世界观,艺术家等创造者都是超级物种,按达尔文的逻辑来看,他们注定能生存下去:

> 因循守旧的人必然会被淘汰。因此,达尔文的"适者生存"的观点显得太狭隘,应该用"创造者生存"来取而代之。

心理剧的基本概念

表面上看,心理剧好像没有戏剧治疗那么具有戏剧性,但莫雷诺总是用戏剧的术语来思考和表达。因此,他的概念框架里有许多基于戏剧的理念。1940年,莫雷诺在思考心理剧的戏剧基础时这样写道:

> 心理剧的治疗层面不能与它的戏剧审美层面割裂开。在治疗性戏剧中,一个籍籍无名的普通人也会变成接近于艺术品的某种东西。他的自我会成为一个审美原型——成为人类的一个代表。在心理剧的舞台上,他进入到一种充满灵感的状态——他就是戏剧家本人。

以下是莫雷诺治疗性戏剧的主要概念。这些概念比以戏剧治疗为基础的角色理论早了半个世纪,为随后出现的行动疗法提供了概念模型。

角色

莫雷诺从心理学角度给角色下的定义最为人所知:"自我具有的现实的和具体的形式。"最初定义角色时,他参考了拉丁语和希腊语中该词的词源,即写有文本的古代卷轴。莫雷诺举了几个戏剧的例子,将角色定义为剧中虚构的人物,如哈姆雷特和浮士德。他对于团体动力学也有兴趣,因此也提到了几类社会角色。莫雷诺将自己对于角色的几种看法进行概括,提出了两个彼此相关的角色定义——"在特定的时刻、特定的情境中个体所采取的实用形式,以对进入该情境的其他人或事物做出的反应",以及"个体所经历的某一特定领域中各种情境的最终凝聚"。

在形成角色理论时,莫雷诺提到了三种角色:社会角色、主要和身体相关的身心角色以及和个体心理相关的心理剧角色。这三种类别与兰迪的角色系统中的社会领域、身体领域和情感领域相对应。莫雷诺没有尝试去对具体的角色类型进行系统分类,不过,他谈到了角色的一般功能:"角色的功能是进入到社会生活的某种潜意识状态,为其提供具体的形态和秩序。"在兰迪看来,每种角色类型都有其特定的功能。

莫雷诺也提到了反角色,认为这是人们观察社会生活中其他人的角度。而兰迪的反角色概念是有关角色间两极性的一种自我认知,与莫雷诺的观点有所不同。在莫雷诺看来,自我的概念代表了一个人角色的总和及其各角色关系的模式。

值得一提的是,公开出版的有关心理剧角色概念的最早文章之一是1942年泽尔卡·莫雷诺撰写的,她从与士兵们的沟通中得到了启发。虽然她那时没有对角色概念进行定义,但她创造了一种结构,用以分析心理剧语境中人们所扮演的角色。

心电感应

莫雷诺区分了精神分析中所指的移情与"心电感应",前者是指案主将过去的幻想暂时投射到当下的治疗师身上,后者则是一种案主和治疗师之间的更正向和持久的关系。他将心电感应定义为:"个体彼此的感同身受,这是让团体凝聚在一起的黏合剂。"通过观察心电感应的因素,可以衡量案主和治疗师之间以及团体成员之间关系的亲密程度。

自发性

莫雷诺将"自发性"定义为"一种以适当方式应对新情境或以某种新方式处理旧情境的能力"。自发性是一个人准备好行动的状态,因此可以通过行动方法尤其是心理剧的方法来训练和调整。莫雷诺认为自发性与创造性是联系在一起的。在他描述这种关系模式的"创造性的规则"中,他将这两个概念与文化留存联系起来。在《谁将幸存》一书中,莫雷诺预测,文明的未来属于那些能够以充分的自发性和创造性来应对文化留存的人。

宣泄

莫雷诺将亚里士多德提出的宣泄概念描述为:当观众认同舞台上演员所处的困境时所产生的情绪释放的时刻。莫雷诺认为,亚里士多德的宣泄基于第一次观看戏剧演出,是对于戏剧情节的新鲜和好奇引发了情绪的释放。他推断,观众对剧情越熟悉,宣泄的强烈程度就越低。因此,他将宣泄的概念与自发性的概念联系在一起,戏剧性行动越新奇,宣泄回应就越具有自发性。

莫雷诺将亚里士多德提出的概念进行了重新定义,从以观众为中心转变为以演员为中心,他指出心理剧演员所做的是将自己的真实生活经历用直接的、自发性的方式再现出来。他用火山的比喻来区分艺术戏剧演员和心理剧演员——前者是在观赏一部描述火山喷发的电影,而后者则是站在火山的底部看其喷发。随着对宣泄概念的拓展,莫雷诺意识到不仅主角有宣泄行为,那些对于主角的困境产生认同的辅角和观众同样也会获得宣泄。

最后,莫雷诺区分了两种类型的宣泄:发泄性宣泄和整合性宣泄。前者就是亚里士多德所谓的"净化时刻",在一个强烈的戏剧性刺激下实现情绪的释放。心理剧很容易实现强烈的宣泄,比如主角通过戏剧性的动作,重现了一段痛苦的经历,把愤怒发泄了出来。即使观众还没有与主角的内在生活建立联系,或者彼此之间还没有形成良好关系,这种被强化的情绪表达也会引发观众的情绪释放,尤其是在距离比较近的时候。而整合性宣泄提供了自我与团体的联系,这是产生洞察力的时刻,类似于谢夫和兰迪对审美距离的理解。这也是主角能够在剧中表达强烈的情感并将之与团体治疗的过程和日常的生活联系起来的时刻。对莫雷诺而言,不论是作为情感的释放还是思想和情感的整合,宣泄成功的标志就是让人获得自发行动的能力。

行动渴望

行动渴望是指基于生物学的需要,通过行动来表达自己。在莫雷诺看来,行动渴望源于失衡,其动机是需要完成未竟之事。加西亚和布坎南认为,"对行动的渴望是一种强烈的愿望或要求,希望表达内心、获得理解、掌控情境或建立联系"。代顿认为,行动渴望与精神分析中的强迫性重复是不一样的。在精神分析治疗中,案主一次次重复创伤性体验，但他并没有意识到这是一种强迫性的需要。通过将行动渴望戏剧化，案主有机会在意识层面体验并能在与团体辅角的关系中满足个人的需求。

辅角

心理剧中的主要自我或案主被称为主角。莫雷诺称主角常处于两难境地，无法处理好自己和生命中重要人物的关系。与其谈论他人，不如和辅角合作。辅角一般是心理剧小组的成员，代表他人。莫雷诺把辅角称为"不在场者的代表，包括各种诱惑、幻觉、象征、理想、动物乃至各种物品，他们让主角的世界变得真实、具体、可感知"。

因为主角和辅角的关系包含戏剧性的本质，莫雷诺注意到他们之间不可避免地会有身体上的接触。他再次强调了非侵犯性接触对戏剧治疗过程的重要性，这点与其他精神分析师有所区别。

社会计量学

莫雷诺将社会计量学发展为理解团体内部或团体之间动态互动关系的一种工具。莫雷诺的夫人泽尔卡认为，莫雷诺将社会计量学"当成一把可覆盖他所有其他工作的大伞，他的想法是通过行动的社会计量学来最大限度地重构社会"。1934年出版的《谁将幸存》一书中，莫雷诺详细阐述了许多早期计划，这比《心理剧》第一卷的出版早了12年。

莫雷诺认为，在一个给定的真实社会情境中存在着一个相互的价值评判标准，这一认识使社会计量学得以成为一门科学。例如，要确定一个居民医疗中心的社会计量动力，莫雷诺会问所有的参与者：你会选择谁做室友？在餐厅你想和谁坐在一起？你想和谁一起在厨房做饭？莫雷诺将这些回答制成表格，提出了重组社会动力学的最佳方式。

莫雷诺还发明了另外几种测量团体内部社会关系的工具。我们将在随后的章节中对他的一些社会计量实验进行讨论。在本节中会介绍几种自评工具，它们不是基于研究的评估工具，更多地被用于临床实践。所有社会计量学方法的运用都需要人们在角色里进行充分的互动，以明确社会关系。

社会计量学中有一种工具叫作社会原子，是社会计量的最小单位，表示一个人和其他重要的人建立的联系。在社会原子的运作示意图中往往用圆形或三角形来代表人，用箭头来表示某个家庭或工作场所中的人际关系。加西亚和布坎南认为，这种示意图的目的是"收集信息、评价能效水平、与案主共同确立治疗目标并介入治疗"。

另一种社会计量学工具是角色示意图，即让受试者以图表的形式画出在日常生活中所承担的各种角色。第三种工具是光谱图，它更具主动性，通常是一群人根据听到的问题沿一个连续体来站队，比如，你是否愿意公开自己的生活细节？这个连续体是一条穿过房间的想象中的线，一头代表非常愿意，另一头代表很不愿意。还有一种类似的工具是标记图，要求个人根据问题在房间里的指定区域形成小组，比如，你认为自己最接近哪个成长阶段——儿童、青少年、成人还是老人？一旦小组中的每个人都确定了自己在光谱图或标记图中的位置，治疗师就会鼓励他们分享自己做出这个选择的原因。

儿童发展阶段

在结束介绍莫雷诺的基本概念之前，让我们再看看以他的儿童发展理论为重要概念基础而提出的三个发展阶段：同一性、对自我的认识和对他人的认识。同一性阶段以替身的概念作为标志，莫雷诺以一种开玩笑的语气谈及了替身的精神基础："我常认为上帝分两次创造我们，一次是为了我们能活在世上，另一次是为他自己。"泽尔卡·莫雷诺说丈夫对替身的理解不是来自心理学，而是来自文学，尤其是陀思妥耶夫斯基和莫泊桑的作品。莫泊桑曾说过走进房间时他看到自己在桌旁写作。这件逸事给莫雷诺留下了深刻的印象。

莫雷诺将心理剧中的替身描述为代表主角内心生活的那个角色，接着，他提到了母婴之间的这种替身关系。他将其称之为同一性母子，即两个个体合在一起、彼此不分。加西亚和布坎南描述了在这个阶段母亲作为孩子替身的重要性："莫雷诺相信我们每个人在刚出生时需要有一个替身，才能有效成长。"母亲对孩子的声音和动作感同身受，为孩子提供了清楚而安全的同一性。

第二阶段是对自我的认识，发生在两个个体分离的时候。母亲"镜观"孩子，也就是精确地重现孩子的动作，好像在说："我看到你已和我分开了，成了你自己。"镜观作为一种技术，也是让辅角模仿主角的动作，以让主角能更清楚地看到自己。

第三阶段是对他人的认识，涉及母亲和孩子的角色互换，以孩子能够领会他人的角色、产生更进一步的自我分离为标志。在心理剧的角色互换中，主角和辅角通过角色互换，内化对方的境遇，拓展了自我感。

通过这三个阶段，孩子从一个需要替身依靠和联结的状态，进入一个镜观的独立和分离的状态，再到角色互换所产生的相互依存的状态。通过足够好的替身、镜观和角色互换，孩子能够发展出强有力的自我意识，能够在真实的母亲和象征性的母亲之间建立清晰的界线。

治疗的目标

莫雷诺最重要的治疗目标是促进社会、团体和个人的自发成长，让人类得以延续生存。他将自己的创造比作上帝的创造，因此这样写道："上帝就是自发性，因此，圣训就是'处于自发的状态'。"

莫雷诺将治疗的目标分成四大类，分别是情感、行为、认知和灵性。这是他所认为的治疗的基本要素。情感领域的治疗目标是通过发泄性和整合性的宣泄来实现情绪的表达。加西亚和布坎南提出，宣泄既可以通过哭泣，也可以通过欢笑来实现。他们认为行为的治疗目标是"让人们练习新的更满意的方式以应对各种情境"。这个目标类似于沃尔普和拉扎勒斯以及基珀所说的心理剧的行为演练目标。认知领域的治疗目标是获得洞察力，在参与心理剧的行动中获得对两难境地的理解。

最后一个灵性的治疗与共同人性的表达有关，是人与自己的内心、他人、团体乃至宇宙的深层联系。灵性的目标概括了与莫雷诺同时代的马丁·布伯的思想，布伯将他的"我与你"的哲学以及人与上帝的关系应用于人际关系之中。20 世纪 20 年代布伯曾在莫雷诺办的文学杂志《恶魔》上发表过一些文章，他们因此相识。泽尔卡·莫雷诺说布伯直接受到了莫雷诺的影响，他在解释"会心"的意义时甚至直接引用了莫雷诺的表述。在布伯的《我与你》发表之前 9 年（即 1915 年），莫雷诺就发表了一系列名为《欢迎会心》的文章。

治疗师的角色

像在角色法中一样,治疗师主要是一个"导演",这是莫雷诺常用的一个词。他特别指出,主角完全可能出现阻抗,主角和导演之间也可能存在强烈的权力之争。莫雷诺写道:

> 他们都需要从自己的才智中汲取自发性和计谋。决定日常生活的关系和互动的积极因素包括:自发性、生产力、热身过程、心电感应和角色过程。

在莫雷诺看来,治疗师和主角一样,也要通过行动同步热身,逐渐进入自发的状态。一旦热身完毕,导演就会稍微向后站,让剧情在主角和辅角之间开展。一般来讲,导演不在心理剧中扮演任何角色——尽管有很多导演也会成为主角的替身或镜像。导演的强大作用在于他能设置场景、邀请辅角到舞台上、推动主角跳进或跳出角色以获得宣泄和洞察,带领整个团队投入戏剧创作并随后进行反思,以及用语言和行动提供注解等。莫雷诺说:

> 心理剧导演如果只是和精神分析师一样,观察案主并将一些象征性的行为转化成可理解的、科学的语言,那是不够的。他需要以参与者或演员的身份加入,善于假设、富有洞察力,利用案主自发生成的各种符号和手势、语言和动作来与其交流。

导演在热身、演出和结束的整个过程中都要分享他的个人见解。关于移情和反移情，莫雷诺更愿意使用心电感应的说法。如上所述，心电感应是案主和治疗师之间的动态关系，其结构比移情更持久。心理剧的治疗有效就在于它是导演、主角和团体之间清晰而积极的心电感应。

健康与疾病的观念

心理剧所认为的健康是由个人、团体和社会所展现出来的自发性程度所决定的。前文说过，莫雷诺对于积极未来的构想在于自发性和创造性与文化已有观念和典型产物间的动态关系。从本质上讲，健康的个人不仅能够整合身体、头脑和心灵，而且能够整合替身与被替身、镜观与被镜观，以及和他人角色互换的能力。健康的团体和社会也有类似的能力，能够促进其成员之间的融合。

疾病意味着打破了创造性的规范，在面对文化留存时，缺乏运用某种自发性的工具来应对的能力，也可以被视为对创造性的滥用。加西亚和布坎南谈到了三种病态形式的创造性。第一种是不顾现实的需要、以不可抑制的强烈冲动去追求新事物。第二种是因为无法获得新角色和新社会关系而阻碍了创造性的发挥。第三种是因为害怕承担创造者的责任而抑制创造性。第三种病态形式导致人们扮演那些被动的角色，将自己的控制权拱手相让给假想的权威。

莫雷诺作为一位内科医师，要和众多临床病患打交道，他当然接受对精神障碍的精神病学分类。但是，作为一位心理剧的理论家，他对疾病有一个更宽泛的概念，与其他的角色理论没有很大的差异。一个人可能患有精神疾病或身体上有残疾，但这种情况本身并不会妨碍他形成创造新角色的能力，或者以足够的自发性来承担任何给定角色的能力。疾病是人和角色间的不平衡造成的。健康的人能够扮演身心角色、心理剧角色和社会角色，并且能够精准地读懂他人的角色，可以与之进行角色互换。一些"生病"的人——尽管从生理上看没问题，但是他们有意限制自己的角色选择和角色认知。他们或不加批判地接受文化留存，或毫不在意地接纳无限混乱的选择，或狂妄自大，或过分谦卑，最终都导致他们限制了拥有自发性生活的可能性。

测量与评估

莫雷诺一生中设计了许多方法来测量和评估自发性和社会计量学。在他的专著和文章中有不少与此有关的描述，有些方法一直在为人所用。例如，蒂安·代顿经常会将社会计量方法应用于针对有心理创伤和成瘾的人群的评测和治疗。

莫雷诺早期设计过一种测量自发性的方法。该方法由一名心理剧导演主导，他向300多名受试者提供一系列紧急情境，受试者有的单独受试，有的分组受试，他们被要求利用给定的道具和辅角对情境做出反应。道具包括电话、收音机、书、水和扫帚。导演先设置好场景，然后介绍某个紧急情况，让受试者做出反应。最后由三人组成的评审组对各人的行动进行打分，评分标准包括反应时间、动作与角色感知的充分性、承受力以及行动和角色的恰当性。

在后来更正式的版本中，莫雷诺称其为自发性测试，专门准备一名辅角来对指定的受试者进行测试，每次一人。这名辅角接受过训练，熟悉特定的剧情、能够扮演一个或多个特定角色。莫雷诺举了一个例子，辅角扮演一个丈夫，回到家后告诉妻子他有了新欢，因此要离婚。被试者要扮演妻子的角色，对这个情境做出反应，有两个记录员根据设定好的评分标准来给他们打分，标准与前述例子中的类似。

莫雷诺喜欢通过图表来证实这些社会计量测试方法的有效性，但是这些工具（方法）的科学性还没有得到充分验证。那些使用自发性和社会计量测试方法的人更多将其用于临床治疗而非用于科学研究。例如，代顿认为社会计量测试方法可用于以下几个目的：揭示团体成员之间关系的亲疏、处理团体内的二元关系，以及培养团体的凝聚力。代顿认为测试的重点是针对团体的几个具体问题，如"团体中谁最吸引你"。这个问题是通过动作来探讨的，团体成员将手搭在那些吸引他们的人的肩膀上。最后，团体成员会在分享如此选择的感受时对体验进行处理。

莫雷诺采用了类似的评估方法，也就是用行动来对心理剧任务的完成情况进行评价。像社会原子和角色示意图这样的纸笔测试法，和团体社会计量的行动测试法一样，更多的是用来反思过程，而不是提供衡量工作成果的研究数据。作为研究，这些方法在描述性方面非常有用，戏剧治疗的角色方法中的评估也是如此。

心理剧的方法

莫雷诺早期提出了心理剧的五种工具——舞台、主角、导演、辅角和观众。除了观众，其他工具在前面都论述过。莫雷诺认为观众有两方面的功能。一方面，观众是为主角服务的，对其困境做出反应，提供有意义的反馈、支持和肯定；观众反过来也受益于主角，当他们认同了戏剧化的困境，体验到宣泄，就会以一种更明晰的方式来审视自己的问题。

心理剧的过程分为数个步骤，要运用数种技术。加西亚和布坎南概括了莫雷诺对治疗过程的诸多描述后将步骤明确下来。先是热身，可能存在数千种心理剧的热身方法，它们都是为了推动团队进入到一种即将投入戏剧活动的准备状态。热身结束后，小组会选出一个主角。加西亚和布坎南提到有四种选择方式：可能是事先安排好的，也可能是导演的选择、团体的选择或者现场自荐。

主角定下来之后，团体进入到行动阶段，严格来说应该是戏剧化阶段。开始时通常用的方式是"边走边说"，即导演和主角围着团体一边走，一边讨论演出方案。这种边走边说可加深导演和主角之间的心电感应，并达成治疗的约定。

按照加西亚和布坎南的观点，接下来是挑选和培训辅角，这时，主角可以从团体中挑选适合剧中角色的人。有时，如果导演觉得有特殊需要，他也会做出选择。培训角色是要让每一个辅角知道角色的要求。通常是由主角来和辅角进行角色互换，以演示角色的动作、情感和（或）语言上所应具有的特质。

加西亚和布坎南将下一步称为设景。导演鼓励主角描述行动发生的空间，并将时间具体化。主角选择代表特定人物甚至情感的物品放置在场景中，例如椅子、彩色围巾、书、钥匙、衣物等都是常用的道具。场景设置完成后，在导演的指示下，演员便开始行动了。导演会用一系列创作技术来推动行动的发展。加西亚和布坎南列出了五种最基本的技术：独白、旁白、替身、角色互换和镜观。

主角独白时，如同古典戏剧一样，他需要将自己从连贯的行动中抽离出来、直面观众，表达内心的想法和情感。这种方法常用在场景的开头或结尾处，以便让主角准备某个特定行动或者反思刚发生的行动。旁白也源于戏剧，主角被要求对自己的行动进行评论。这时他将头转到一边，将未说出的思想或情感清楚地表达出来，通常辅角无法感受到这些。这两种方法都是为了深化行动和（或）反思。

替身，如前所述，是站在主角身边模仿其姿势、动作和语气，外化其未表达的思想或情感的辅角。替身就像优秀的父母，既支持主角，又推动主角去充分地、圆满地应对困境。替身说的话只有主角听得见，主角会在剧中重复或修改这些话，并与其他辅角互动。在德里克的案例里，导演与案主是一对一，因此常由导演来扮演替身。

角色互换是指主角和辅角交换角色和空间位置，目的在于让对方获得移情体验。加西亚和布坎南归纳了角色互换的几个原因：与对方分享信息并验证其准确性、将自己当成对方、避免身体伤害，以及促进移情、自发性和情绪。

镜观技术是为主角创造距离感以便更清楚地看到自己的另一种方法。在镜观时，主角选择了另一个人来扮演他自己。主角从局外的角度观察对方在剧中的行动，这将帮助他更准确地认识自己，或帮他找到其他的途径来应对一个已陷于僵局的情境。

另一个常用的心理剧技术是"空椅子"，它可用来代表主角生命中的一个人，主角与其有未了之缘。如前文所见，皮尔斯从莫雷诺那里借鉴了这种技术，使之成为格式塔疗法的支柱。未来投射也是常用技术之一，这需要设置一个场景，其中发生了主角想象出来的、在未来某一刻希望（或不希望）发生的事情。在未来投射中，也需要辅角在想象的场景中饰演人物。最后的一种技术是在德里克的治疗过程中出现过的"双人心理剧"。在这种形式里,导演与主角是一对一,没有观众在场。他们两人需要借助很多空椅子来表示所需的辅角,同时也要用到前述的许多方法。

最后,心理剧的演出部分结束后通常会有一个收尾过程,团体与主角进行互动,主角又一次融合到团体中,团体成员会将自己被引发的情感表达出来。作为完结的过渡,导演会让主角抛弃自己的角色和所创造的环境。然后,团体成员以对主角的认同为基础,开始反思自己的体验,分享自己的情感。在分享时,导演会提醒他们不要解读也不要评价,因为这是一个建立共同体的时刻;导演也会帮助众人去厘清他们的情感和思想,集中关注主角与辅角、主角与团体以及团体成员之间的社会计量学联系。在对整个剧进行反思时,导演会和主角与团体成员一起花时间来把心理剧的虚构部分落实到现实生活中。在这一点上,心理剧与角色法是类似的。

与德里克一起实践心理剧

跟前面一样,我们接下来要看的是尼娜·加西亚为德里克设计的心理剧,为了阅读的流畅性,对话稍微被编辑过了。加西亚和德里克随后还会对他们的治疗经历进行简短的反思,然后根据给定的极性对这一环节进行分析。

尼　娜:很高兴见到你。
德里克:我见到你也很高兴。

尼　娜：近来怎么样？

德里克：与我父亲之间的关系基本上还是老样子，尽管近来我们相处得还可以，但当我生活中遇到压力的时候，常常出现梦魇，而他总是其中的一部分。

尼　娜：你最近做了什么梦吗？

德里克：大概两个礼拜以前。

尼　娜：嗯……你还记得那个梦吗？

德里克：差不多，是的。我记得起床后便立即去洗手间小便。我知道为什么会梦到这个。

尼　娜：为什么呢？

德里克：十五六岁前我经常尿床。一般成年人不愿说这些，但这是真的。

尼　娜：是的，不过你这个梦中的事情就像你起床后清醒的时候发生的一样。把你的梦说得更详细一点吧，你是不是已经琢磨过这个梦？

德里克：不是的，我通常不跟别人过多地谈自己的生活。只谈些必要的事情，不是每件事。

尼　娜：今天你只告诉我你想说的，你不想说的可以不说。好吗？

德里克：好。

尼　娜：再谈谈这个梦可以吗？

德里克：可以，它来自真实的生活。

尼　娜：很好。

德里克：我记得父亲就在厨房旁边，他看着我，并指着我，而且……

尼　娜：是最近发生的，还是过去？

德里克：过去的真实生活。

尼　娜：好的。

德里克：他指着我，那时他的嘴里镶了两颗金牙，常到处炫耀，但我觉得那两颗牙实在很丑。我记得他指着我，我看着他的金牙，还有愤怒的脸。

尼　娜：他一直指着你？

德里克：是的，然后他转过身来对着我母亲，还朝她的脸上吐口水。

尼　娜：嗯。

德里克：后面我只记得……（微笑）

尼　娜：你刚才怎么了？你笑了？想到了关于母亲的事情？

德里克：是的。

尼　娜：你想说吗？

德里克：我母亲是家里的"男人"。她既当爹又当妈，是个肉贩子，还会制作烛台。

尼　娜：她什么都干？

德里克：是的，但她不能教我如何成为一个男人，她只告诉我如何做个好男孩，而不是一个男人。我一直希望父亲能教我，但他没有。

尼　娜：是的。

德里克：我只记得很多次门被猛然关上。很大的关门声，然后是锁门声。

尼　娜：是链条锁吗？

德里克：是的，链条锁。通常争吵过后，他们就会到另外一个房间。

尼　娜：链条锁是怎么回事？

德里克：每当发生这种事……我就把头埋在枕头里。我就这样睡着了，祈祷不要再尿床，至少不要让我弟弟或其他任何人知道。只要父亲准时在 5:45 去上班后，我就安全了。关门。上链条锁。我把枕头拿开，大惊，床上又是一大摊黄黄的印记。

尼　娜：但那时是安全的，既安全又不安全。

德里克：是的，安全是因为……

尼　娜：因为他已经走了。

德里克：是的。

尼　娜：所以你会做这样的梦……

德里克：是的，他朝母亲吐口水。

尼　娜：在梦里？

德里克：嗯，我只记得她一直在哭。我从梦中醒来，不过我还是回到梦中去了，而且我总记得，她反过来也吐了父亲一口。

尼　娜：嗯。

德里克：那时我认为自己是笑了的，我记得当她还了手、吐到他脸上的时候，他的表情就像……当然，他没有揍她，因为我在那里……你知道，我抓住了他的脚踝或什么东西，他看起来吓了一跳。但确实发生过，我母亲真的打回去，那的确是真的。

尼　娜：所以，那是梦的第一部分，不是第二部分。两个星期前，你做了后来的这个梦，这个梦究竟是哪个版本？

德里克：是第一部分，他向我母亲脸上吐口水，我记得她绝望地哭了。

尼　娜：好的，关于这个梦我们谈了很多。今天，你是想分析这个梦，还是想用其他的更触动你的东西？

德里克：就这个梦吧，我觉得我变得有点像父亲了。

尼　娜：在哪方面？

德里克：五年级的时候。

尼　娜：好，五年级。五年级时发生了什么？

德里克：我恐吓、威胁过一个女孩，吓着她了。我打她的肩膀，踢她，朝她吐口水，骂她。真的，我已经变成父亲那样了。

尼　　娜：据我对你的了解，你现在并不像你父亲。

德里克：是的，要感谢上帝。

尼　　娜：那么，你是怎样让自己成为和父亲不一样的人呢？

德里克：我寻求另外的男性榜样，很长时间都没有找到，后来，找到了一两个。

尼　　娜：所以，你一直在努力寻求生活中的男性榜样？

德里克：是的，现在我可以举出来四五位非常积极的男性榜样，他们就是男人该有的样子。比如应该是有礼貌的，应该具有众所周知的一些优秀品质。

尼　　娜：那么，德里克，你的看法是什么？我们是不是需要把这个梦演出来？

德里克：好的，我已经受够了这个梦。

尼　　娜：所以，你已经准备好了结它了吗？

德里克：是的。我已经厌倦了。

尼　　娜：很好。我还要问你几个问题，然后我们再进入到表演部分。第一个问题是，两个礼拜前发生了什么事情？你还记得做梦的具体时间吗？

德里克：应该是星期一的晚上。

尼　　娜：两个礼拜前的星期一晚上。

德里克：是的，当时我要同时完成四五件事情，但很棘手。

尼　　娜：请告诉我接下来发生了什么？你要去做完四五件事情。请告诉我，那天你醒着的时候做过什么别的吗？你有没有跟父母联系过？

德里克：没有。星期天晚上我其实已经给母亲打过电话，说我一切都好。

尼　　娜：她还跟你父亲生活在一起？

德里克：是的，我母亲是一个很忠诚的女人，非常忠诚。

尼　　娜：那么，她说家里也还可以？

德里克：是的，她说一切都好……我父亲在读圣经……

尼　　娜：你父亲有点变化了？

德里克：嗯，是的。

尼　　娜：父亲和你的关系有什么转变吗？

德里克：是的，关系好点了。

尼　　娜：很好，关系好点了。但你的话听上去却不那么轻松。

德里克：确实不轻松，因为他从来没有对我说过"对不起"。我是努力通过信仰去原谅他。

尼　　娜：我能不能扮演一下你的替身？可以碰你的肩膀吗？（作为德里克）出于我的信仰，我学着原谅他，但不应该这么困难的。（对德里克说）如果这是你的想法，请重复一次。

德里克：出于我的信仰，我学着原谅他，但不应该这么该死的困难。

尼　　娜：其实只要他向前走一半路，甚至哪怕只有四分之一，我都会感觉好受些。

德里克：哪怕他只向前迈出半步，承认过去发生的事情，我都会感觉好受些。

尼　　娜：所以，原谅是一个漫长的过程。那么，星期天或星期一，还有其他事情发生吗？你跟母亲通话了，她说一切都还好。你父亲在读圣经。

德里克：啊哈。

尼　娜：还有，你说有四五件事情要去做。

德里克：我确实压力很大。我得为工作做准备，得把衣服送去洗，还要打扫公寓、清理猫砂，还得整理要丢掉的垃圾以及刷盘子。我想把这些事情全做完。（打了个响指）

尼　娜：啊哈。除此之外，你的情绪怎么样？

德里克：在工作上我一直努力……我总是对自己吹毛求疵，这给我增加了很大的压力。

尼　娜：你提到了工作，它也是压力的来源。

德里克：是的，我尽力想把事情干得更好一点。

尼　娜：接下来，我们要把你的梦演出来，可以吗？

德里克：好的，我都还记得。

尼　娜：这是单人表演，你需要扮演所有的角色，怎么样？

德里克：好的。

尼　娜：不管你演什么角色，我都可以扮演你的替身。你说的那个场景，是在童年时住过的一所房子里，是吗？

德里克：是一间公寓。

尼　娜：一间公寓。那么梦中的场景发生在哪里？

德里克：发生在走廊。

尼　娜：在走廊，好的。接下来我要请你尝试布置那个场景，用椅子和这里现成的东西。有一些不同颜色的围巾，你挑一种颜色来代表你父亲，另一种颜色代表你母亲。如果需要，你还可以用这些围巾圈出活动的空间。你知道，当我们处理梦境的时候，我们会让你先从做梦者开始，但今天时间有限，我们不做那个部分，而是专注于梦本身，可以吗？

德里克：好的，可以。

尼　娜：你对我说希望通过今天的合作把这个梦完全搞清楚，这样你就不会一直被它折磨了。我理解的对吗？

德里克：对的。

尼　娜：好的，那就是我们要做的。你一边设置场景，一边给我介绍。

德里克：（在地上放了一条咖啡色的围巾）这是走廊，它很窄，让人产生一种幽闭恐惧感。

尼　娜：是晚上还是白天？

德里克：晚上。

尼　娜：在晚上，它带给人幽闭恐惧感，周围很黑。

德里克：（拿起黑色的围巾）这个是我。

尼　娜：那是你。在梦中你是坐在走廊里吗？

德里克：实际上我是站着的。

尼　娜：这个就代表你，站在走廊里。梦中的你几岁了？

德里克：八岁。

尼　娜：八岁。在梦中你一直都是八岁，还是只有这一次？

德里克：不是的，有时梦里的我岁数会更大一点。但这一次我确实是八岁。

尼　娜：好的，待会儿我还会问你。让我们先把场景布置好，再回过头来看。

德里克：这个是我父亲。（拿起金色的围巾）

尼　娜：那是他的金牙。

德里克：是的。我接下来要选这个，是因为这上面带有一顶蓝色的帽子。（拉出一条蓝色围巾）实际上我妈妈就在他身后，试图转移他的怒气……

尼　娜：好的……

德里克：我只记得她在他身后，试着要把他的怒气转到她自己身上。

尼　娜：在梦中她是怎么做的？

德里克：她伸手去拽他的手臂，左手臂。

尼　娜：她去拽他的左手臂。（德里克拿起那条蓝色的围巾，摆在代表父亲的围巾的旁边）

德里克：嗯……我们需要这些，还是要把这些移开？

尼　娜：我们把这些移开吧。

德里克：好的，这样很好。我可以再加一点东西吗？

尼　娜：当然可以。

德里克：我们住的公寓里有很多到处乱爬的蟑螂，所以我把咖啡色的围巾放在这里。

尼　娜：好的，这些就是蟑螂，它们到处乱爬。它们会撞到德里克的脚边，还是见到他就溜走？它们会怎么做？

德里克：它们在闲逛。

尼　娜：哦，它们在闲逛。好的，漫无目的。

德里克：食物在哪里？

尼　娜：食物在哪里？好的，这就是它们的诉求。我们谈一下你母亲好吗？从母亲的角色开始，她是什么想法？好，你在这里，进入母亲的角色。我问你：妈，现在发生了什么事？

德里克：（作为母亲）我要让铁石心肠的丈夫远离德里克。每当他没有钱了，他就这个样子，他觉得一切都是德里克的错，是家里人的错。

第五章　心理剧

尼　娜：那你是怎样来移转他对德里克的注意？

德里克：（作为母亲）我拽住他的手臂。

尼　娜：你担心他会对德里克怎么样？他冲着德里克吼吗？

德里克：（作为母亲）他对德里克大吼大叫，骂得很难听，所以我不想让他靠近德里克。

尼　娜：看得出当他父亲这样做时，你很心疼，你爱你的儿子。

德里克：（作为母亲）是啊。

尼　娜：当他转过来冲你发火时，你害怕吗？

德里克：（作为母亲）他？他以前就打过我。

尼　娜：这种日子真是不好过，是吧？

德里克：（作为母亲）是的。他以前曾在火车站把我打晕了。

尼　娜：竟敢在大庭广众之下打人！不过，这次是在家里吧。

德里克：（作为母亲）是的。

尼　娜：好的。现在你走出母亲的角色，然后进入父亲的角色。这可能不太容易，可能是你最不喜欢的部分。你愿意吗？要不要略去这一部分？

德里克：不要，我现在就做。

尼　娜：好的。那么，在进入父亲的角色之前，说说你现在的感觉。

德里克：现在，我真的有些绝望。

尼　娜：作为德里克，感觉有些绝望？

德里克：是的。

尼　娜：怎么个绝望法？

德里克：伤透了心。

尼　娜：伤心，是的。

德里克：我尽量忍着不哭出来。

尼　娜：哭出来不好吗？眼泪是灵魂的种子，你知道的。

德里克：上一次我当着别人的面哭，还是在我太太面前，所以……

尼　娜：你现在想做什么？要暂停一下吗？

德里克：（哭了几分钟，哭声低沉且有穿透力）

尼　娜：要压抑这些情绪是很难，所以，我想让你过来这里，好吗？可以说说你的感受吗？"真是松了一口气"说一些类似这样的话。要不要以你所感到的这部分自我来对父亲说话？要对你父亲说些什么？

德里克：住手！

尼　娜：深呼吸。我可以做你的替身吗？（作为德里克的替身）我恨你对我所做的一切。

德里克：（一边哭，一边敲打墙壁）

尼　娜：如果我说的是对的，你可以把它说出来。

德里克：他真的把我害惨了！（释放愤怒并哭泣）

尼　娜：（作为替身）他真的把我害惨了！你让我无法知道怎样才能做个男人。说出来。如果我说得不对就换个说法，但一定要说出来。我知道这很难。你吸干了我的力量。如果我说得对，请复述。

德里克：你吸干了我的一切。我都快三十岁了，还这样……这是不对的！我还在用全部的生命来应付这件事。

尼　娜：（作为替身）你对我做的事太可怕了，让我对你产生了恐惧……你点头是什么意思？请说出来，发出声音。

德里克：他不应该做这些糟糕的事情。他没有权利这样做。别人家的孩子会和父亲一起逛公园，一起到白堡餐厅吃汉堡。但我们连买汉堡的几块钱都没有，就是因为那个蠢货总是……

尼　　娜：（作为替身）你是个糟糕的父亲。

德里克：（又哭又笑）

尼　　娜：深呼吸。你想说些什么吗？

德里克：只要让他看到我这样伤心地哭，仅此而已。

尼　　娜：是的。你认为这会使他的心变得柔软、把他的儿子当男人看，是吧？所以，你认为现在可以和你父亲转换角色了吗？

德里克：（点头）

尼　　娜：我先问你一下，火车站的父亲和读圣经的父亲——我们需要哪一个？

德里克：读圣经的那个父亲。那是我们所需要的。

尼　　娜：好，我们保留这部分场景，待会儿我们还要回到这里……接着我要让你扮演读圣经的父亲，他可以听到自己做过的事情。然后，我希望有人能陪着你。你能告诉我一两个曾经被你当作榜样的人吗？可以吗？只要说出名字就可以。

德里克：大卫。

尼　　娜：好，大卫。如果我做不到，大卫会帮助你说出来。今天，你只要对父亲讲一句话就好了。假设父亲已看到你流泪，他是会走开还是会有回应？

德里克：我认为他会有回应。

尼　　娜：太好了，让我们转换一下角色。父亲，当你与德里克谈话时，要站着还是坐着？

德里克：我坐着。

尼　　娜：好的，父亲，今天看到你儿子哭成这样了。你要对他说什么？

德里克：我很抱歉。

尼　娜：我不希望你言不由衷。如果你骗他，他会知道。

德里克：我知道他很聪明。

尼　娜：这些话对他说，不要对我说。

德里克：好的。我不会骗你，我知道你是一个非常聪明的年轻人。

尼　娜：（作为父亲的替身）而且我要告诉你，当我看到我对你造成的伤害时，我的感受是什么。

德里克：我要告诉你，我知道对你造成了多大的伤害，并且……

尼　娜：所以，把这些事情告诉德里克，现在正是承认与弥补的时候。

德里克：我知道自己做了错事，那些事……幸好，你成了好男人，还有了妻子，一个可爱又忠诚的妻子，就像你母亲一样，而且……

尼　娜：（作为父亲的替身）你确实比我棒！如果我说得对，就复述；如果不对，就纠正它。

德里克：你比当年的我强多了。其实我也正在学习怎么做，如果不是看到你扭转了自己的命运，我也不会做出改变。

尼　娜：（作为父亲的替身）所以在某些方面，你几乎是我的父亲。

德里克：所以在某些方面，你就像我的父亲。

尼　娜：让我们转换角色，给父亲一个回应。在某些方面，你就像我的父亲。

德里克：（作为儿子）那可有些糟糕。

尼　娜：是的，告诉他。糟透了！

德里克：我过去真的希望你像个父亲的样子，能指导我的人生之路该怎样走，让我不至于到别处追寻。我不能像你那样对待女人，甚至那些色情杂志都让我觉得恶心。我二十一岁的时候你跟我聊到避孕套，但那时我还是个处男，你居然连这个都不知道。

尼　娜：（作为儿子的替身）在很多方面你都让我失望，父亲。

德里克：在很多方面你都让我失望……

尼　娜：（作为儿子的替身）听到你说对不起，我心里好受多了，但我还没有准备好完全原谅你。

德里克：听到你说对不起，我心里好受多了，但我还没有准备好完全原谅你。

尼　娜：（作为儿子的替身）不要催促我。

德里克：这是一个缓慢的过程，我不能操之过急。真的，看到现在的你，我真的爱你。

尼　娜：角色交换。（作为儿子的替身）看到现在的你，我真的爱你。回应你的儿子。

德里克：（作为父亲）我也爱你，你明白我的意思。你走上了正路，我知道不是因为我。

尼　娜：父亲，我要问你一些事，你的回答就相当于今天给儿子的特别礼物。当他内心压力很大，你打算怎样宽慰他，让他不再做那种梦、不会有更大的压力？

德里克：不要像我那样把日子过得那么紧张。过去我把信心和希望都投注在其他事情上，而忽略了家人。所以，你要多和家人相处，做一个体面的人，放轻松。跟我相反。

尼　娜：角色交换。多和家人相处，做一个体面的人，放轻松……你最后想跟父亲说些什么？

德里克：（笑）别再吃咸牛肉罐头了。

尼　娜：好的。刚才你让那个伤心的小孩发出了声音。你最后想对小德里克说些什么？

德里克：好好活着。

尼　娜：你知道我在想什么吗？我想请你再次进行角色交换，看看你有没有什么办法能让他听得更清楚一点。好吗？

德里克：好的。

尼　娜：小德里克，你有什么话要对大德里克说？你希望他怎样做，才能更好地照顾？他刚才做了一件很棒的事，他让你说话了。

德里克：现在，照顾好你自己。

尼　娜：这有助于照顾好你吗？你是否能想到某件特殊事情，每天都能做到而且对你们两个人都有帮助？

德里克：花时间听我诉说。

尼　娜：好，互换角色。大德里克，小德里克希望你花时间听他诉说。

德里克：好的。我会听你诉说，我答应你，我保证每天都听你诉说。

尼　娜：你做祷告吗？

德里克：是的。

尼　娜：你是否愿意在某些时刻也为他祷告？

德里克：当然。

尼　娜：请你告诉他。

德里克：嗨！小德里克，我答应每天为你祷告。

尼　娜：你现在有圆满的感觉吗？

德里克：是的，我想把这当成是一种祷告……

尼　娜：这不一样，你用一种不同的方式把他带入到你的内心。好的，让我们再花一点时间，把他带进内心，再说一次……跟祷告有关。

第五章　心理剧　　215

德里克：小德里克，我答应为你祷告，把你放进我每天的祷告里。

尼　娜：深呼吸。

德里克：感觉好多了。我们弥补了一些伤心时刻，这个小孩经历了一段艰难的日子，是你帮助了他。

尼　娜：他需要帮助，也谢谢你！

德里克：谢谢你。

尼　娜：我现在要你做的是，请你把这些围巾拿开，把这个场景清理干净。就把它们放到那边，这样整个场景就清空了，像变魔法吧。好了，今天我们就到这儿。

德里克：我有点累了。

尼　娜：是的。

本次治疗的反思

　　反思这次治疗时，加西亚指出了心理剧中处理梦境的意义，她认为莫雷诺的目的是对梦境进行再处理，以发现新的结局。德里克的目标是不再让噩梦反复出现，因此要和他一起努力去实现这个目标。通过询问德里克做梦之前发生的事，她把梦境和他的现实生活联系起来。她发现德里克的父亲有所转变，开始信仰宗教，并以更积极的方式对待家人。根据这些信息，加西亚让德里克进入给定的场景中，虽然不是把一切推倒重来，至少也为他提供了一个更好的方式来纠正那个梦，与比过去更谦和的父亲对话，从而有机会创造真实世界里的和谐。

　　这个心理剧让德里克产生了很强烈的情绪波动。加西亚说："一开始我就注意到，当他说起梦里他与父亲之间的关系时，他是有情绪的，所以，我留出了时间给他，只要愿意，他就可以把这些情绪表达出来。"

在谈到怎样安抚德里克的情绪时,她说主要是通过身体的接触,在征得他的同意后,她把手放在他的肩膀上。但在德里克最难过的时候,她将手拿起,保持在离开他身体几英寸的位置。她这样解释:

> 我想感知他身体的温度,以确定他是否需要更多的时间来哭。我也可以判断自己接下来要采取的行动,究竟是成为他的替身,还是帮助他将更深的情感表达出来,或是回到更理性一点的认知空间里。

在距离理论中,加西亚的行动其实是在衡量德里克是需要表达情绪还是控制情绪。

当谈到对父亲、儿子和八岁大的德里克这些角色的处理时,加西亚说:

> 让德里克进入他父亲的角色,主要是为了让他们能够建立对话……尤其对他来说,他可以体会到现在父亲已经和以前不同了,因此,他更可能与父亲建立起他一直渴求的那种关系。

还有:

> 在结尾处,我回到了最初的场景,让他与八岁的自己产生联结。因为我相信,他与八岁的自己整合在一起是整个治疗的绝对关键……接受、爱,以及代表那个孩子的自我去表

达感受,这是真正能产生治疗效果的途径。就在德里克许诺要为这个孩子祈祷时,他的身心都真真切切地发生了变化。

加西亚还回顾了几种基本的心理剧技巧,这些都有力地推动了德里克表达情绪、形成自我意识。当她以慈爱母亲的角色对德里克说话时,她用的是镜观;当她向德里克的父亲表达德里克的愤怒时,她用的是替身;当她以德里克的身份向他的父亲表达爱的时候,她用的是角色转换。

德里克同样对这个心理剧中的宣泄反应进行了回顾,并把这部分的体验与角色法的体验进行了对比。

> 我想当时内心之所以有那么多的情绪,是由自己现处的位置造成的。上周在用角色法治疗时,有那么一刻几乎也要发生同样的事情,就是当治疗师看着我时,我内心涌起了很多情绪。但很显然因为我与治疗师都是男人,我能为自己设一条防线,不让自己哭出来。

他接着说,这种情感是在心理剧环节中产生的,当他扮演母亲角色的时候。而在之前的角色法治疗的过程中,他在一个故事框架内扮演的是父亲的角色,体验到一种更大程度的距离感。他还提到自己在心理剧单元里有那么一刻是完全沉浸其中,他归因于内心情绪实在太满,必须宣泄出来。

德里克承认,当他的情绪无法自控时,加西亚扮演的替身对他很重要。他说:"那时我说不出话来。我需要有人来帮我说话,就像我还是孩子时需要有人来帮我一样。"

德里克对加西亚支持性的身体接触也进行了回顾："我对此很感激。我平时并不想让别人把手放在我身上，童年时我有过太多类似的经历，所以对肢体接触很在意。我很欣赏她先征询了我的意见，因为我那时确实需要她轻柔地触碰。"

最后，德里克回顾了与八岁的自己的对话，他说："我感到准备好了，或者说他准备好了和成年后的我对话，最终发出了声音。他的话终于有人愿意听……这一切发生后，我感到了平静。"

在第二个疗程结束后，德里克体验到了一种整合性的宣泄。在母亲的引导下，德里克父子之间的联系变得更紧密了。年幼时被虐待的小德里克，找到了联结成年德里克的声音，灵性的时刻缓和了情绪化的时刻，使他感到平静。

两极性

情感和距离

我们已经讨论了心理剧的几种宣泄方式。通过整合性的宣泄，案主经历了情绪和洞察力的平衡，类似于角色法中审美距离所描述的那种情况。在实践中，发泄性的宣泄通常更为常见，但它与整合性的宣泄并不冲突，就像我们在德里克的案例中所看到的。当德里克进入母亲的角色，承认自己曾在公共场合被丈夫殴打，他的内心涌起了被压抑很深的情绪，需要释放。当他通过行动释放这些情绪时，他就经历一种发泄性的宣泄。一年之后，德里克在回顾这段经历时，对自己的宣泄进行了很精准的描述：

这些年来，我一直把母亲的眼泪和自己的悲伤压抑在内心，还有无助的小男孩的各种情绪。我无法像一个孩子那样大哭，因为我一直忙于调动自己的防御机制来应付接连不断的打击。当我转换成母亲的角色，说起自己遭受过的虐待时，无法自抑的伤心和无助感将我淹没。我感觉自己被困在对母亲的感情和自身感受之间。当治疗师将我母亲的感受表达出来之后——尤其是知道我母亲从来没有这样说过，我猛然意识到她这样做是因为爱，她爱我们。再加上治疗师让我感到安全的、真诚的、与我心灵相通的语气，我就再也忍不住了。另外，在情绪涌上来、令我很不舒服的时候，治疗师却不允许我回避，她只是等在那里，我无处可逃，于是就哭了出来。

接下来还有更多的事情要做，加西亚坚持不懈，鼓励德里克扮演童年的自己，去直面父亲。德里克是这样描述这个最紧张环节的：

在那一刻，我的情绪纷至沓来，我必须把它们都哭出来——愤怒、绝望、痛苦、无助、不满，怨恨父亲对我所做的一切。当冲着他怒吼"真的把我害惨了"的时候，我感到了一种巨大的释放。当她说出我的感受，说出一个八岁男孩甚至是我这样的成年男人都无法说出的感受时，真的对我很有帮助。

对德里克来说，他能够释放强烈情绪，是因为加西亚营造的安全距离,这是通过角色交换和替身等技巧,还有她让人舒服的、能够共情的女性气质,以及对他身体的尊重而实现的。德里克还说:"我至今还记得当我哭泣时治疗师给我的支持,那时她没有碰我,这是对的,因为我正感到既悲伤又愤怒。"

心理剧通常会让案主再次体验情绪并表达出来。这有几个原因。其一,案主扮演的是他们自己,因此距离感会弱一些;角色扮演以第一人称进行,给人以真实感,就像过去痛苦的经历在当下重演。在角色法中,德里克的故事是关于父亲、儿子和痛苦这三者的虚构故事,因此距离感更强。在心理剧中,德里克的故事是关于他的父亲,以及他在童年和成年后所遭受的痛苦。德里克的母亲则以治疗师所代表的一种向导的形象出现。从戏剧的角度看,心理剧更接近于斯坦尼斯拉夫斯基提出的情绪记忆,与布莱希特的疏离效果关系不大。其二,心理剧的技术——如替身、镜观、角色交换——都可以加深主角的情绪体验。最后,心理剧导演所要达到的目标就是要能够运用这些技术来引发主角的宣泄。

莫雷诺明确指出,宣泄首先是在主角的内心中发生,然后才是辅角和观众。虽然主角是在角色体验,并通过角色来发挥作用,但这并不意味发生了投射。中心角色是案主的自我。当在团体中工作时,主角会把各种角色投射给辅角。而在前述的一对一心理剧里,德里克要扮演母亲、父亲和童年的自己等投射性角色。但最终他还是要回到当下的德里克的中心角色上来,以第一人称尽可能真实地讲述他的故事。即使是他梦中的人物也要有现实感和直接性。

心理剧中产生的距离感更多来自治疗师的存在,而非方法本身。通过加西亚温柔而持续的引导,德里克直面了施虐的父亲和受虐的母亲，导致发泄性宣泄。最后，她还鼓励成年德里克和儿童德里克建立联结，促成整合性宣泄。在此过程中，她提供了必要的距离，以便让德里克能够平衡内心的强烈情感。

虚构和现实

就像我们在德里克的例子中所看到的，心理剧和精神分析、格式塔疗法一样，都会对梦境进行处理。和角色法类似，心理剧也会用到神话、虚构的故事和角色等想象性素材；而且，当主角在过去的和未来的自我状态中跳进跳出时，心理剧也需要对时间的维度进行处理。但是，心理剧始于现实，也终于现实，剧中主角在生活中与某个重要的人物之间确实存在问题。为了增强这种现实感，主角需要挑选辅角来把问题呈现出来。

心理剧中所讲的故事和所扮演的角色当然有其过剩现实或强化现实的一面，但其面向生活、追求真实的特征还是很清晰的。在前述心理剧中，德里克虚构了小德里克的角色，甚至回忆起梦中母亲和父亲互相吐口水的画面。他也创造了与父亲对峙和抚慰内心受伤的孩子等戏剧性时刻。然而，加西亚自始至终都提醒德里克，这是他的故事，她会帮助他修正一些情节，以减轻痛苦，恢复自发性。有人会说这个过程有些英雄主义，甚至是虚幻的。尽管如此，但对于经历者而言，他所走的这条路还是一条熟路，与他记忆里的声音、气味和形象离得并不远。

言语表达和非言语表达

与角色法类似，心理剧也是一种利用言语表达和非言语表达的方法。心理剧导演通常要通过非言语性的身体动作或引导性的意象来对个体或团体进行热身。在德里克的这个案例中，加西亚非常小心地通过语言交流，了解他最近的生活状态，以及是否愿意来对那个常做的梦进行处理，从而达到热身的目的。在交流的最初阶段，加西亚注意到德里克提到母亲时露出了微笑，她抓住了这个非言语的暗示，要求德里克用言语来将其放大。这样做可以让德里克准备好去实现自己剧中最重要的非言语动作——将内心深处的情感表达出来。加西亚意识到，他只有通过母亲的角色才可能做到这一点，因此，她以镜观技术扮演了完美的母亲，不但引导他直面父亲，而且与年幼的自己达成了和解。

在设置梦境场景时，加西亚鼓励德里克不用言语表达而是用椅子和围巾来创造一种高度的现实感。当德里克在布置时，加西亚通过针对性的问题和评论来帮助他明确自己的选择。特别令人感慨的是，当他选择了一条金色的围巾代表父亲时，加西亚为这个非言语的动作赋予了言语上的解释："那是他的金牙。"

在德里克痛苦的、强烈的情绪表达过程中，加西亚一直陪伴在他的身边。她最有力的一个干预是询问德里克是否可以碰他的肩膀。不过，在德里克的记忆中，她没有触碰他。当他抽泣时，加西亚将手放在离他身体几英寸远的地方，以衡量德里克对触碰和接纳的需要。这里很重要的一点在于，加西亚为德里克提供了身体上和情感上的最佳接纳，以促进他的宣泄。

加西亚经常提醒德里克留意自己的身体——呼吸，意识到身体中蕴含的情绪。同时，鼓励他用语言把情绪表达出来，在必要时用替身技术帮助他表达。她曾说过："你点头是什么意思？请说出来，发出声音。"在她的鼓励下，德里克把身体感受转化成语言，清晰地表达出情绪，舒缓了身体的压力。

德里克每一次与最需要面对的人物——母亲、父亲和童年的自己——进行对话时所进行的角色互换，都标志着非言语性的过渡。作为说话之前与之后的过渡，角色互换就像一座非言语性的桥梁，不仅能够整合情绪和思想，而且能整合所有那些需要联结的人：此角色与彼角色，此人与他人。

在戏剧治疗中，兰迪对心理剧技术和投射技术做了清楚的区分。前者更多关注以现实为基础的情境，更依靠言语的交流，因此，心理剧技术更适用于那些语言表达能力更强的案主；而角色法中常用到的投射技术则更适于那些不善言辞的人，让他们与木偶、面具或模型建立联系，并通过动作、声音和富有想象力的行动使其"活"起来。

行动和反思

和角色法一样，心理剧也包括行动和反思。莫雷诺认为，在行动的过程中也常会发生反思，例如在刚才治疗的最后部分，当德里克将童年的自己与现在的自己整合在一起时，就发生了反思。这种行动与反思的结合是整合性宣泄的标志。

不过，在心理剧中，行动部分与结尾部分有很明显的分界线。在结尾处的分享部分，主角和辅角要去角，从"新生之地"退出来。从角色中走出来后，他们要与观众一起有意识地反思戏剧表演的意义，因为这与他们的生活直接相关。在德里克的案例以及其他的一对一心理剧中，在行动之后通常会有反思的时间。由于德里克在短短的四十分钟里没有多少时间进行反思，所以，加西亚让德里克把场景收拾一下，整理围巾和椅子，将戏剧性的角色卸下，然后再和德里克面对面地坐下，相互确认。德里克那时没有反思自己的心理剧，而是反思了当下的感觉，用"我有点累"概括了刚才强烈而深刻的经历。

指导性行为和非指导性行为／移情和反移情

心理剧的导演通常以莫雷诺为榜样，具有较强的引导性。在与团体一起工作时，他们要协助选定主角，帮助主角设景、演出和反思他们的戏剧。他们不仅仅在控制舞台、表演和反馈上表现积极，而当他们鼓励宣泄时，也很会调节情绪的基调。

当导演和单个儿案主合作时，他们需要更加积极，因为没有辅角和观众的协助。加西亚就是这种导演的榜样。她的任务是将德里克的梦境戏剧化，通过一系列心理剧技术让他充分经历疗愈过程。作为导演，她鼓励德里克扮演自己的辅角，必要时她也会扮演同样的角色，以强化德里克的体验。

作为一位温柔而又包容的女性，加西亚充当了德里克母亲的替身。她意识到自己会受到移情的影响，因此，她采用镜观技术，为德里克呈现了一个足够好的母亲的形象。她故意不直接进入这个角色中，而是让德里克自己来扮演。这样做是把移情又转回剧中，那里更适合发生这种行为。作为导演，她认识到德里克需要扮演所有的角色，她是以一个导演的身份而不是一位被移情的母亲的身份来帮助德里克最终走向整合。

到心理剧的结尾，加西亚扮演了更加积极的、戏剧性的角色——既是父亲的替身，也是德里克的替身。同时，引导德里克进行了多次角色互换，直到促成最后的整合性宣泄。即使这样，她并没有在德里克那里积累过多的移情反应,而是始终处在治疗师的身份中,最后提醒德里克去除所扮演的角色,回到现实中。

加西亚没有直接谈她的反移情,不过,她也反思了自己对德里克的共情性联结。和德里克一样,她也经历了一种正向的、强烈的心电感应,她将这种联系用于推动治疗过程的发展。她见证了德里克的痛苦,将其内化,并以镜观技术反馈给了德里克,帮助他向前推进直到整合。

通常,心理剧的导演比角色法的导演更具有引导性。就这点而言,加西亚较少使用移情技巧。然而,这两种方法的共同之处在于,当案主产生移情时,治疗师应该把这种情感引导回心理剧本身和心理剧团体。在心理剧中,治疗师和案主之间的关系更应该是心电感应,而不是移情。在角色法中,这种心电感应的关系能有效地帮助确定案主安全感的程度,显示他是否愿意深入探讨自身困境。因为这两种方法的导演有时都需要以角色的身份来与案主互动,因此难免产生某种程度的反移情。不过,当导演从角色中出来后,他们应该将案主的投射转移到团体或戏剧本身去,从而让自己保持一定的距离感。

第六章　发展转化法

德里克采用的最后一种疗法是发展转化法，该疗法是戏剧治疗的领军人物大卫·里德·约翰逊提出并完善的。约翰逊早期的研究主要是将戏剧疗法应用于精神分裂症患者的治疗，他还因在创伤后应激障碍领域的临床实践和著述而闻名，多年来他一直为越战老兵和其他经历创伤后应激障碍的人服务。

历史回顾

约翰逊将发展转化法定义为"在游戏空间中身体的相遇"。此概念中的三个要素——身体、相遇和游戏空间，将在本章的概念部分讨论。就像前面介绍过的两种方法一样，发展转化法采用角色扮演作为载体来推动表演以激发自发性。不同的是该方法鼓励案主持续地从一种角色转变为另一种角色，使其远离惯常的行为方式，并在和治疗师的关系中发现更深层次的自我意识。

回溯历史，约翰逊的方法主要来源于四门专业：戏剧、心理学、舞蹈治疗和哲学。在戏剧方面，约翰逊对戏剧表演的创始人薇奥拉·斯柏林表示了感谢，因为对方开发的即兴表演技术不仅可用于培训演员，而且用于教育和娱乐。发展转化法作为一种常以声音和动作练习开始的即兴方法，从斯柏林的经典作品《戏剧的即兴创作》中吸收了大量养分。

约翰逊还从古希腊喜剧面具和悲剧面具的艺术中获得了灵感。悲剧面具艺术在戏剧家耶日·格洛托夫斯基的创作中有充分体现。格洛托夫斯基的模式与之前安东尼·阿尔托所提出的一样，都是将表演的过程视为身体、心理和精神元素的结合。格洛托夫斯基和阿尔托的作品都反映了一种如萨宾所描述的男巫和萨满身上会出现的离神状态。为了说明这一极端观点，阿尔托用瘟疫的比喻来描述演员的工作：

> 瘟疫和戏剧表演都释放了冲突、脱离了权力、解放了可能性……戏剧的作用就像瘟疫，其有益的一面就是能够促使人们看清自己的本来面目，剥下面具、揭露世界的谎言、惰性、卑贱和伪善。

格洛托夫斯基会让演员做大量身体的、心理的和精神的练习，以使他们能穿透面具和谎言。尽管他从来没提过这种训练演员的方法所带来的特殊好处，他还是说过类似的话：

> 戏剧……确实为我们所谓的整合提供了机会，那就是抛弃面具、揭露真实的本质：身心合一……在此，我们可以看到戏剧对于现代文明社会中的人们的治疗功效。

在很多方面，前述两位先驱多年来的上下求索，与卡尔·荣格对无意识的深度洞悉和威廉·赖希对宇宙中基本生命力能量的准确把握是不谋而合的。与之琴瑟相和的还有莫雷诺所追寻的精神上承担上帝之角色、成为神圣演员的目标。事实上，就像之前的阿尔托一样，格洛托夫斯基将表演视为萨满作法般的神圣，因为演员要净化和锻炼自己的身体，进入精神世界寻求灵感，然后回来激励观众。

约翰逊和他的同事注意到，格洛托夫斯基将剧场精简到只剩下基本元素，即演员、观众和二者之间的相遇。格洛托夫斯基的戏剧就像约翰逊后来发展的戏剧治疗一样，简单而纯粹，没有布景、服装、面具、灯光，也常常没有台词。格洛托夫斯基将他的剧场称为"贫困剧场"，约翰逊也将他的戏剧治疗称为"贫困戏剧治疗"。二者都努力实现阿尔托的理想——剥去面具、"促进人们看清自己本来的面目"，而他们都是通过身体来实现这种转变的。

然而，发展转化法本身却戴着喜剧的面具。由于戏剧面具所投射的嬉闹成分，传统戏剧理论将其与轻喜剧或闹剧联系在一起。约翰逊和同事在有关贫困戏剧治疗的文章中写道：

> 也许格洛托夫斯基会因对生活持悲观态度而遭到批评，不过发展转化法本质上却是喜剧性的。格洛托夫斯基的禁欲主义设置了一条道德的边界，而发展转化法采取的是一种更宽容的态度，将真实和虚假、真理和荒唐、牺牲和满足均视为可表演的人类品质。

约翰逊戏剧治疗理论的心理学部分受益于弗洛伊德、沃纳、皮亚杰、埃里克森、库伯勒-罗斯和列文森等人关于发展心理学的学说，弗洛伊德和克里斯提出的自由联想也给了约翰逊一些启发。他还指出克莱因和雅各布森的客体关系理论，以及罗杰斯和根德林的以来访者为中心的观点也对他影响巨大。

在早期的戏剧治疗实践中，约翰逊与舞蹈治疗师苏珊·桑德尔合作，共同发现了许多治疗性肢体动作和戏剧之间的联系。实际上，他们还制定了一种量表，通过给戏剧和动作的某些项目（如稳定性、空间、角色结构、复杂性）打分来评估精神病患者的状态。约翰逊还将他早期许多关于肢体动作的研究成果归功于舞蹈治疗专业的先驱之一玛丽安·切斯。约翰逊认为，第二次世界大战刚结束时，切斯在华盛顿特区的圣伊丽莎白医院为受到创伤的退伍军人和精神病患者提供服务时，受到了莫雷诺的影响，完善了她的舞蹈治疗方法。就在她进入圣伊丽莎白医院之前，莫雷诺在该院建立了一个早期的心理剧剧场。

约翰逊还提到，一种名为"真实动作"的方法，特别是玛丽·怀特豪斯开展的实践也对他产生了深远的影响。与发展转化法类似，真实动作也是一种即兴的身体表达方式。当事人要闭着眼睛自发性地做动作，回应着内心的冲动。真实动作通常在一个团体内进行，所有成员的表现都由一名舞蹈/动作治疗师见证和接纳。

最后，约翰逊提到了哲学家对他的影响。其中之一就是让-保罗·萨特，萨特的存在主义观点让他意识到个体是在他人注视的包围中为自由而奋斗。还有一位是著名的后现代哲学家雅克·德里达，他关于解构的观点为理解并梳理传统的角色结构提供了一种方法。另外，约翰逊还提到了佛教及其所倡导的"不执"观念的重要性。

发展转化法的基本假设

约翰逊申明，尽管他的方法受上述各种理论的影响，但本质上仍是戏剧性方法。对他而言，发展转化法与其说是一种理论，不如说是一种实践，是以治疗师和案主的相遇为前提的。他写道："也许发展转化法理论的功能之一就是支持治疗师放弃对任何理论框架或观点的需求，以便体验与案主的相遇。"

正如我们将要看到的，这种方法包含多个关键的概念以及哲学观点。约翰逊在影片中也对此进行了重点阐述：

> 世界是……无常的……事物每时每刻都在变化。我们需要坚守某些东西，以应对这种不稳定性。我们治疗师的工作就是帮助案主放下对某种形式的执着。案主的想法是：如果我放弃了所坚持的形式……就会陷入虚无之中。当我们与案主一起工作时，案主就会发现，事实上他们并没有陷入虚无之中，而是创造了另一种形式。从创造形式、打磨外在、发展巩固，到继续向前，我们努力帮助案主减弱对此过程的恐惧感……因此，治疗师会尽力鼓励案主从一种太过严肃的状态转变为一种戏剧表演的状态……本质上，戏剧治疗就是要实现这样的目的：让人们暂时抛弃他们认为的固有且不可动摇的世界，将那些坚固的、严肃的东西置于游戏空间中并使其发生转变。

约翰逊不认同角色理论及后现代多元自我的观点，也不认同叙事疗法及建构主义的自我观，他采取的是一种更灵性和更人性化的世界观，即"散发理论"。他的解释如下："世界应被理解为从一种至今无法理解的根本存在本源散发而来或流溢而出。"在约翰逊看来，"世界是自然赋予的，而不是被意志决定的"。约翰逊还采纳了格洛托夫斯基关于自我的双重性观点，即自我是由虚假的外在自我和内在的真实自我组成，虚假的外在自我为应付世俗世界的各种要求而形成，而真实的内在自我是完整的，但只有通过深层的、戏剧性的自我发现过程才能达到。身体就是通往真实自我的道路，约翰逊认为，身体就是源泉。

发展转化法的基本概念

具身

约翰逊写道："身体是思考、情感、活力和能量的源泉。"他将"身体"（Body）这个单词大写，使其具有了本质特征。他认为非本体状态是心理困扰的根源。他指出，在发展转化法的过程中，治疗师的目标是通过声音、动作、手势和言语来保持身体的"流动"状态。实践中，治疗师要评估案主身体的流动，并帮助调整此种流动。

以临床工作为基础，约翰逊确定了四种具身的形式。尽管不具有严格意义上的发展性，但每种具身都代表了案主的身体与治疗师或团体中其他人的身体之间更高层次的关系。

第一种具身是"作为他人的身体"，即个体将自己的身体视为他人所注视的对象。在这个层面上，人被其外在的因素（如种族、民族、外表和行为举止）所区分。

第二种是"作为人格面具的身体",即个体认为身体隶属于自己,将身体视为具备所有个体特征的整体。在治疗过程中,他们将治疗师的身体与其整体特质联系在一起,而非外在特征。

第三种是"作为欲望的身体",个体在一个更亲密、更富有感情的层面与他人发生关联。身体成为幻想、吸引和排斥的源泉。约翰逊指出,在这种情况下,个体既能感受到来自他人的支持,也能感受到他人带来的恐惧。

最后一种是"作为当下的身体",约翰逊也称之为"深度游戏"。在这一最基本的存在状态中,个体作为一个自主的整体与他人产生关联。双方都意识到对方的存在,但没有任何特别的想法或需要去改变别人。双方分享处于相互关系中的那一刻的个体感觉。这种存在的状态意味着一种没有罪恶感的亲密。约翰逊认为,在治疗性关系中这些层次通常是按时间顺序展开的,但也可以倒过来,如母亲和孩子的发展性关系那样,先亲密再个体化。

相遇

与贫困剧场一样,发展转化法去除了自我和他人之间、案主和治疗师之间本质关系中的所有障碍。这种关系被称为相遇,与莫雷诺和皮尔斯提出的概念相似。在约翰逊看来,治疗师在相遇时成为案主的表演对象,而案主则成为治疗师的剧本。治疗师的任务是让案主的根本问题暴露出来,并承担案主所要求的任何角色。治疗师不仅仅要扮演这些角色,而且还要以符合案主需要的方式将其呈现出来。约翰逊称此种过程为"忠实呈现"。

在治疗过程中,治疗师还可以改变相遇的条件,走进"见证圈"——置于房间外围的一个小块圆形地毯所覆盖的区域，坐在那里见证案主的表演。

约翰逊区分了经典精神分析的相遇和发展转化法的相遇。在前者中，治疗师和案主的关系是疏离的，案主躺在沙发上，治疗师坐在桌子的另一侧，各自沉浸在自己的内在体验中。在后者中，治疗师与案主直接接触，在亲近和疏离的不同层次上表演。在发展转化法中，相遇是两个游戏者的本质会合，一方寻求亲密的关系，另一方则将自己的在场作为帮助对方到达目的的手段。

游戏空间

游戏空间是相遇的心理环境，约翰逊将其描述为"案主和治疗师之间的游戏状态"。游戏空间主要有三个规则：禁止伤害、游戏者之间的相互同意，以及"差异性交流"（可简单地理解为幻想与现实的边界同时存在）。

游戏空间与莫雷诺提出的"新生之地"有些相似，两者的不同之处在于约翰逊认为"言语讨论或信息加工发生在游戏空间内，而不是在治疗结束时的游戏空间外"。在心理剧和角色法中，在戏剧行动之后紧接着会有去角这一环节，然后再通过言语分享或反思刚才的行动。

在游戏空间中，游戏双方都参与到对方的即兴创作中。当案主体验到自己的想法和感受时，他们会被鼓励通过声音和动作、语言和手势等（自发的、无保留的）行为来表达这些想法和感受。当案主的想法和感受发生变化时，他们在游戏空间中的行为也会发生变化。

发展转化法可用于个体，也可用于团体。约定的时间到了之后，治疗师会说"休息一会儿"，这就意味着治疗结束了，双方将离开游戏空间，回归日常生活。

治疗的目标

发展转化法试图帮助案主解构和摆脱那些"顽固、严肃的事情"，通过演戏的方式处理生活中的冲突。正如莫雷诺认为的那样，人类的存续有赖于面对文化留存时的自发和创造的能力，约翰逊也相信在游戏空间里通过身体与他人进行充分交流的能力，也会带来更强的亲密感，消除文化上的疏离。约翰逊把本源、自我和他人的会合视为治疗的目标。这与莫雷诺提出的创造性、自发性和文化留存三要素并无太大不同，甚至与兰迪提出的向导、角色和反角色也很接近。

治疗师的角色

在早期的一篇文章中，约翰逊指出戏剧治疗师要充当的三种主要角色：移情人物的角色，他称之为心理角色；戏剧中人物的角色，他称之为戏剧角色；治疗师的角色，他称之为社会角色。约翰逊随后又拓展了他对角色的理解，确定了游戏空间这样一个更广义的概念，通过表演，"治疗师和案主把戏剧和想象的另外一些状态呈现出来，尽管它们缺乏典型角色的形式和结构"。

在同一篇文章中，约翰逊从一个连续体的角度谈到了治疗师的功能，这个连续体代表了游戏空间中的距离。最远的距离是治疗师作为见证者或镜子，朝向情感那一端依次是作为导演、场外指导、领导者、向导和萨满。在萨满的外衣下，治疗师踏上了象征性的精神或灵性世界之旅，利用戏剧疗愈案主。

约翰逊认为，优秀的戏剧治疗师能够根据情境的需要去承担这些功能。不过，正如影片中所呈现的那样，他也详述了以下功能：

> 治疗师将自己和患者一起置于治疗性游戏空间中，让自己的身体与客户一起投入表演。从这个层面上而言，治疗师的角色……更像是个演员……在这一过程中，治疗师将运用各种技巧来帮助案主放下对各种形式的执着。

约翰逊也赞成角色法中治疗师是向导和见证者的概念，就像心理动力学认为治疗师是导演、教练和带领者，他甚至还提到了古老的萨满的疗愈功能。然而，在发展转化法中，治疗师承担了一种新的功能，就是案主的戏剧表演客体。从这个角度而言，戏剧中的治疗师在案主崎岖不平的发展转化之旅中，会通过欺哄、玩笑、游戏、刺激、挑衅、支持等方式与对方沟通，并提供反馈。

个人和团体治疗中出现的移情和反移情都在戏剧的框架内被呈现出来，并允许其实现转化。当案主发展出一种更强的自发表演能力，他们就能够容忍与治疗师的人格面具及其本人相处，从而发展出更亲密的关系。

健康和疾病的观念

从发展转化法的观点看，健康的个体是具有良好"心流"的人，其意义与莫雷诺对自发性的理解和兰迪对审美距离的理解是相似的。

健康的个体能够承担各种角色并自发地把它们表演出来,不会执着于那些不再有用的旧角色。约翰逊鼓励案主"从对自己的严肃状态转变为游戏状态"。就像皮尔斯和赖希以及后来的生物能量治疗师、肢体动作治疗师一样,发展转化法提供的是一幅完整的、用身体来展现的健康图像。健康的状态就是游戏的状态,健康的人就是会玩游戏的人。

由于发展转化法关注的是游戏空间中的身体相遇,在此定义下,患上心理疾病的表现之一是没有能力通过身体去戏剧性地或富有想象力地表达自己;另一个特征是执着于特定的角色,排斥向另一种角色转化。健康的个体能够从一种状态转化到另一种状态,而不健康的个体则被困在一种刻板的人格结构中。

测量与评估

约翰逊制作了一个评估工具,名为"诊断性角色扮演测验"(DRPT),它有两个版本,被许多实践发展转化法的治疗师使用。在第一版中,要求受试者表演五种角色——祖父母、流浪者、政治家、教师和情人。受试者可以借助许多小道具来完成角色扮演。其中一些与莫雷诺在早期自发性测试中使用过的小道具相似。

在第二版中,受试者会得到以下指导:

> 我将请你表演三个场景,每个场景完成之后,我会问你一些问题。请你以自己希望的方式来表演。这个场景让你想起了什么或想起了谁,表演结束时请告诉我。

每个场景完成之后，受试者要回应这些内容："请尽可能详细地告诉我那个场景中发生的事情……一个接一个地描述。"约翰逊从以下七个方面来评价角色扮演：

1. 自发性
2. 超越现实的能力
3. 角色库
4. 场景的组织
5. 场景中戏剧性内容的模式
6. 表演的态度
7. 角色扮演的方式

他还关注这些发展性概念：案主建构空间、任务和角色的能力，再现的媒介，人物和布景的复杂性，人物之间的互动作用以及情感表达的程度。

约翰逊的评估一定程度上与莫雷诺早期的社会计量实验以及默里和他的同事开发的方法相似，都采用角色扮演的方法来测量目前的功能水平。DRPT-1 和 DRPT-2 已被应用于评估各种类型的案主，特别是精神分裂症患者和遭受过战争创伤的退伍军人。

发展转化法的方法

在个人治疗中，治疗往往以一次或多次口头沟通开始，主要是为了了解案主的个人生活史，与案主一起讨论治疗的目标，以及预判那些通过身体接触和展现进行互动时可能遇到的道德问题。实施治疗的房间里有地毯、枕头和一块圆形的小见证圈。治疗从热身开始，逐渐引出一个包含声音和肢体动作的即兴表演。某个意象或场景会经常出现在共同投入表演的案主和治疗师的肢体动作中；随着情节的发展，双方会启动新的意象或场景。开始时治疗师会忠实地演出案主提供的意象，再通过一系列技巧来推动表演和转化。这些技巧包括但不限于重复、强化、转化或打断常规的故事发展线索、把表演转化为此时此地，以及走进见证圈。在治疗结束时，治疗师会说"休息一会儿"，然后离开游戏空间。案主可以独自对治疗进行反思，治疗师通常不鼓励任何形式的口头讨论，除非案主提出这个要求。约翰逊进一步阐明了发展转化法的治疗目标："不再另外安排时间去角或进行言语性的评论，这是与治疗的总体目标相一致的。我们的总体目标就是专注于此时此刻，而不是实现内省。"

发展转化法不同于角色法和心理剧的"热身、表演、完结"三段式结构，更接近于经典精神分析的自由联想法，治疗师鼓励和促使案主自由发挥想象力。它也区别于前文中讨论过的其他临床实践方法，并不要求口头反思，因为其目标并不指向内省。它的独特之处还在于，治疗师和案主处于同一个游戏空间，他们以一种有意义的方式改变彼此的动态关系以及通向治疗目标的途径。

与德里克一起实践发展转化法

以下是大卫·约翰逊用发展转化法来治疗德里克的文字记录。治疗结束后，约翰逊对这一环节进行了反思，也针对两极性问题做了讨论。

大　卫：好，伸展一下，放松。

（大卫与德里克伸展身体）

德里克：身体向后仰。

大　卫：身体向后仰。好的，让我来说明接下来我们要做什么。我们将很快从一个场景开始。随着剧情的推进，你的内心会有一些想法与感觉。我要你用这些想法与感觉把这个场景转换成另外一个场景。如果你做到了，我也会跟着在新场景中扮演一个角色。如果我主动转换到一个新场景，你同样也要跟着我……在这个过程中，我偶尔会走进见证圈，坐着注视你，而你将独自在这里继续表演。你可以忽略我，也可以看着我，或者把我当作什么东西。你能做任何你想做的事情，但不要把我拉进这场表演。随后我会回来继续。在结束时，我会告诉你休息一会儿，这时我会去角，而你要花些时间坐下来想一想。可以吗？当你回想以往的经历时，你的头脑中会浮现出什么？

德里克：让我想一想，过去几周我在处理的一些事，关于父亲和我。就从这个开始好了。

大　卫：父亲和你的这些事主要是关于……

德里克：虐待。

大　卫：虐待。好的。我要你把我放在某个地方，或把我塑造成某种东西。

德里克：转身，手抬起来，双手像个爪子，稍微弯一点。

（把大卫当作塑像）

大　卫：像这样？

德里克：是的，你得当个坏蛋……

大　卫：坏蛋？

德里克：是的，转过身。

大　卫：现在，我要你用你身体的一部分接触我身体的某个部分。我们就从这里开始，请你开始来演绎这个场景……

（德里克把一根手指放在大卫的胸口，似乎是要阻止对方的攻击。）

（德里克与大卫开始恐吓对方，互相推搡）

德里克：嘶……嘶……

（德里克发出嘶嘶声，与大卫对峙并互相攻击。大卫挥动拳头，德里克四肢着地、跪在地上。①）

大　卫：我的受虐者在哪里？应该有一个受虐者在这里，但现在没有。

德里克：你的受虐者走了。

大　卫：虐待得有一个对象，我需要一个受虐者。

德里克：难搞的。难搞的家伙。

大　卫：他到哪儿去了？

德里克：呜呜……

大　卫：在这里！

德里克：呜呜……

大　卫：你知道我最喜欢的是什么？踢这条狗。踢这条狗。我进来了，我努力工作。我整天努力工作，我打开那扇门，说："你他妈的搞什么东西？！"（大卫假装踢了德里克一脚，德里克摔倒了）

德里克：呜呜……狗也会反咬一口的！

大　卫：哦，是吗？哦，是吗？我知道这条狗躲在角落。这就是那条我

---

① 所有攻击性动作都是以表演形式进行的，治疗师和案主必须控制自己的力度，以免伤害对方。——译者注

第六章　发展转化法　241

知道的狗。狗跑到角落去了。狗就是这样。你知道我在说什么吗？藏起来的狗不会惹麻烦。你知道当麻烦开始的时候，会怎么样？

德里克：呜呜……

大　卫：但是，这次你没法儿控制了。

德里克：呜呜……

大　卫：我够坏了吧？可能还不够坏。你笑什么？我必须成为一个坏蛋，我觉得做得还不够。你知道我的意思吗？我只是个好说话的人。就是这么回事。你知道吗？我可跟你的父亲不一样，我不会像他一样虐待人。你知道为什么吗？我是个好人，一个好白人，一个好导师，一个好父亲。你知道我在说什么吗？

德里克：我不要有一个父亲。

（德里克趴在地板上，大卫坐在他旁边，用臂膀靠着他。）

大　卫：一个好白人，你是否明白我的意思，德里克？

德里克：（笑）

大　卫：他们真的是好人，温柔、善良，很好的白人，标准的好父亲。

德里克：我在高中的时候就听人这么说。那里确实有许多好的白人。

大　卫：噢，是吗？

德里克：是的。

大　卫：那我们就遇上问题了。

德里克：是，的确如此。

大　卫：一个大问题。

德里克：因为你是个好白人。（向大卫鞠躬，摆出奴隶的姿态）主人，您需要什么？主人，您要我做什么？

大　卫：你去拿我的床单和床垫，你得为我整理好一切。

德里克：我父亲就是这样的。

大　卫：你父亲让你做这些事？

德里克：是的，主人，我会把粪便清理干净，我去拿马桶。不管主人叫他做什么，他就会去做。

大　卫：这是个悠久的传统，悠久的传统。

德里克：这里有许多白人主人。

大　卫：我可以使唤你，你懂的。我太太，你知道，她总是提出要夫妻平等，所以我需要一个真正的仆人。我认为你很合适。

德里克：哦，主人，听您的吩咐。但是只有一件事情例外。

大　卫：什么事？

德里克：不要让我靠近你的白人太太。你知道他们会对此说些什么。

大　卫：我不担心这个，我们会有方法处理这种事情，很快的。

德里克：哦，是的。我不会出错。我答应你，主人。我父亲就从不会出错。

大　卫：你在这个问题上很自如，种族问题。

德里克：噢，以前我父亲回到家后经常叫我"黑鬼"。

大　卫：黑鬼？这是个蔑称。

德里克：你不能说那个词！

大　卫：我不能说那个词？

德里克：不能。

大　卫：但这是在实践发展转化法。我能说任何我想说的。这只是表演，不是真的，所以我可以说"黑鬼"。

德里克：行，那好。白鬼子！白人猪！

大　卫：我可以叫你黑鬼，你也可以叫我白人猪。

德里克：那不一样。

大　卫：但这是在做游戏，并不是我的本意。

德里克：哦，那是另外一回事？

大　卫：是表演。是吧？

德里克：是的。

大　卫：这是表演……黑鬼。

德里克：（打了大卫）你再说一遍试试？

大　卫：是的，黑鬼。（德里克假装反复踢打大卫）你是个笨蛋，你个黑鬼，又软弱又胆小……哦，哦，哦，你不让我起来。让我起来，再把我打倒。你真的需要这样对我。（大卫站起来，但又被打倒）啊……

大　卫：现在好多了。是吗？

德里克：好吧，看招。（德里克反手打了大卫一拳）

大　卫：啊……

德里克：会受伤的。等等，就在这儿，就在这儿。（德里克又打了大卫）

大　卫：啊……

德里克：（德里克踢了大卫）

大　卫：我们很享受这样做……你是不是踩到我了？

德里克：（大卫趴在地板上，德里克站在他身边，一只脚踩在他的背上）我是黑鬼之王。谢谢你，谢谢你！看看是谁躺在地上？一个白种好人。（笑）

大　卫：哦，伟大的黑鬼之王！伟大的黑鬼之王！我必须，我必须赞美你，我要仰望你。

德里克：请吧。

大　卫：我这辈子都想当黑鬼之王，我想当个黑人。

德里克：好，继续。

大　卫：我就是要当黑人。

德里克：从现在起你不要叫我黑人。你叫我……

大　卫：我要成为黑人，出身低微。

德里克：出身？

大　卫：贫穷的家庭。

德里克：你想变穷？

大　卫：我想变穷。我要当一个穷黑人。

德里克：你想每天晚上都吃垃圾食品吗？腌牛肉罐头？

大　卫：我想让父亲把我所有的钱都糟蹋了。

德里克：是的，我们可以这样做。拜托。买面包的钱？我们不需要买面包。就这样……我的晚餐呢？我想吃晚餐。

大　卫：好的，我会给你晚餐。好的，父亲。给你。（大卫给德里克拿晚餐）

德里克：腌牛肉罐头。为什么不吃牛排？

大　卫：我们没有牛排。

德里克：给我一些饮料。

大　卫：我们只有柠檬汁，那个你不喜欢。

德里克：该死，我吃不下这个。柠檬汁？我要喝潘趣酒。

大　卫：我们没有潘趣酒。

德里克：去他妈的潘趣酒！

大　卫：比利把潘趣酒都喝光了。

德里克：比利？

大　卫：如果你有意见，就去打他，不要打我。我不喝潘趣酒，因为我知道喝了会有什么后果。

德里克：你认为你变聪明了？

大　卫：是的。

德里克：你真的变聪明了。（德里克抽出他的皮带）

大　卫：不！父亲！父亲！比利！是比利做的。

德里克：滚出这个房子，当兵去吧！你这个白屁股的黑鬼！哼！

大　卫：我是个胆小的黑鬼！啊！（坐到了见证圈中）

德里克：操他娘的，怎么了？我不要罐头。该死的腌牛肉罐头。还有一个熟透的鸡蛋。我想吃"奇迹面包"。你得来块儿福利奶酪，这东西得花五个小时才会融化。（笑着并坐在地板上）

大　卫：（从见证圈中出来）叮咚。叮咚。有人吗？这是您订购的奇迹面包。我们有面包了。

德里克：那不是真正的奇迹面包。

大　卫：这是奇迹面包。有个同情你的、善良的白人给你的。

德里克：我不需要该死的同情。

大　卫：不，你需要食物，我们得到了食物。我们有了面包和奶酪。

德里克：奶粉在哪里？

大　卫：它需要点时间来溶解，但确实是好东西。有一个心怀愧疚的白人想要帮你。

德里克：（躺在地板上，笑）你碰到我了。

大　卫：奶酪来了。这是一颗流血的心。你已经快二十年没见过它了。

德里克：我不想从政府那里得到任何该死的东西。我不要政府给的狗屎。

大　卫：是正在流血的自由主义白人政府把奇迹面包和硬奶酪给了你这

个黑人公民。

德里克：（笑）

大　卫：你看到这个标签吗？

德里克：政府奶酪。

大　卫：是的，看这里，标签上写的小字："对于持续350年的奴隶制度，我们感到很抱歉。"来点面包吧。是不是很棒？这样不就温暖了你的心吗？

德里克：喔，是的。温暖了我的心。（躺在地板上）

大　卫：你的心在哪里？（斜靠着德里克，把手放在德里克的心口上）

德里克：我没有心。

大　卫：我什么都没有感觉到。

德里克：也没多长时间，心不跳了。

大　卫：你的心不跳了。

德里克：我就像一个死人。

大　卫：我上过一次心肺复苏术的课，所以……（开始按压德里克的心脏）

德里克：不要压断我的肋骨。这十分有可能，因为它们曾经被压断过。

大　卫：我喜欢压断肋骨。

德里克：继续。

大　卫：我不是真的要把它压断。我不会。真的，也许。

德里克：那么继续。继续。

大　卫：把该死的肋骨压断。

德里克：继续。

大　卫：喔，住口，你这个废物。

德里克：你叫我废物？

（德里克试图坐起来，但是大卫又将他推倒。）

大　卫：是的，你不是我儿子。你是一坨狗屎！你是一坨狗屎！

德里克：滚开！我是一坨狗屎？你才是一坨狗屎！

大　卫：喔，你早该这么说了。

德里克：啊？真希望我能。

大　卫：但是你不能。你是个孬种。你那时是6岁、8岁还是几岁？他几岁？35？40？

德里克：上了年纪的手啊，上面都是血管的纹路。

大　卫：哦。那么，你是个孬种，不敢跟他说你是受害者、他是施害者。你怎么不敢呢？

德里克：因为我是个傻瓜。

大　卫：因为你是个傻瓜。

德里克：因为我是个傻瓜。

大　卫：是的，可能到现在你还是。

德里克：你最好闭嘴。

大　卫：哦。

德里克：我是一个傻瓜。

大　卫：嗨，白人想努力帮你，但终究……是个傻瓜。

德里克：（笑）喔……真是火药味儿十足的话。

（大卫走进见证圈）

大　卫：看到见证圈了吗？在这里面的时候你不能碰我。所以我是安全的。德里克，你注意到见证圈的颜色了吗？

德里克：是的。（德里克趴在地板上，屁股对着大卫）噗！噗！我就是这么看你与你的见证圈的。

大　卫：德里克，你认为我们做了个黑色的见证圈？不！没有！

德里克：我们应该做一个黑色的见证圈。为什么它不是黑色的呢？因为它们总是压制我，我父亲总是这样说我。（此时大卫走出了见证圈）总是压制我。压制我的不是糟糕的奶粉，不是难融的奶酪，不是辱骂，不是诅咒，不是贬低。不是小黑鬼。小黑鬼。小黑鬼。你的态度很糟，黑鬼。那真是个好词，黑鬼！黑鬼！黑鬼！黑鬼！黑鬼！

大　卫：黑鬼！

德里克：黑鬼！黑鬼！黑鬼！

大　卫：黑鬼！黑鬼！

（大卫和德里克开始胡言乱语）

德里克：（笑）爆炸头使你的块头看起来比较大。

（大卫与德里克两人对峙）

大　卫：为什么我真的不怕你？

德里克：你觉得你会怕我？

大　卫：我有办法，但是，还没有真的……

（两人开始互相撞肚子）

德里克：你现在害怕吗？（挥动手臂）

大　卫：不，事实上你做得很好。（大卫也挥动手臂，就像跳舞一样，模仿德里克的动作）

德里克：真有趣。

（他们一起做出类似舞蹈的动作）

大　卫：我们再做一次。

第六章　发展转化法　249

德里克：你让我害怕你。

大　卫：我不怕你。

德里克：我的生活环境很糟，从小就被人欺负。

大　卫：但是，我不怕你。我不怕黑人。我不怕你。

德里克：如果我脱下裤子会怎样，你这条狗会怎样？怕我吗？你他妈的怕我吗？

大　卫：不，我不怕你。

德里克：你不怕我？

大　卫：对。我只是一个好白人，而你是一个好黑人。

德里克：哦，我是个好人？

大　卫：是的。

德里克：要是在晚上十点钟在路上遇到一个黑人，你不会拐到路对面去。

大　卫：你真的想知道我是怎么想吗？（把手臂搭在德里克的肩膀上）

德里克：不要把你的手放在我身上，要保持距离。

大　卫：我觉得这事我们已经解决了。

德里克：解决了？

大　卫：是的，虐待这件事。我想我们已经解决了。好吧，也许有些环节你不喜欢。你有点儿可爱。

德里克：可爱？

大　卫：有点儿可爱。我的意思是我真的喜欢你。

德里克：当你说这话的时候，不要碰我！（笑）

大　卫：你是那种可爱类型的。你有阳刚之气，也有阴柔之美，二者融合得很好。受伤的样子很迷人。人们一定很喜欢你。

德里克：我很可爱是因为受了伤。（笑）

大　卫：对于你想帮助的人，你必须难以抗拒。

（德里克笑了，大卫进入见证圈）

德里克：我要用受伤的方式来表现我的可爱。

大　卫：你已经这样做了。我可以从这儿看着你吗？

德里克：请吧。这就是我，2005年度的"黑人先生"，可爱却又受到伤害的黑人先生。喔，谢谢你！谢谢你！谢谢你的掌声！啊，那是我受伤的一面。等一下，让我看看可爱的一面是什么。不，不是鼻子。不，不是嘴唇。

大　卫：我能打断一下吗？我们设计一个爱情场景如何？

德里克：爱情场景？

大　卫：是的，一个爱情场景。

德里克：谁是那个主动的人？

大　卫：我要做爱人的那个。（上下挥动双手）你也是爱人的那个。不，就是爱。在人与另外一个人之间发生。无论黑人或白人，不是支配也不是服从。

德里克：我不信任那些爱我的人。

大　卫：为什么不？爱是一件美妙的事。

德里克：哦，好吧。好。

（大卫走出见证圈）

大　卫：你设计过一个爱情场景吗？

德里克：嗯，据我所知好像没有。

大　卫：你抚摸头发的方式很特别，非常优雅。

德里克：谢谢！

大　卫：你确实如此。你很真实，亲爱的！不过你的声音有点儿粗。

德里克：是的。

大　卫：但是没有一个人是完美的。而且，这与爱没有关系。与爱有关的是……

德里克：心。

大　卫：你的心。

德里克：好的，爱我。此刻有人爱我。

大　卫：此刻有人爱你。你有点儿紧张。我能碰你吗？我会很轻。（大卫用手臂拥住德里克）

德里克：非常感谢你！

大　卫：我们不必到达顶峰。因为爱需要时间。

德里克：任何事都需要时间。我们如何坠入爱河呢？

大　卫：我们已经在爱河里了。

德里克：你已经恋爱了？

大　卫：是的。和你。

德里克：和我？

大　卫：是的。

德里克：有人说这很容易做到。（笑得很勉强）和我一起笑吧。

大　卫：我笑你爱上了我，我希望你爱上我。我们只有大约十分钟，我得努力才行。我必须知道，我真的喜欢你。是的，我真的喜欢你。

德里克：嗯，嗯。

大　卫：不，是真的。

德里克：真的？

大　卫：是的。

德里克：继续。我闭上眼睛。你喜欢我什么？告诉我。我听着。

大　卫：你的皮肤很好，你的内心很虔诚。有着一张快乐的脸。

（大卫开始领着德里克跳舞）

德里克：一张快乐的脸。

大　卫：我喜欢你把控局面的方式。

德里克：有时我可以做到。

大　卫：有时你可以做到。

德里克：继续。继续赞美。

大　卫：你触摸到了受伤的自己。你了解自己的过去。也许，你看不透未来，但你的过去是好的。

德里克：我的过去是完整的。

大　卫：是的，你的过去是完整的。未来有点儿薄弱，但它会来的。

德里克：未来会来临，我根本不担心我的未来。回来。我喜欢这个爱情场景……来吧，继续赞美。

大　卫：我们的步法太复杂了。

德里克：哦，我就是这么做的，我一直在动来动去。

大　卫：是的，问题出在步法上。

（两人停止跳舞，面对面握手）

德里克：生存还是毁灭，的确是个问题。

大　卫：想想看，你能和一个体贴的白人一起做些什么。

德里克：（笑）为什么不是一个体贴的黑人呢？想想我会怎么办。我得一直站在白人的一边。（大卫与德里克开始拉扯对方）往这边来一点。

大　卫：到这边，到我旁边。

德里克：到我旁边。

大　卫：跟我来。（抓着德里克的胳膊）

德里克：我们要去哪里？哪儿？

大　卫：只要跟随我。过来，过来。相信我，相信我。

德里克：我厌倦了信任。

大　卫：不，不，你必须学着信任别人。

德里克：独来独往又怎样？放开我的手臂。放开我的手臂。

大　卫：我应该放开你的手臂，我会放开你的手臂。我该放开你的手臂吗？我应该放开你的手臂。好吧，我已经放开了你的手臂。（仍然抓着德里克的手臂）你走吧。感觉怎么样？

德里克：你仍然抓着我的手臂。

大　卫：好的，我放开。（他并没有这样做）

德里克：感觉轻松一点了。

大　卫：只要跟着我做。

德里克：为什么不跟着我做？你抓住了我的手臂，现在让我抓住你的手臂。来这儿。（德里克抓住大卫的手臂）我们不必说任何话。我们只需要走。

大　卫：我们聊聊怎样？

德里克：不，我已经说了很多。

大　卫：我想聊聊。我们可以表达自己的感觉。

德里克：我们可以去喂松鼠。

大　卫：哦，松鼠不错。

德里克：你想去喂它们吗？我们可以从杂货店里买点面包。

大　卫：足够了。那真是一个美好的场景。我想知道和你一起变老会是什么样子。我们在公园散步，喂喂松鼠和小鸟。

德里克：有很多鸽子，很多屎。太多狗。几个烂瓶子。不过你可以对它们视而不见。你只是尝试把重点放在松鼠身上。它们甚至会爬上你的手。

大　卫：喔，是吗？

德里克：我想我走出公园了。

大　卫：是的。

德里克：你还不赖嘛，你知道吗？你像有两个脑袋的人。

大　卫：你也不赖，你自己。

德里克：我记得，我也可爱。

大　卫：很可爱。你还记得吗？当我第一次遇到你的时候，是在数年前兰迪的课堂上，我们共同演了一场戏。

德里克：我记不得了。

大　卫：那次是我们第一次建立联系。

德里克：你忽略了我。

大　卫：不，我没有忽略你。

德里克：你完全沉浸在自己的世界里。

大　卫：我一直以为我把全部精力都放在你身上，其实我是在关注我自己。

德里克：我们都在场？

大　卫：不知道。可能不是。

德里克：我要坐下来。我想坐下来。

大　卫：让我来帮你。坐下来。（德里克坐在地板上）你觉得舒服吗？

德里克：是的。

大　卫：要拿个枕头给你吗？这里有毯子吗？你要不要来点饮料？这儿有一些不错的冷饮料。或者潘趣酒？还有，你猜怎么着？我还

为你准备了牛排。一个牛排三明治。（拿给德里克）

德里克：牛排？不，不，我正在尝试不吃牛排。来点蒸饭，上面洒点羊奶酪，一些葱花，还有一点点西红柿。还有，嗯，我可以拿一些泡泡糖吗？

大　卫：给你。我只是觉得这些可能还不够。

德里克：够了。以前我只靠一颗煮鸡蛋就能活命。让我一个人吃饭吧，拜托。（德里克双手抱头）

大　卫：你确定这些够了？我真的感觉很糟，因为我没能给你用得上的东西。所以，现在我要留你一个人在这里。再见。你确定不用再给你东西了？……休息一会儿。

（大卫走进见证圈。德里克盘着腿、低着头在地板上坐了几分钟。大卫先离开，然后德里克离开。他们握了握手。）

对治疗的反思

治疗结束后，约翰逊立即以非常个人化的方式对这段经历进行了反思。他重点谈到了最后他和德里克手牵手在游戏空间里走动的那一刻。他说自己只是拉住了德里克的大拇指，因为对方不允许他完全握住他的手。对约翰逊而言，这种不情愿表明了德里克对这段关系的抗拒。约翰逊非常坦率地表达了他的感受：

> 最后我感到悲伤，我认为这对我来说与……想跟他一起弥合某种分歧有关。我感到分歧实在太大。分歧不仅在我们二人之间，而且在我们的内心，我自己也开始有了这种感觉。所以，在最后，我的脑海中充满了"对不起"。我开始感到"抱

歉",尽管我并不确定我为什么会抱歉,这并不关乎种族,而是一些更加隐晦的东西。

这是德里克参与的第三次治疗,他已经体验过亲近的和疏远的时刻,试探过与兰迪和加西亚的相处时的舒适度,两位治疗师都曾修复过他父母亲的形象。在应对角色法的距离感时,他曾强忍泪水;后来采用心理剧的宣泄法时,他终于哭出来了。但约翰逊跟前两位治疗师都不一样,他敢于扮演施虐的父亲这一角色,而且也敢于尝试其他人难以表现的主题——种族、性和亲密关系。可能是这次治疗的强度太大,德里克有些不知所措,因此要抽回自己的手以防情感失控。

当约翰逊说"我开始感到'抱歉',尽管我并不确定我为什么会抱歉"时,意味着什么?他是为过分的挑衅行为抱歉,还是为没有能够与德里克的关系更加亲密而抱歉?这段经历是否触发了他与自己父亲的往事回忆,还是触发了身为白人自由主义者的内疚感?或者仅仅是约翰逊扮演的父亲对德里克这个经受了数年虐待的儿子的回应?约翰逊并不知道在第一次治疗中发生了什么,在那次治疗中,德里克在黑板上写下了"对不起"这句话,这意味着德里克希望父亲会乞求他原谅。德里克刚萌生这个愿望时,心中充满了痛苦。在第三次治疗快结束时,这份痛苦已经从案主转向了治疗师。当身为治疗师的约翰逊感到抱歉的时候,他提醒了我们,在发展转化法中,如果治疗师很投入地进行角色扮演,他自身的问题也会很容易就浮现出来。

在治疗的最后,案主和治疗师可能都处在"当下的身体"这一阶段,将彼此视为吸引和排斥的对象,感受着对方的恐惧和支持。约翰逊会感到抱歉可能是因为他还没有完全进入"当下的身体",即他曾提到的

"深度游戏"。一旦"案主和治疗师都强烈地感受到彼此和彼此的身体时,就可以自如地应付被束缚或被约束的感觉"。但是我们应该注意到,约翰逊并不认为发展转化法一定要达到如此深层次的水平,尤其是在单次治疗中。

约翰逊也反思了发展转化法中接触的重要性,他指出,接触是人类的一种自然行为,他经常将接触作为对案主的回应。他谈到治疗开始时说:"我要求他用身体的一部分接触我,是想通过他接触我的方式了解他能承受何种程度的接触。从他将手指放在我的胸口这一动作,我知道他会对我推他这一动作做出回应。"考虑到德里克需要适度的亲密和距离感,约翰逊补充道:"某些时候,他会主动做出一些推搡动作,但他往往没有真的这样做。在他想要踢或者打的时候,他只是假装这么做。"

德里克也反思了接触这一问题。他指出在有爱的场景和行走的场景中,他有意识地控制了自己的身体和情感。他说:"这源于我与男性相处的经历,我不想要任何男性接近我。有爱的场景并不需要以性的方式呈现,它更多的是情感性的。我从来没有让一个男人如此接近我。"但是,他可以忍受一定程度的暧昧,因为"在内心深处,我一直希望有人能够像父亲一样来爱我"。他原本是一个不清楚自己身体接触界限的人,但到最后在游戏空间中他能够说出:"为什么不跟着我做?让我抓住你的手臂。"

一年后,德里克再次谈到与约翰逊表演爱情场景时遭遇的困难,他将这些困难归因于他与施虐的父亲之间的关系。然而,他却能够宣称:"我们在游戏空间中共同起舞,感觉就像是在怀念我童年时从未感受过的美好。"

德里克还反思了通过主人和奴隶的角色来演绎种族问题一幕。他回忆到，在成长过程中他不得不成为一个说着"是，先生；不，先生"的人，以此来迎合父亲和白人的权威。通过在戏剧中调侃"黑鬼"这个词，表达他对父亲的愤怒以及对至今仍有种族歧视观念的白人的愤怒——"谁强化了这个卑鄙的词"，他能够释放内心深处的情感。他说："我感到我以自己的方式重新定义了这个词。我控制了这个场景，仅此一次。"

回顾整个表演过程，德里克感到在发展转化法中获得了能量，为童年的自己发了声。随着时间的推移，最终他意识到，他拒绝约翰逊提供的食物是因为愧疚。一年之后他说："我能够自由地按照自己的心愿赠送和接受礼物……作为一个男人，这是我走向自由的最大一步，我逐渐原谅了虐待我的父亲。"

两极性

情绪和距离

如同角色理论，发展转化法也提供一种从距离的层次和程度来理解情绪表达的方法。当然，当一个人像德里克一样面临挑战、面对施暴者时，会产生很多情绪。而发展转化法又是如此以戏剧表演的方式来处理那些令人羞于提起的主题，如虐待、种族和性，案主常会被推进一个情绪激荡的场景中。那么，这种方法是如何处理情绪的呢？

弗洛伊德认为，人们之所以会压抑有关痛苦的记忆，是因为它们太令人恐惧了，因而不愿意将其引入意识层面。弗洛伊德处理问题的方法是让案主间接地接近他们的记忆，自由地、自发地说出任何出现在他们头脑中的东西。当令人痛苦的记忆进入到意识层面，通过说出来并对其进行分析，案主就能找到它的根源，理解其在情感和行为中的表现形式。弗洛伊德指出，宣泄就是回忆起被压抑的情感，并赋予这些情感以语言，以此来削弱记忆带来的情感力量。言语表达、分析以及内省能够隔离那种洪流般的强烈情绪，因为这种被压抑过的情绪一旦被带至意识层面，就有可能导致"火山喷发"。

在发展转化法中，被压抑的记忆通过案主与治疗师发生的身体联系而表达出来，这在很多方面能使案主更接近自己的感受，尤其是在重演过去的创伤时。像德里克这样的案主之所以能够表达深层的、强烈的情感，是因为他们处在虚构游戏空间的安全框架内。当提到令人不安的词"黑鬼"时，约翰逊提醒德里克："我能说任何我想说的。这只是表演，不是真的，所以我可以说'黑鬼'。"游戏空间消除了与贬义词相关联的潜在扰动，它明确规定禁止伤害，为案主提供一个情绪安全网。

将谢夫和兰迪的距离理论应用到发展转化法时，约翰逊将其短距离化，通过接触性和挑衅性动作，引发案主强烈的情绪反应。同时还通过戏剧性和游戏性制造距离，用开玩笑的方式面对那些生命不能承受之重。治疗师帮助案主从一个角色转变到另一个角色、从一个场景转换到另一个场景，鼓励案主不要被任何角色或主题所束缚，反而制造了更远的距离。另外，人为设置的见证圈也试图让案主与那些他们太过较真儿的事情保持距离。当被他人见证时，案主就只是一个表演者在表演自己的创伤，而非重温创伤。

这种距离模式同样也适用于治疗师。治疗师可以退回到见证圈，也可以在气氛过于紧张激烈时发起转变。然而，因为治疗师仍然是案主的表演客体和协同表演者,他不太可能完全脱离戏剧、站在外面指导表演。他可能在扮演角色的同时,无意识地将自己的戏剧强行加入到游戏空间中去。我们可以从约翰逊在治疗结束后的反思中窥见一斑——他公开表达了自己的遗憾,他说:"我并不确定我为什么会抱歉。"

虚构和现实

约翰逊清楚地定义并解释了游戏空间的概念。游戏空间是发展转化法的标志,它与萨满的幻时空间、温尼科特的过渡空间、心理剧的新生之地和角色法的审美距离等许多行动治疗方法有异曲同工之妙。游戏空间是戏剧人物相遇的场所,案主能够在其中探索与治疗师之间多层次的身体联系。这些联系既有虚构的,如治疗师承担案主投射而来的角色;也有现实的,如案主和治疗师此时此刻投入的表演。更复杂的是,游戏空间是一个存在于虚构的戏剧表演和演员日常真实生活之间的过渡空间。

约翰逊设计了许多方法去帮助案主意识到游戏空间既包含虚构元素,也包含现实元素。其中一种叫作"托架",就是把场景移入一个完全虚构的框架中,如电视节目、电影或戏剧。通过这个托架,治疗师可以提醒案主当前的情境是虚构出来的。另一种方法叫作"此时此地的转换",与托架的作用正好相反,它缩短了戏剧表演与现实的距离。正如前文中提到的,当约翰逊提醒德里克在游戏空间中可以使用"黑鬼"这个词的时候,他暂时地将德里克从虚构的故事中带出,带入当下的现实。

就像在角色法和心理剧中一样,虚构和现实都会在游戏空间里呈现,治疗师的工作就是不断地推动案主进入或退出这两个层面,以此来充分探索浮现的问题。

言语性表达和非言语性表达

影片所介绍的这三种戏剧疗法中，发展转化法的非言语性最为明显。和所有的行动性心理治疗一样，案主和治疗师共同设定边界和规则并投入角色和叙事时，都会有一定程度的言语交流。然而，发展转化法更强调身体力行。当德里克和约翰逊在呈现施虐者和受虐者的场景、主人和奴隶的场景以及爱与被爱的场景时，最震撼人心的时刻来自身体的相互接触，有挑衅性的、讽刺性的，也有温柔的。最初，约翰逊像主人一样把德里克当狗踢。后来，约翰逊的施虐行为激怒了德里克，他反过来开始殴打约翰逊。在治疗快要结束的时候，约翰逊推动戏剧进入一个爱情场景，这个场景虽不舒适却很温柔，他们跳着舞，相互纠缠着走过一个虚构的公园，通过肢体语言表达各自的感受。

发展转化法的非言语性特点源于它跟舞蹈和戏剧密不可分的联系。就像肢体动作是舞蹈的主要语言，在剧场中，以格洛托夫斯基的身体理论、即兴喜剧和剧场游戏为模型，演员／案主的身体再次成为行动的中心。

表演和反思

发展转化法是关于表演及其流动性的，然而，约翰逊也写到了表演停滞或受阻的时刻，他把这种情况称为"僵局"，并提出了一些帮助案主重新回到戏剧流程中的技巧。约翰逊的方法是独特的，因为它完全以游戏空间为中心，治疗师和案主通过互动来维持从一个角色和场景到另一个角色和场景的流动。完成戏剧治疗之后双方很少进行言语性反思,但约翰逊并没有否定反思这一概念,他认为它会在戏剧中显现。游戏空间中的反思性时刻出现在治疗师转变场景到此时此地并在游戏框架中提供评论的时候。我们可在影片中看到这一点,即约翰逊提醒德里克在游戏空间中是允许说禁忌语的。

我们已看到莫雷诺如何在心理剧行动中表达看法,他也明确指出,在表演结束之后,所有参与者都必须将自己与戏剧的新生之地分开,通过分享与观众建立联系。此时治疗师也可以对刚才表演的心理剧进行反思性评论。在分享过程中,整个团体的体验得到了控制和深化,因为其他成员对主角产生了认同,他们自己的行动渴望也被激发了出来。

在角色法中,随着演员的去角和脱离戏剧的虚构,会产生两个层面的反思。第一层是对虚构角色的反思,第二层是对虚构角色与角色扮演者日常生活之间联系的反思。

指导性表演和非指导性表演/移情和反移情

从理论上看,发展转化法的非指导性,要比角色法或心理剧明显得多。事实上,约翰逊将卡尔·罗杰斯视为重要的灵感源泉。长期以来,罗杰斯一直致力于创新非指导性的、以来访者为中心的心理疗法,这种疗法彻底改变了精神分析的主流观点,即分析师比案主更有知识、更有力量。罗杰斯认为,治疗的焦点是案主,治疗师应当不断地鼓励他们实现自我疗愈。

通过将治疗师的角色从导演转化为演员,约翰逊让非指导性的过程以一种自发性的方式展开。当然,在实践中,治疗师还是从内部指导整个表演。通过专业训练,作为演员的治疗师能读懂案主的动作,并能指导对方揭示和改变自己的困境。在约翰逊与德里克的合作中,我们可以清楚地看到这一点：治疗师扮演的角色将案主从攻击和羞辱的场景中引导到亲密和爱的场景中。德里克确实主动发起了许多表演，特别是处在主人和奴隶的关系中。但其实德里克的表演还是受到治疗师的指导，或者至少在戏剧中是由治疗师的行动改变的，最明显的是约翰逊从见证圈的有利位置建议了一个爱情场景。

这样，约翰逊在角色扮演中直接与德里克互动，他邀请德里克进行深层次的参与，因此德里克可能产生移情。他们的合作似乎是对"有距离感的治疗师最容易引起移情"这一观点的挑战。通过表现父亲施虐的许多场面，约翰逊激发了德里克对父亲的移情；他还不停地转换角色，从施虐的父亲到慈爱的父亲，不让德里克执着在某一种移情上——正如前面兰迪扮演父亲、加西亚扮演母亲时所激发的移情。随着角色的转换，进入和解决移情的可能性也随之转变。最终，德里克没有把约翰逊视为他扮演过的任何一个角色，他不是一个施虐的父亲，甚至也不是那慈爱的、试图去喂哺饥饿儿子的父亲。事实上，他是一个戴着许多潜在人格面具的人、一个演员。这样，德里克就越来越接近"当下的身体"。尽管他不能接受约翰逊作为慈爱的父亲所提供的身体接触或者食物，但在回顾时，他至少允许约翰逊作为个体从深层接触和抚慰他。在治疗时结束时，约翰逊说他感到抱歉，但歉意的来源并不是很明确。根据他自己的观点，那一时刻不是反移情，而是虚构的父子之间出现的动态关系。还有一种可能性是那个时刻与未解决的个人问题有关。因为约翰逊和其他发展转化法治疗师有时是在攻击和亲密的边缘进行表演，要疏导那些被诱发出来的情绪并不容易。这一现象在出演有强烈感情纠葛角色的演员中较为常见，特别是那些接受过阿尔托和格洛托夫斯基开发的高强度身心技巧训练的演员。如果没有经历一段时间的封闭和反思，角色往往会挥之不去。

由于发展转化法的高强度活动，即使从一个角色和场景转换到另一个角色和场景，并通过夸张和好笑的动作来表达，还是会引发强烈的移情和反移情。但这种移情不同于角色法、心理剧或赖希早期的身体实验。在这些方法中，治疗师和案主始终隔开，从外部来指导表演，这样就提供了额外的距离感。如果治疗师从戏剧内部参与表演，尽管是短暂的，却较容易失去导演的指导地位。

就像行动心理疗法历史中的许多创新思想家一样，约翰逊从不畏惧挑战心理治疗的传统教条。不过，他的方法也引起了许多关于实践效果的犀利质疑，涉及治疗师和案主的身体接触和人际界限、激怒与遏制的影响等。这些质疑其实在精神分析法出现的早期就存在。在三种方法中，发展转化法似乎是最没有距离感的，因为其主题是"不可表演"的，治疗师的身体就是游戏的对象。然而，就像角色法，发展转化法是高度戏剧性的，案主可以一边笑着、眨着眼，一边玩着禁忌的游戏。同时，根据发展转化法研究院提出的观点，发展转化法是包容性的，因为身在此时此地，以及案主意识到是在游戏空间内，能让治疗师无所畏惧。

第七章　行动心理疗法比较：建立理论和实践的模型

　　心理治疗理念最早可追溯到古代，跨越古代文化和当代文化。传统的心理治疗总是以表达性和行动性的方法为特征。随着西方医学的出现，这样的治疗方法被摒弃了，后来人们才缓慢地将其重新发掘出来。早期的几位精神分析学家回归到行动方法，将其作为纠正心理失衡的一种手段。虽然我们还没有详细考察后弗洛伊德时代精神分析的发展，但很多当代的心理疗法早已接受了一些戏剧性的概念，例如"演出""会心""游戏"和"过渡空间"。在当今各种行动心理疗法中，我们主要关注三种：戏剧治疗中的角色法、心理剧和发展转化法，并考察荣格、兰克、费伦齐、赖希、默里、凯利、莫雷诺、皮尔斯等实践者所取得的类似成果。

　　从早期的精神分析到更现代的行动心理治疗，我们能发现它们之间的许多联系。约翰逊以弗洛伊德自由联想的基本准则作为其发展转化法的核心，引发案主自发的、无保留的行动。弗洛伊德则要求案主暂停自我判断和线性思维过程，他认为案主应自由地接触心理禁区，以便将潜意识的内容暴露于日光下。对于约翰逊而言，案主同样需要一种自由联想的方法来释放被压抑的体验。不同的是，约翰逊的工具是身体而非语言,其目的在于转化而非觉察。

约翰逊还将自己的工作与荣格的积极想象法相联系起来,因为荣格从弗洛伊德的唤起思想的任务转向了更具表现力的唤起图像的任务。荣格的方法预测了创造性艺术治疗师的工作,他对自己在自由联想方面的革新做了如下描述:

> 我选取某个患者的梦中图像或联想,以此为出发点,给他充分的自由去释放幻想,以助他完成描述梦境、阐述主题的任务……可通过戏剧方法、辩证方法、视觉方法、听觉方法,或者舞蹈、绘画、素描或造型等多种方法来实现。

如我们所见,兰迪不仅将自己的研究与荣格联系在一起,还与兰克、费伦齐、埃里克森及莫雷诺等人有关。在早期心理治疗师中,对他影响最大的还是莫雷诺。虽然莫雷诺声称创立了心理治疗的一种全新概念,与所谓弗洛伊德的科幻小说观点背道而驰,但他肯定也注意到了弗洛伊德提出的潜意识动力、宣泄和自由联想的观点。现代主义思想影响了20世纪早期西方的艺术与文化,也塑造了弗洛伊德这样的特殊天才,同时也被特殊天才所塑造。莫雷诺也许是无意中总结了同时代的荣格、兰克、费伦齐和赖希等人的精神,提炼了通过身体、想象力和精神开展的诸多心理治疗实验。

在前几章中,我们详细探讨了行动心理治疗的三种方法,对比了它们各自关于情绪和距离、虚构和真实、言语表达和非言语表达、行动和反思、指导性行动和非指导性行动的两极性,现在让我们将这些方法进行互相比对,并与精神分析和相关学科中的先行研究进行比较,以建立行动心理疗法的理论与实践综合模型。

理论

行动心理疗法中的共同假设

关于心理和治疗的本质，行动心理疗法有几个共同的假设。首先，行动心理治疗师普遍持有一种整体观，即人是由肉体、情感、认知、社会、精神、审美等多个维度所构成的整体。这个观点是由弗洛伊德最初对心灵的理解逐渐发展而来的，他将人的心灵分成本我（潜意识中原始的、以情感为基础的方面）、自我（日常现实中的理性过程）和超我（基于社会需要的自我调节过程）。荣格和后来的兰克加入了精神的维度，这个维度可追溯到传统的治疗形式，萨满教就是最好的例子。费伦齐加入了人际的维度，赖希则加入了躯体和宇宙的维度。莫雷诺提出了用心理剧、社会剧和轴向戏剧来治疗心理和世界的理念，他将人类生活中的个人、社会和宇宙的元素整合在一起，形成了一个相对完整的疗法。皮尔斯将焦点集中于心理和身体的格式塔，清晰地阐述了他的整体观。戏剧治疗的大多数形式都很好地体现了这种对人进行整体治疗的远见。

其次，行动心理治疗师的另一个共同点就是认识到戏剧行动是治疗的重要手段。治疗师们从儿童在游戏里所展现的自然冲动中获得了启发，认为游戏是一种反思、排练和修正日常经验的潜意识方式。行动心理治疗师将游戏时的这种潜意识冲动应用到针对需要治疗的成人或者儿童的有意识治疗过程中。行动心理治疗要求回答关于存在的基本问题：我是谁？他们将案主从躺椅转移到戏剧空间，从封闭的认知转向身体和情绪的表达。

尽管弗洛伊德是基于对儿童的性心理经验的理解而发展出精神分析的，但是他关注的焦点仍旧清晰地集中于在治疗成年人的过程中唤起他们记忆，让他们进入童年状态。弗洛伊德认为成人的游戏太幼稚，是一种表演，而他采用的是言语治疗，需要成熟的表达能力和对过去经验意义的反思。荣格在工作中逐渐意识到游戏在成人治疗中的深远意义，这个发现是他在与弗洛伊德决裂之后的个人危机时期产生的。在此期间，他回顾了童年时代那些好玩儿的游戏，他开始玩石头和捡来的各种东西，重建了自己坚实的内在基础，在此之上形成了他那些关于集体潜意识意象的成熟观点。后来，费伦齐发展了更加积极的行动疗法，更直接地与案主接触，回归到曾为弗洛伊德拒绝的特别是那些涉及宣泄的观点。在费伦齐根据儿童精神分析的原则发展的一种分析过程里，他更充分地采用了游戏式的积极方法。

荣格、费伦齐及他们的合作者兰克，在大多数情况下还是在正规的咨询室里开展治疗。只有威廉·赖希，这位最激进的早期分析师，才真正让案主离开了躺椅。他不仅介入他们的言语表达，更介入他们的身体表达。莫雷诺将这些行动治疗的相关实验带入了下一个更合乎逻辑的步骤，创建了充分戏剧化的行动疗法。他是第一个将治疗看成是治疗师和患者之间会心的人，也是第一个通过直接的戏剧化行动来展示和重塑过去的智慧和力量的人，还是第一个完全将临床诊疗室变成治疗性舞台的人。

行动心理治疗中共同的概念

尽管每种行动心理疗法都拥有各自不同的概念，但它们还是有一些共同点。其中最明显的就是戏剧化的特点，因为它们都是通过角色和角色扮演来实现的。前文重点描述的三种疗法的前提都是案主担任一个或多个角色，与治疗师和（或）辅角一起进行某种形式的治疗性表演。角色与表演的概念源于萨满教，治疗师与其说是医生，不如说是祭司和演员，他们具备灵性的和戏剧性的知识，而非生物学方面的知识。

一旦医生成为治疗师，并将他们的专业称为精神病学，他们就会开始拒绝使用传统治疗中的戏剧性和灵性工具。弗洛伊德和他的助手们竭力远离那些靠信仰治病的人——如所谓的通灵者和没有经过任何科学训练的江湖术士。这也许是为什么弗洛伊德不愿将催眠术和精神宣泄作为揭开潜意识内容的有效手段之一。多年后，精神分析学家们惊讶地发现，有些人曾用"猎头人"（shrinks）这个词来称呼他们，这个词含有轻蔑贬损之意，常常与骗子和食人族等联系在一起。

一些早期的精神分析师深知与案主进行角色互换的意义。费伦齐和兰克在论及移情关系时，对此有过很好的表述：

> 分析师扮演了案主潜意识中所有可能的角色……尤其是双亲——父亲和母亲——的角色形象特别重要，分析师常常转换为这两者。

我们在费伦齐的研究中能找到一些参考。正如前文的案例中提到，一位哮喘患者扮演儿时的自己时感到像被人戴上了面罩，无法呼吸（见第一章）。从中可以发现案主会自发地扮演某种角色，以释放与创伤记忆相关的情感。费伦齐在其职业生涯后期开展的相互分析实验中广泛采用了角色互换的技巧。正如我们已经看到的，赖希也和他的案主进行了角色扮演，并试图通过戏剧性的表演去固化某个巅峰时刻。

后来，莫雷诺、埃里克森和其他同行在哈佛大学心理诊所的研究中，还有在为战略情报局筛选员工的研究中，均采用了角色扮演和戏剧来开展工作。乔治·凯利为了帮助那些遭遇大萧条或沙尘暴等灭顶之灾的受害者，创立了固定角色疗法。莫雷诺研发了以角色概念为核心的社会计量学、心理剧和社会剧。在研究格式塔疗法中上位者与下位者之间的动态关系时，皮尔斯也意识到了角色和反角色的重要性。

早期的精神分析师与当代戏剧治疗师对角色和表演的理解并不相同。前者主要从移情神经症和包含冲动的表演时刻之角度来看待这些过程；但对后者而言，它们是探索自我与他人关系的关键所在。有趣的是，在许多受到关系理论影响的当代精神分析师的研究中，我们发现了对这些术语更具互动性和戏剧性的理解。角色和表演的概念历史久远，不仅贯穿20世纪，而且可以回溯到传统精神治疗的发展史。有些精神分析师试图量化和分析潜意识，他们发现自我暴露的时刻必然释放出极大的能量，会引发案主一系列的戏剧性动作，从而展示从受伤的儿童到愤怒的成人的所有自我状态。在精神分析的当代关系模式背景下，这一点是很清楚的，分析师不是被动的旁观者，而是治疗性戏剧的共同创造者。

行动心理疗法另一个共有的概念就是戏剧空间。比起精神分析，这个概念与萨满教的理念更接近。因为萨满会进入幻时空间，从神那里得到治疗之力并将其带回人间。温尼科特是第一个用母亲与孩子、治疗师与案主之间的具象空间来解释他们之间关系的精神分析学家。他对此解释道："这是存在于内部世界和外部世界之间的空间，这个人际空间——过渡空间——是亲密关系和创造力产生的地方。"约翰逊的"身体即存在"和"游戏空间"的概念与温尼科特的理念不谋而合。萨满教所谓的"幻时空间"(意为当下和永恒的空间),可以视为起源空间,与莫雷诺提到的"新生之地"也是相呼应的。对于当代行动心理治疗师来说,戏剧空间是戏剧的心理落脚点,是人们通过角色展现自身世界的舞台。

行动心理治疗师共有的治疗目标

就治疗目标而言,三位有特色的行动心理治疗师构想了如下内容:角色法中的平衡和整合,心理剧中的自发性和创造性,以及发展转化法中的转化与流动。这些方法之间的差异更多在于程度上,而非种类上,因为它们都是关于内在的转变,在此过程中案主培养了一种可拓展的能力,即通过表达性方法自由地扮演角色和诉说故事。

总的来说,这些目标不同于经典精神分析的认知目标,后者更注重洞察和理解。然而,在第一章概述的历史中,我们能看到目标的变化:早期的弗洛伊德注重揭示内在性心理动力学;到荣格则注重揭示潜意识原型,他的目标更有表达性;再到赖希,他的目标最激进,他试图破译潜藏在人类机体中的生命力能量。这些思想家为后来的行动心理治疗师开辟了一条研究之路。兰迪接受了荣格对于原型和两极性的观点,将其引入角色类型理论,把自己的治疗目标确定为角色、反角色和向导之间的整合。莫雷诺改变了费伦齐的角色互换及相互性的概念还有赖希关于镜观和会心的概念,革新了自己关于自发性训练的目标。约翰逊接受了弗洛伊德关于性心理发展和自由联想的观点以及赖希和洛温关于流动和生物能的概念,也接受了温尼科特关于过渡性现象的概念，将其纳入自己关于发展、流动和转化的目标。

行动心理治疗中治疗师的角色

关于治疗师的角色，前文介绍的三种行动疗法对此所持观点存在分歧。莫雷诺和兰迪更倾向于将治疗师视为导演，而约翰逊则将治疗师看成是共同创作戏剧的演员。然而，即使在莫雷诺和兰迪的模式中，导演的角色也并非一成不变。导演在必要时也可选择在案主的戏剧中扮演辅角或替身。

治疗师在戏剧治疗中需要扮演角色，这和经典精神分析师需要和来访者保持距离的做法不同。保持距离的原因是为了促进来访者产生移情，治疗师的中立性则强化了这一过程。在兰克、费伦齐和赖希所开创的后期精神分析治疗形式中，治疗师更直接地与来访者接触，有时甚至模糊了边界，比如费伦齐开始尝试相互分析法，赖希进行了治疗性触摸和躯体控制的实验。在当代精神分析的实践中，受客体关系、自我心理学、自体心理学、关系理论和女性主义等理论的影响，治疗师会与来访者建立关系，以探索对方的主体间性。通过这种创新，双方的互动比医患之间的常规动态关系更加重要。

来访者与治疗师的界限，是两者动态关系中的一个至关重要的因素。考虑到距离的连续性，如果界限过于死板，那么一方将比另一方拥有更大的权力，并可能在另一方那里激发不同的投射。相反，如果界限太不稳定，如费伦齐的相互分析法和赖希的触摸及躯体控制的实验中所体现的那样，双方都不会有足够的安全感去建立牢固的治疗联盟。

对比三种戏剧治疗方法，兰迪的角色理论应该是最有距离感的，因为治疗师大多数时间处于导演的位置，只在必要的时候扮演辅角，帮助案主通过虚构的角色和故事得到疗愈。然而这种方法也能让许多案主深入自己的潜意识，进入原型意象之下的情感世界，并实现宣泄。

在心理剧中，治疗师也扮演导演的角色，但能让案主获得直接的宣泄体验。作为三种方法中最缺乏戏剧性的一种，心理剧以现实的角色和故事为基础，让案主深入到自己的情感世界里，因而，它的距离感最弱。通过角色互换，心理剧也能制造距离感，让案主从得到过分投射的某个角色中跳出来，并通过整合性的宣泄，将情绪和反思联系起来。

发展转化法是最难在距离感的范围内进行归类的。一方面，从其戏剧性和虚构场景的使用上，它更接近于角色理论，此方法为案主创造了距离感，案主常被提醒自己是在戏剧空间里扮演角色。另一方面，治疗师作为游戏中的对象，强调与案主彼此之间的接触，甚至可以将那些"不可游戏"的主题作为游戏，它往往会激活应该在过去就要释放的强烈情感，因此与心理剧的宣泄功能靠得更近。

不过在所有的形式中，治疗师都需要随时留意距离感的变化，选择和提示进出角色的时机。最重要的是，不像那些采用精神分析法的前辈，戏剧治疗师在工作中运用游戏和戏剧的方法时，会提醒案主虚拟的戏剧空间与当下现实的区别。因为他们是通过表现性的游戏和戏剧来开展工作的，不论是作为导演还是演员，治疗师都会使用一个边界清晰的结构，为那些边界很容易变得过于死板或过于多变的案主创造安全的空间。

健康心理学和积极心理学的模型应用

戏剧治疗师倾向于使用健康心理学和积极心理学的模型。前者强调的是寻找一种方法，帮助人们实现思维、躯体和精神的融合，进入一种平衡的生活方式。而积极心理学的这一相对较新的领域源自卡尔·罗杰斯和亚伯拉罕·马斯洛的研究成果，利用复原力，基于以力量为基础的策略来建立更有意义的生活。疾病被视为情感、想象力和表现状态之间的失衡，而患者则被称为消费者或客户。

戏剧治疗将这个观点向前推进了一步，将案主视为演员，是富有创造性的艺术家，他们有能力将混乱的精神状态转化成从容不迫的表达。这种观点汲取了早期精神分析研究中关于创造性过程中自我修复功能的成果，在兰克写的第一本书《艺术家》中就有所体现，他试图弄清楚创造力和神经症之间的联系。在荣格个人的经历和临床实践中，我们也可以看到这一点，他倾向于通过集体无意识的视觉和躯体意象来描述人的心灵。

莫雷诺非常清晰地描绘了那些有治愈能力的艺术家形象，他相信所有人在日常生活中都是潜在的艺术家。莫雷诺将案主置于舞台上，相信对方会找到一种创造性的方法重现自己的生活经历。莫雷诺把案主称为"主角"，意指他们是生命旅途中的主角，就像传说中的英雄一样，虽然免不了在挣扎与斗争中受伤，但总是奋发向上、勇往直前。在行动心理治疗中，案主不是被视为病人，而是被视为受伤者或失衡者。他们在觉知自我的旅途中，能够实现一种更平衡和更完整的状态。

行动心理疗法的评估

至于评估，行动心理治疗大多采用基于行动的测量手段。兰迪的"角色轮廓"和"故事讲述"反映了一些早期的纸笔投射测验，它们有的基于弗洛伊德的研究成果（如罗夏墨迹测验），有的基于荣格的研究成果（如迈尔斯-布里格斯类型指标），有的基于凯利的研究成果（如目录格）。莫雷诺的自发性和社会计量测试以及约翰逊的角色扮演测试所具有的行动性特点为我们提供了一种独特的评估方法。这些方法同样也被纳入了默里及其同事们在哈佛大学和战略情报局建立的评估系统之中。这些例子的共同点在于受试者会通过戏剧性行动来创建角色和故事。如今，距离默里1938年在哈佛大学进行的行为测试已经过去了半个多世纪，但当代戏剧治疗师仍致力于开发新的方法，通过行动对案主进行评估。

两极性

现在，让我们转向情感和距离、虚构和现实、言语表达和非言语表达、行动和思考、指导性行动和非指导性行动、移情和反移情之间的两极性，看看它们如何在一个共同的模式中发挥作用。

1. 情感和距离

通过谢夫创立又经兰迪拓展的距离理论，行动心理治疗师建立了对情感和距离这对基础概念的理解。尽管前文所述的三种戏剧疗法对于增强和控制情绪有各自独特的见解，但它们在这个范式中都能被清晰地展现出来，这个范式也能揭示精神分析和相关方法中的情绪动力学。

这个范式提供了一个连续体，从一头的情感泛滥"距离过近"，到另一头的否定情感"距离过远"。其中点是"审美距离"，即情感和思想、体验和反思之间的最佳平衡时刻。正如我们所看到的，过去的精神分析师都是处于距离过远的状态。而那些处于迷狂或原始状态的治疗者们则是距离过近，几乎没有清晰的边界——例如萨满，他们通过消除所有障碍使情感得到充分表达。在某些极端情况下，费伦齐和赖希也是在距离过近的边缘进行治疗。

三种戏剧疗法都是在距离范式的整体谱系范围内移动，角色法通过审美距离，心理剧通过整合性宣泄，发展转化法通过游戏空间——它们通过各自独特的概念和方法来达到平衡状态。如前文所述，角色法是最疏离的一种方法，因为它强调虚构的角色和故事；心理剧的距离最近，因为它强调基于现实的角色和宣泄；发展转化法的距离感介于两者之间，因为它是在虚拟的游戏空间里鼓励人们表演不可表演的角色。也就是说，三种方法都是通过激发、释放和控制情绪来开展工作的，都是为了追求平衡和整合。

可以从情绪和距离的角度对本书提到的众多治疗师进行分类，不过这样做时应该注意到，许多治疗师在实践中经常在各种距离之间游走，有的治疗师在职业生涯的后期甚至改变了自己的立场。这在荣格、兰克、费伦齐和赖希身上非常明显，他们不断地修正自己的理论和方法，特别是赖希，他采用了相当极端的方式。宽泛地说，弗洛伊德、早期的兰克、凯利和沃尔普等治疗师都处在距离相对远的位置，靠近中心点的治疗师则包括荣格、费伦齐、莫雷诺、默里、埃里克森、拉扎勒斯、约翰逊、兰迪、匹兹泽和福克斯。那些惯于激发强烈感情的治疗师包括萨满、赖希、洛温和皮尔斯。

2. 虚构和现实

戏剧治疗的核心是对"世界即舞台"这个隐喻的理解。两个世界——想象的世界和现实的世界在平行地运转。虚构和现实之间更多的是融合而非冲突。传统的治疗师充分地意识到这种融合，因为他们了解灵性世界和自然世界之间的密切关系，此两者互为替身，每个物质客体都蕴含着灵性的本质。当弗洛伊德最早发现潜意识的动力学时，他就觉察到了有意识和潜意识经验的融合，尽管他最直接关注的是将潜意识经验转化到意识层面。随着时间的推移，他开始将人类经验中更为明显的戏剧性方面视为对人类无法充分觉察的现实的补偿。通过使用"移情性神经症"和"行动化"这样的术语，弗洛伊德把咨询室里发生的戏剧性行为视为某种阻抗形式。

在兰克的理论著作中，我们发现他在讨论现实的双重本质时与萨满的智慧产生了共鸣。荣格将这种理解付诸实践，他试图在原型意象和日常现实之间建立联系。通过这些实践，荣格自由地游走于梦境、幻想和神话的虚构领域，为原始意象寻找与之匹配的物质。

莫雷诺对"世界即舞台"的理解使他建立起了一套以戏剧行动为基础的完整理论和实践。有时，他会鼓励来访者扮演幻想中的人物，比如神或者恶魔。不过，莫雷诺更多地还是通过基于现实的角色扮演，帮助主角再现他们生活中未完成的时刻。与他同时代的皮尔斯也经常借用梦中人物和无生命物体推动研究，但他很快会回到现实，回到案主与治疗师之间的互动关系中，就像我们在约翰和格洛丽亚的案例中看到的那样。

在大多数戏剧治疗师的工作中，当案主将他们日常生活的某些方面投射到虚构的角色和故事上时，我们就能看到更完整的情节随之出现。德里克接受角色法治疗时编造的有关父亲、儿子和痛苦的故事就是一个与现实脱离的优秀范例；而在接受发展转化法的治疗时，他所扮演的包含原型意象的一连串角色也能反映这一点。不过在角色法中，虚构的角色扮演很快与现实整合在一起。发展转化法的不同之处则在于虚构的戏剧本身就足以获得心理治疗的效果。其基本假设是，案主可以在没有治疗师明显催促的情况下就能自行回归现实。

虽然行动心理治疗师有不同的方式来概括虚构和现实的关系，但是当来访者进入想象领域时——无论它被称为虚构场景、新生之地还是游戏空间——这些方式都指向了这个关键时刻。在想象领域中，案主会以一种虚构的方式来探索实际存在的困境。在将案主带回现实的方式和时机上，不同的治疗师有不同的看法。有的会专门安排去角和反思的时间。有的会在游戏空间里通过行动来进行反思。尽管有这些差别，但它们都是在证实这种古老的智慧，即想象出的虚构世界与真实的自然世界共存，彼此映照。在戏剧治疗的世界里，在安全的游戏空间中，所有的角色都是真实的，所有的行动都是自我的真实表达。用行动来呈现自己的故事，或在表演中对中立客体像对亲密之人一样，都不会让人感到害羞。实际上，在游戏空间里，那些被禁止的和被抵触的事物都可以通过戏剧得到祝福，因为我们希望它们一旦被带回到现实中，就会得到转化和认可。在早期的精神分析中，现实比虚构更有权威。而在戏剧治疗里，虚构比现实更重要。就像好的戏剧作品是在戏剧幻觉的魔力和观众的日常生活之间取得平衡一样，效果最佳的治疗也是发生在虚构和现实之间。

3. 言语表达和非言语表达

与舞蹈/运动疗法不同，戏剧治疗中的许多工作还是通过言语传达的，因为案主需要扮演角色并在角色中述说故事。然而，像其他表达性疗法一样，戏剧治疗也有很突出的非语言特点，它本身就是通过身体和情感来表达的行动。戏剧治疗从戏剧艺术中获得灵感，脱胎自儿童的游戏，一直发展到正式的戏剧创作。在戏剧的所有形式中，言语化的文本都起到传达演员思想和情感的作用。在文本之下还有潜台词，它包含了更深刻的、隐含的意义，不仅与公开的行动有关，还与激发这种行动的潜在情感和思想有关。

弗洛伊德当然理解潜台词的概念在他的潜意识模式和防御机制模式中意味着什么。然而，弗洛伊德获得心理潜台词的方法是言语化的，他的注意力集中在来访者故事里的自发性流动中。实际上，来访者被固定在一张躺椅上，只能谈论和描述头脑中所想，而不是用动作来呈现他们内心的挣扎。弗洛伊德早期做过的催眠实验是他后来谈到的一个例外情况，但他拒绝了催眠实验这种方式，认为它太戏剧化，有太多的非言语的表达。

荣格更多运用了图像性材料，他不仅将其与现实联系起来，还认为其与原型象征有关，于是他开始探索非语言的方法。例如，他发现视觉图像通常比言语更能表达潜意识的状态。在研究文化性的神话和象征时，荣格注意到了各种符号的重复。例如，曼陀罗画中的圆象征着整体，炼金术四边形的四个点则代表了直觉、感觉、情感和思想等人格功能。在研究积极想象的过程中，荣格把行动和戏剧方法作为视觉艺术表达的补充。

虽然兰克和费伦齐坚持使用言语分析的方法，但他们对这种被动性疗法的权威性之质疑与日俱增。在对行动治疗的描述中，他们并不想放弃言语分析，但是他们会允许戏剧性时刻自发地出现，而不是将这些时刻认定为对现实问题的阻抗。

赖希开始关注生物能量之后，他对非言语的治疗手段愈发感兴趣。他认识到有心理创伤的来访者其情感先于记忆，于是，他开始通过对身体的直接控制来打开情感反应的锁链。赖希使用了许多方法，也成了第一位身体治疗师，他启发了许多完全接受非言语疗法的生物能量治疗师和舞蹈／行动治疗师。

像赖希一样，皮尔斯也关注身体，但他更多采用言语控制的方式而非身体控制。他集中精力研究台词和潜台词、言语表达和肢体表达的差异。他擅长帮助案主释放情绪，特别是羞愧感，他常常能在案主身上激发出来这种情绪。

莫雷诺也擅长释放潜藏在身体里的潜台词和情绪。他倾向于把言语作为行动前的热身，让案主回忆时间和地点、角色和故事等特定细节。在心理剧中，他应用镜观、替身和角色互换等技巧穿透角色和故事的表面。在更直接的表演中，潜台词在主角的肢体和情绪表达中变得清晰可见。

最典型的非言语治疗方法要数萨满的仪式了。如我们所见，萨满通过歌唱、舞蹈和戏剧充分呈现和表达自己。尽管与萨满"灵魂出窍"的状态不同，但戏剧治疗师们确实需要利用各种非言语投射和治疗技巧，其中包括木偶和面具、声音和动作。通过这些技巧，案主能够揭示某些潜台词，并通过言语来传达它的含义。戏剧治疗中最倾向于使用非言语方法的要属发展转化法，它将言语处理最小化，主要借助案主此时此地的肢体语言。

综合来看，行动心理治疗拓展了弗洛伊德早期揭示潜意识内容的意图。弗洛伊德及其追随者通过解释患者的话语来实现这个目标。那些充分运用意象和情感、行动和舞蹈的治疗师同样也能做到，他们通过多种表达性的渠道，不仅演绎了台词，更揭示了潜台词。尽管没有过多地注意到戏剧疗法，但当代的许多精神分析师已经将传统的弗洛伊德式的单人模式转变成双人模式，也承认了案主和治疗师关系中非言语成分的重要性。

4. 行动和反思

在萨满仪式中获得的是一种积极的体验。治疗师和求助者双方都需要暂时搁置不信任感，接受精神治疗的力量。这种行动需要很少甚至不需要认知性的反思。虽然在萨满仪式的空间里，肯定存在着世俗性动作和交谈这些非戏剧化的时刻——比如仪式前的准备或者从一个动作到另一个动作的过渡，然而一旦这种超越个人的仪式开始，就几乎没有距离和反思的空间。

另外，在经典精神分析的体验中，反思多于行动。在进行自由联想之前，来访者要和分析师一起对他的两难困境进行反思，分析师会进行面询，如果是受过专业医学训练的分析师还会下诊断。自由联想之后是一个反思的过程。进入自由联想的来访者可能确实体验到了一种想象性行动，因为允许他们的思想自由地变化。而在以"行动"为中心的当代精神分析形式中，有一些实际上采用的仍是言语行动。例如米切尔写道："所有行动都有解释的含义，所有的解释都是行动。"

对于精神分析领域后来的这些发展，那些早期从业者已经有所预示，他们尝试在行动和反思中取得更大的平衡，而赖希和生物能治疗师们最终让天平朝着具身行动的方向倾斜。而莫雷诺则注意到，在治疗的过程中，行动先于反思也可替代反思，但反思仍然很重要。因此，在心理剧中，治疗师在案主的行动过程结束后会有一个专门的环节，即让案主对自己的体验进行反思。这种反思不仅是认知性的，同时也是情感性和社会性的，因为团体成员会对主角的两难困境产生认同和共情。

在角色法中，虽然行动也先于反思，但两者是平衡的。反思由两个部分组成，一个是案主对虚构的角色和故事进行反思，另一个是对现实生活中的人和事进行反思。发展转化法则提供了不同的模式，反思完全在游戏空间实现，在需要的时候，治疗师会转化到此时此地。这种方法提出了一个问题：在具有游戏性和表达性的心理治疗形式中，是否一定需要认知上或言语上的反思？有许多有效的却没有进行过反思的治疗性行动案例，如儿童自然的、非反思性的游戏。例如，儿童在被母亲训斥后，会自发地对着玩偶大喊大叫，这种行为往往能使孩子的心绪平静下来，与玩偶进行的游戏似乎具有治疗效果。在各种形式的非指导性游戏疗法和基于荣格理论的沙盘游戏中，特别是对于幼童来说，能进行言语反思的机会是非常少的。在许多治疗性的接触方式中，如早先的赖希和洛温早就提供了相关案例，当代许多践行身体治疗和舞蹈/行动治疗的从业者也很少需要进行言语性的反思。

然而行动心理疗法提供了一种整体的治疗模式。尽管行动优于反思，但较安静的认知时刻其实就是较戏剧性的身体行动时刻的镜像。和其他两极一样，这一对极性也是通过融合而得到最充分的发挥。神经科学的研究已经证明认知和情感在神经系统里的相关性，治疗过程需要某种形式的认知处理，以修复神经系统的损伤。因此，基于身体的行为心理治疗一定要注意融合认知成分，正如认知和深度心理疗法需要注意排除情感和躯体过程的陷阱一样。在莫雷诺和兰迪的戏剧疗法中，我们可看到行动和反思的整合。虽然约翰逊的方法表明治疗完全是通过身体性游戏来实现，但在行动中仍有反思的时刻。

5. 指导性行动和非指导性的行动／移情和反移情

在电影《心理治疗的三种方法》中，卡尔·罗杰斯的非指导性、温和的方法与弗里茨·皮尔斯的指导性、粗暴的方法形成了鲜明的对比。尽管皮尔斯的个性比较粗暴，但就他的指导性风格而言，他是一位典型的行动心理治疗师。许多戏剧治疗师和行动心理治疗师将自己视为剧场的导演，帮助演员发现各自角色的本性。戏剧治疗师的指导方式是通过行动，以案主的身体和情绪为基石，构建一个治疗场景。

由于早期的分析师对神秘潜意识的解读能力不同，从而形成了一种不平等的权力动态。除了皮尔斯之外，还有一些行动心理治疗师能和他们的案主分享权力，将对方看成能够创造更健康、更平衡的现实世界的艺术家。在女性主义关系理论的影响下，某些行动心理治疗师认为自己不是导演，而是主体间深度互动过程的共同创造者。

莫雷诺则认为，演员们都需要导演来安排场景、发展和完成一个表演。导演不仅要游刃有余地引导演员完成表演任务，还要通过熟练运用替身、镜观和角色互换等技巧，让他们顺利地跳进或跳出角色。

和莫雷诺一样，兰迪总体上也是指导戏剧动作，他帮助德里克唤起故事和角色，然后揭示它们之间的整合关系。表面上，约翰逊采用的是非指导性方法，他将德里克视为演员和玩伴。但从他与德里克的合作中可以看到，他使用了两种方法来推进戏剧的发展：转换情景和从内部操控情境的强度。

和那些以来访者为中心的治疗师一样，行动心理治疗师以导演的身份引导行动的方向，使之最有利于案主实现其目标。就像大多数有经验的舞台导演一样，一旦案主完全卷入其中，治疗师就会退居幕后，让案主投入令人愉悦却又包含混乱的创作。

因为戏剧治疗师要积极引导演出，所以他们会激发案主一定程度上的移情反应。其中角色法的距离感最强，因此激发的移情反应最弱，发展转化法次之，心理剧则最强。德里克将他对父亲的感觉转移到兰迪身上，将他对母亲的感觉转移到加西亚身上，这是意料之中的事。我们也看到距离感很近的心理剧激发了他对母亲更强的移情。在这两种方法中，治疗师把移情对象转移到其他物体上——如一把空椅子——这样案主就能够亲自扮演被移情的角色，并处理与他们的关系。作为父亲和母亲的德里克不仅走向了宽恕和感恩，而且强化了自我抚慰的能力。

在发展转化法里，治疗师无法停驻在任何一个角色上，因此对移情有更深入的观察。当治疗师感受到移情的那个时刻，他会把它们转移到一种新的形式中，以确定对方是否会以更固定的形象再次出现。为了流动和转化的目标，治疗师还会帮助案主从反复出现的移情反应中解脱出来。

与经典精神分析中将移情视为需要解决的阻抗不同，戏剧治疗师将其视为探索另一对两极性，即角色和反角色之间的机会。当移情出现在戏剧治疗中时，它会被赋予一种戏剧性的角色形式，有时相对固定，有时相对流动。这种形式可以由治疗师扮演，也可以转移到空间里其他人或物上。被赋予某种形式时，它就会以非常人性化的表现形式凸显出来——比如一位不会道歉的父亲和一位无法保护孩子的母亲。有时它还会具有原型的或夸张的性质——如殴打狗的男人、虐待奴仆的主人，以及想和黑人跳舞的白人同性恋者。戏剧疗法中的移情不仅是探索治疗师和案主关系的机会，而且也是探索案主的内在心理动力学的机会，德里克就是如此，他内心存在着许多矛盾和混乱的角色，需要重新认识和整合。

戏剧治疗师将反移情的时刻视为一种机会,能够让案主在扮演虚构角色时所引发的特定情感得到反馈。这在发展转化法中最为明显,因为治疗师要直接介入案主的表演。他们容易在自己编造的剧情中受到刺激并沉湎其中,所以会很谨慎地审视自己的反移情反应,以免案主无意识地表演与治疗师有关的剧情。但确实也有许多治疗师诱导出了非常引人入胜的故事,以至于很难克制自己不投身其中。

在戏剧治疗中,大多数治疗师都会根据案主的需要,选择指导性或非指导性的角度展开工作。他们受过训练,既能从演员的角度也能从导演的角度去思考和行动,能意识到移情和反移情,也能把它们导入戏剧空间,在那里也许它们或作为一种对自我和他人的固化反应,或转化为对本源进行探索的流动形式。

实践

多数行动心理疗法的实践可追溯到萨满仪式。就像演员在踏上舞台所营造的世界之前,要先到剧场后台换衣化装,再做一些热身,让嗓子和身体做好准备一样,萨满的行动从准备工作就已经开始了。他们披上长袍,调整道具和乐器,在情绪上为进入灵性世界的神秘之旅做好准备。萨满的表演和戏剧演员的表演一样,都是在为某个希望从表演中获益的团体服务,无论这种益处是治疗性还是娱乐性的。表演结束后,萨满和演员都会脱去戏服,回到日常生活中。

行动心理疗法的结构

大多数行动心理疗法都分三步进行。最开始是热身,治疗师和案主为进入戏剧空间而做好身体、声音和想象力等方面的准备。第二步是行动，置身戏剧空间的所有人通过言语、声音和动作来探索某个特定的困境。该阶段的主要特点是案主通过想象性和表达性的方式来行动，打破对言语表达和线性（理性）思维的过度依赖。第三步，在一个治疗单元结束前往往会有一个"完结仪式"，常包括通过言语和（或）行动去角，还有对治疗过程的反思。

这种独特的结构在莫雷诺发展的心理剧中得到充分的体现。而其他基于精神分析的心理治疗方法，如认知行为疗法和建构主义疗法的结构就不甚清晰。在这些方法中，戏剧空间的虚构和咨询室的真实之间没有什么区别。不过，也有一些例外，如精神分析时使用的躺椅就是一种阈限的空间，目的在于诱导患者以一种放松、开放的态度接受治疗，有利于帮助其进入潜意识。其他的例外还包括荣格的图像法，赖希的身体法，莫雷诺和埃里克森使用的角色扮演和戏剧性建构法，凯利的固定角色法，皮尔斯的空椅子和角色互换法。尽管有这些实验，早期的许多心理治疗实践还是通过治疗师和案主之间非结构性的言语交流（包括独白和对话）来进行的。

行动心理疗法中的传统治疗技术

从传统心理治疗方法中，我们会发现很多技术。例如，移情分析就是精神分析言语疗法的重点。按照吉尔的说法：

> 心理分析是中立的分析师采用的一种技术，它会导致退行性移情神经症的发展，并最终仅通过解释技术治愈这种神经症。

分析仍然是各种形式的精神分析疗法中运用的主要技术，包括人际途径和关系途径，只是后一种方式能使患者从躺椅上站起来，坐到椅子上，完全处于治疗师的视野之中，以便双方更直接地参与互动关系。随着"以人为本"理念的确立和"存在主义-人文主义模式"的成型，这种关系变得更加重要。像罗杰斯这样的治疗师不再执着于分析技术，而是更注重参与，即与案主建立一种感同身受的、真实的联系。皮尔斯在此传统上发展出了更多戏剧性的技术，他让案主更加关注身体和行动，这点是基于莫雷诺的影响。

在行为心理疗法的实践中，还发展出了另外一系列技术。包括暴露疗法、反应干预、动作训练、放松和问题解决训练。放松技术与行动治疗方法最为相关，因为它们都需要运用身体。

认知疗法侧重于修正观念，通常与行为疗法相结合。它们包含制定战胜某些想法的选择和替代方案、去灾难化、完成家庭作业等。正如我们所见，认知疗法还结合了很多戏剧技术（包括行为排练和角色扮演等）。在另外一些流行的治疗模式中，如短期心理治疗、婚姻和家庭治疗，以及团体治疗等都吸收了一定的行动技术。

行动心理治疗的技术

行动心理治疗涉及许多发展于20世纪的疗法，如格式塔疗法、原始疗法，以及行动程度更小的交流分析和再决策疗法等。不过，这个领域中最有代表性的还是两种基本疗法，即心理剧和戏剧疗法。心理剧已经拥有了很完整的实践模式，尽管我们能看到一些革新（如回放剧场和圣经剧）。与此相对，戏剧疗法以多种形式开展（如角色法和发展转化法）。将心理剧和戏剧治疗结合在一起，我们会发现有许多可被广泛应用的技术。对这些技术进行概念化的一种方法是根据距离的远近程度，某些技术会引起或强或弱的情绪反应。总的来说，以当下现实情况为基础的技术往往能让情绪获得最强烈的释放。

1. 心理剧技术

心理剧中使用的戏剧性技术最具有真实感。这种真实感来自主角在戏剧中扮演自己，并呈现他与现实生活中重要人物的关系。这些人物可以是真实存在的，比如父母或兄弟姐妹；也可以是想象出来的，如上帝或魔鬼。即使是这样，主角仍然是基于此时此地的现实。戏剧化的场景尽管并不是完全真实的，但如果主角以特定的风格来表演，它们可能是过去的再现，或者未来可能发生的事情的预演。虽然心理剧的方法具有戏剧性，但它是三种方法中最不戏剧化的，且宣泄的程度最强。即使主角意识到自己是在剧中扮演一个角色，但他们在面对内心深处的伤痛时，很容易被情绪淹没。

所有角色扮演都涉及将自我投射到虚构的事物上。在心理剧中，这种投射是最少的（至少对于扮演自己的主角来说）。在德里克创作的心理剧中，大部分时间里他扮演了成年的自己和幼年的自己。虽然在他扮演父母这两个辅角的过程中包含了较大程度的投射，但这些角色大部分仍然在现实的范围之中。

为了创造更强烈的现实感从而引发情绪反应，加西亚在针对德里克的治疗中运用了各种心理剧技术，如空椅子、角色互换、替身和镜观。当加西亚觉得有必要拉近德里克与他的情感表达的距离时，她就会运用角色转换和替身的技巧来消除距离感。例如，当转换到母亲的角色时，德里克感受到了自己的痛苦和耻辱，并在哭泣中将它们释放出来。

当德里克进入忧伤的儿子的角色时，加西亚采用了替身技术，帮助他表达对施虐的父亲的愤怒。

2. 投射技术

在戏剧治疗中，投射技术可提供更大程度上的距离感，因为自我的各个方面被投射到了虚构的角色中或某些特定的物体上，如面具和木偶等。在德里克采用角色法进行治疗的单元中，他将自己受虐的过去投射到了父亲、儿子和痛苦等虚构的角色上。这样，他就能将自己从过去的直接再现中分离出来，体验到更强的安全感。随着他越来越进入此时此地，德里克开始担心自己在镜头中显得很黑。当被要求去扮演摄像机这个角色时，他向这个无生命体投射了某些恐惧和期待。这个角色扮演环节结束时，他已经消除了疑虑，能以合适的心情开始拍摄。这种投射在物体上的技术也能提供安全距离，让主角体验到某种程度上的平衡。

在埃里克森的戏剧创作测试中，我们可以看到物体如何呈现创造者的投射，以及所创造的形式如何揭示个人的故事。游戏疗法在很多方面都类似于戏剧治疗，主要内容取决于儿童对游戏对象的内在情感和想法的投射。在针对家庭开展治疗时，治疗师有时会要求家庭成员从篮子里挑选木偶，并要求他们表演木偶剧。在此过程中，他们就会把自己的某些方面投射到木偶上，通过虚构来展现真实的家庭动态。因为木偶是与案主分离的外部客体，它可以提供某种程度上的安全距离。

当被投射的物体离身体越来越近时，许多案主会体验到一种更强烈的情感。面具比木偶的距离感更强，因为它可以接触到案主的面部。化舞台装还会带来更强烈的情绪体验，因为它就涂在脸上，很难卸掉。

但是，面具和化装造型往往会带有游戏的意味，感觉也更抽象，所以这些形式也能提供安全感。当然也有不少例外，对有些人来说，面具会让他联想到恐惧、欺骗和死亡，容易导致情感泛滥。而对另外一些人来说，用这种过于明显的戏剧技术进行表演会感觉太幼稚，从而产生太远的距离感。

如前文所见，心理剧技术很容易被运用到角色扮演法等投射式戏剧治疗中。兰迪曾数次要求德里克与空椅子进行沟通，从而进入父子角色互换中。同样，越来越多的投射性戏剧治疗技术也在心理剧中被采用，如加西亚与德里克合作的剧中用围巾来象征着特定的场景。而发展转化法为投射技术的有效性提供了更复杂的视角。在案主身体之外唯一的投射对象就是治疗师。在与约翰逊合作的过程中，德里克将许多自己的受虐体验投射到他与约翰逊一起创造的角色和场景中。在直面包含种族歧视的挑衅言行时，德里克可能体验到了强烈的情绪。从某种程度上说，德里克确实通过戏剧产生了强烈的情绪反应，但因为他用一种夸张的风格进行演绎，这些挑衅言行的呈现方式充满了戏剧性，有时甚至是荒唐无稽的，因而拉开了与现实生活的距离。虽然发展转化法自成体系，对治疗师的技能水平提出很高的要求，但其共同表演、即兴表演和转化到此时此地等技术，已经普遍应用于其他形式的戏剧治疗中。

实践的通用模式

实践的通用模式包含一系列心理剧技术和投射技术，适用于不同的案主。针对那些要求较强距离感和安全感的案主，投射技术的效果更好。这个群体包括那些身处危机中的人，以及经历过某种心理创伤的人。通过虚构的方式，这些人有机会间接地通过角色和故事去接近他们的困境，然后对其戏剧化呈现进行反思。

前文所述的三种行动治疗方法中，角色法可能最适合那些心理创伤严重的案主，心理剧和发展转化法也曾被用于治疗心理创伤和创伤后应激障碍。莫雷诺治疗过经历了第二次世界大战的老兵，约翰逊也治疗过在越战中深受心理创伤的退伍军人。在为这些人进行治疗时，治疗师需要注意把控和调节情感的强烈程度，以尽量降低让对方遭遇二次伤害的可能性。

针对那些需要更强烈情感活动的案主，可以采用更刺激、更具有煽动性和宣泄性的方法。例如那些备感抑郁和孤独的人，他们与自己的情感保持着较大距离。这些人会被鼓励用扮演的方式来重现未竟之事。替身和辅角常常用来帮助案主实现更深层次的表达。在发展转化法中，治疗师使用幽默、嘲讽、夸张或戏谑的语言表达方式来鼓励案主完成貌似无法完成的表演。

心理剧和投射技术广泛应用于精神疾病的治疗，其范围从严重的精神疾病、自闭症到一般的情绪障碍。尽管治疗师会有各自的理论倾向，但他们都会在受训后通过行动技术来调节距离感，帮助案主找到进入戏剧空间的方法，并为案主介入到包含挑战性和包容性的戏剧探索做好准备。

在治疗易受伤害的案主群体时，有不少行动治疗师因为使用刺激性、煽动性、宣泄性和幼稚化的方法而受到指责。莫雷诺、皮尔斯以及约翰逊等当代戏剧治疗师也曾遭受过类似的责难。在以消除症状为目标的精神治疗体系中，这种不借助药物却借助游戏和公开情绪表达来开展治疗的"倒退形式"，确实会让很多人感到威胁。这类批评由来已久，柏拉图就曾认为戏剧会对城邦造成潜在威胁，中世纪的教会则害怕戏剧里那种原始的、不道德的力量。纵观历史，许多人将角色扮演视为暴露狂或卖淫者会做的事情。

但戏剧治疗的实践与戏剧一样，其实是关于克制的表达。通过戏剧治疗，恶魔被释放出来，但仅限于戏剧空间的范围内。案主的妄想被表现出来，但是通过故事中或戏剧中的角色来演绎。怀疑和规则习俗被暂时搁置，这样案主能够"为所欲为"，然后以一种发展的视角回归到现实。戏剧治疗和心理剧就是要将有治疗需求的人带出日常环境，带进一场特别的冒险，以激发某种转化，而且这种转化在他们回到现实后还能被认可。当治疗达到最佳效果时，冒险旅程将会以安全的方式结束。

经历了角色法、心理剧和发展转化法这三个治疗单元后，德里克被问到哪种方法让他感觉最安全。一开始他选择了角色法，"因为它给我的距离感最远"。他也提到尽管心理剧宣泄强度大，但因为真实感强，所以也让他感到安全。他说："安全意味着做我自己，不需要遮掩什么。"拍摄结束四个星期后，德里克根据安全感从高到低对这三种方法进行了排序：心理剧＞角色法＞发展转化法。一年后，德里克又一次比较和反思了这三种方法的价值。他修改了早期的说法，认为每种方法带来的体验不是竞争性的，而是相辅相成的。他甚至认为接受治疗的顺序帮助他逐步战胜了童年时遭受父亲虐待所带来的心理创伤。下面是他说的话：

> 角色法是一个很好的开场和热身。通过创造角色，让我与自身的问题拉开距离，这种方法很有用，它帮助我更好地

理解和区分了后来在其他方法中出现的角色。在角色法的治疗单元，我感到自己变得成熟了，并愿意进入心理剧，让我能够更深入地了解自己的心理。我喜欢这种方法中未经修饰的真实性，以及距离缩小后引发的强烈情绪。在经历了情绪大起大落的心理剧单元之后，发展转化法是一个很好的着陆方式，它并不以认知的方法去分析和表达，大多是以游戏的方式，充满乐趣。我乐于参与这些游戏，它们自然而然地把前面治疗单元中没有出现过的事情带出来了，我也不必担忧能否达成特定目标或是否偏离正常进程。

对德里克来说，这三种方法具有高度的互动性、累积性和互补性。仅从这个案例而言，我们可以看到不同方法之间的融合。每种方法都与萨满仪式、剧场艺术以及心理治疗科学有着历史悠久的联系。尽管在理论和实践上有许多不同，但它们通过戏剧行动展示了一种共同的整体治疗模式。在德里克作为案主接受这三种方法治疗的一年之后，我们对他进行了最后一次访谈，他清楚地阐释了这种共通性：

总的来说，每种方法都有助于治愈我人格和人际关系中的创伤，它们共同发挥着互补的作用，一种方法能让我为下一种方法做好准备。在理想的情况下，希望人们都能有机会使用多种方法，就像我在这次经历中有幸使用的那样。每种方法就像一件独特的乐器，虽然发出的声音各异，但把它们放在一个配合默契的乐队中进行合奏时，它们就可以奏出更复杂和更美妙的音乐。

第八章　行动心理治疗在临床疾病上的应用

为什么戏剧性行动一直存在

本书的一个核心前提是，行动疗法在传统心理治疗实践中已有数千年的历史，即使在 19 世纪末以科学为基础的治疗方法出现之后，戏剧性的行动疗法仍在继续蓬勃发展。这种疗法源于萨满仪式与精神分析，但它在深度心理治疗和许多形式的临床治疗中都有体现，包括认知行为疗法、短程心理疗法、婚姻家庭疗法和团体心理疗法。

我们不难理解，为什么西方心理学家不接受萨满仪式，但戏剧性行动治疗为何能长盛不衰？答案之一可能是越来越多的内科医生、精神病学家和心理治疗师接受了整体治疗的概念，它要求积极与来访者的身心进行沟通，以达到最优的治疗效果。某些替代疗法也涉及了精神联结，比如祷告、武术和草药也有疗愈的作用。

神经科学家达玛西奥甚至认为 17 世纪的哲学家笛卡尔将人类的思维与躯体、认知与情感割裂开是错误的。在达玛西奥看来，笛卡尔的错误在"我思故我在"这句格言中永久定格，而且对现代医学实践造成了深远的影响。有种更全面的方法是将罹患疾病的人视为认知和生理的双重存在,而精神疾病患者就是需要通过躯体、情感和心理进行治疗的人。

早期采用戏剧性治疗形式的萨满和心理治疗师都能够直观地感知到它的整体疗效。不过,现在越来越多的神经科学研究表明,大脑具有整合认知、情感和身体信号的能力。达玛西奥是这方面研究者的杰出代表,他认为,当大脑由于身体或心理原因受到损伤时,需要修复性治疗,不仅针对其认知功能,还要考虑其情感和身体的功能。从整体的角度出发,达玛西奥写道:

> 人类的理性依赖于数个大脑系统,它们在神经元组织的多个层面上协同运作……其中较低层面的神经元组织既是保证有机体正常运作的部分,也是控制和调节情感的部分……这样,将身体直接放置于整个既产生了最高水平的推理、决策,又进一步延伸到社会行为和创造性的操作链中。情绪、情感和生物调节都在人类的理性中发挥作用。

达玛西奥还进一步发展了他的整体性观念,他不仅把思维与身体和情感相联系,而且还与创造性和精神过程联系起来。他写道:

> 大脑过去是,现在也是与身体相互作用的。爱、恨和痛苦,善良和残忍的品质,有计划地解决科学难题,以及创造一件艺术品,等等,都是在大脑内发生的神经活动。灵魂通过身体来呼吸,痛苦就发生在肉体之中——无论它始于皮肤表面,还是源于某个精神意象。

就像爱因斯坦和其他理论科学家在亚原子层面研究物质宇宙后才发现其潜在的精神性一样，达玛西奥解释了萨满不容置疑的智慧，他们的仪式之所以具有治疗效果，是因为他们知道灵魂是通过身体来呼吸的。接下来让我们看看行动心理疗法的应用，现代神经科学的证据和思考方式丰富了对它的分析。

神经科学和精神创伤

神经科学对精神创伤的概念化解释为行动治疗提供了最好的信息。某些人受到精神创伤后，他们会产生精神创伤后压力或出现创伤后应激障碍的症状，而且在原始精神创伤消失后这些问题依旧可能持续。症状包括闪回、回避对精神创伤的记忆、过度敏感和控制冲动的能力差、身体功能紊乱、注意力不集中以及性生活、饮食和睡眠方面的障碍等。当精神创伤者获得与原始精神创伤相关的感官体验时，这些症状往往会被触发。

从生物学观点来看，精神创伤会扰乱大脑的自然动态平衡，即破坏了右脑原始皮层下区域与左脑更发达的皮层结构之间的正常联系。在对大脑进行正电子发射计算机断层扫描（PET）的检查时，劳赫等研究者注意到人在重温早期精神创伤的过程中，左脑的布罗卡区（负责用语言表达感受）的活动受到了抑制，而右脑的边缘系统（负责解读危险和确保生存）则处于过度活跃的状态，从而导致非理性行为。由于这种生物性因素，患有创伤后应激障碍的人难以用语言表达自己的感受，往往会对看似中性的刺激做出过度反应，有时甚至是极端的反应。除此之外，他们的神经递质已经受到了损伤，也就是控制注意力和觉察力的功能失调了。他们分泌激素的能力也受到影响（一般情况下这些激素会在压力下被释放），导致无法应对压力。

另外，研究表明如果精神创伤的来源是监护人的虐待，那么大脑右半球的健康发育就会因此受到影响，特别是对右利手的人而言。因为右半球涉及感情、感觉和感知的调节能力，因此，精神创伤会干扰一个人参与养育和建立非虐待性关系的能力。因为幼儿的大脑发育非常迅速，遭遇精神创伤会对其成长产生深远的影响。佩里和波拉德指出，持续的精神创伤不仅会严重阻碍儿童的健康成长，甚至会影响他们形成社会关系的能力以及表达和处理思想与情感方面的能力。

范德考克是一位对精神创伤进行定义并治疗的专家，他注意到早在采用科学方法进行心理治疗之前，许多文明都是通过仪式和戏剧的方式来应对集体精神创伤，比如以谋杀、战争和乱伦为主题的古希腊悲剧。在更现代的背景下，他考察了与越战造成的精神创伤有关的电影和戏剧。虽然至少从第二次世界大战开始，战争创伤就被认为是一种心理问题，但是它真正被完全认定为一种精神障碍是在越战之后——在《精神障碍诊断与统计手册》第三版中首次被描述为创伤后应激障碍。

在相关研究者和精神病学家中，范德考克的方法独一无二，他主张运用身体动作和行动进行针对精神创伤的治疗。他充分意识到精神创伤的体验深嵌在身体中，在对儿童进行精神创伤治疗时他应用了自己关于戏剧团体治疗能力的理论。他明确指出：

戏剧演出是一种处理、描述和转化他们（受过精神创伤的城市儿童）创伤的方法，它不仅能让儿童分享他们的个人经历，而且可以让他们找到某种行动方法，以应对原始精神创伤事件导致的不可避免的后果。这种治疗前提是，为了克服精神创伤，人们需要亲身体验，来直接挑战与精神创伤相关的失败所产生的那种无助感和不可避免失败的注定论。

范德考克注意到传统心理治疗的低效在于它主要依靠言语上的方法。他同意达玛西奥的观点，也提倡运用整体性方法来理解和治疗那些遭受过虐待的人。在运用整体性和创造性的技术进行治疗时，他引用了达玛西奥的话：

> 意识在自主控制的世界和想象的世界间建立起联系，在想象的世界里，思想、情感和知觉等不同模式的图像可以被整合在一起，形成新颖的、未曾发生的情景图像。

范德考克采用了许多治疗精神创伤的非传统方法，其中一种是眼动脱敏和再加工疗法（EDMR），前面曾提到它与沃尔普的研究有关（见第二章）。该疗法是让客户回忆与创伤事件有关的感觉的同时，将注意力集中在治疗师的手的水平活动上。眼球运动会对大脑产生双侧刺激，从而降低与原始精神创伤记忆相连的情绪强度。

针对精神创伤的行动疗法

从我们的视角来看，范德考克的实践最具有戏剧性行动导向。他和同事们设计了两个基于戏剧的项目，用以减弱精神创伤的影响、减少暴力事件的发生。第一个项目名为"都市即兴表演",面向的是生活在波士顿市区的四年级学生,他们中的许多人都曾受到社区或家庭中多次暴力事件的伤害。这个项目借鉴了行为排练和伯奥论坛戏剧的许多方法。一群经过表演训练的教师根据四年级的学生生活主题排演了一部剧。在冲突的高潮出现时,导演让演员的动作定格,然后邀请学生进入场景,重新导演剧情,并提出一个替代性的、非暴力的解决方案。在表演结束之后,学生被分成几个小组,要求他们针对同样的问题创作自己心中的场景。任务完成后,全班同学再坐在一起,讨论他们的选择所具有的意义。

一项准实验研究评估了该项目对 140 位学生产生的影响。结果显示,这种以戏剧为基础的治疗加强了学生们的亲社会行为,防止出现新的攻击行为,减轻了多动行为的强度和内化的症状。

"创伤戏剧"是基于范德考克的研究成果所设计的第二个项目,目的是防止在年龄更大一些的青少年群体中出现暴力行为。设计者们注意到,这个团体已经长时间暴露在暴力体验中,因此在治疗方案中加入了更多临床策略。该项目以"都市即兴表演"的模式为基础,纳入了压力管理和合作游戏的目标,通过以行动为导向的治疗技术来实现。在包括疾病控制中心在内的多个机构的资助下,相关治疗方案和研究正在进行中。一个试点项目已在某所全日制学校内开展,旨在帮助那些有严重情绪和行为障碍的青少年。该项目的结果尚未统计出来。

范德考克和史翠克·菲舍尔合作,明确提出了精神创伤治疗的六种目标。它们包括:

1. 安全
2. 抑制对自己和他人的冲动性攻击行为
3. 把控情绪
4. 增强控制性的体验
5. 弥补特定的发育缺陷
6. 审慎处理精神创伤性记忆和与创伤有关的期望

克伦肖在其关于精神创伤治疗中运用创造性艺术疗法的论文中，提到了更多治疗目标。以下两个目标便是基于范德考克对精神受创儿童的治疗和研究：

1. 培养对自我和对精神创伤的认知
2. 学会观察当下正在发生的事情，学习如何对当前的需要做出身体反应，而不是在行为上、情感上或生理上重现过去受到的精神创伤

克伦肖在2006年又提出了两个新目标：

1. 学会自我安慰以应对做出过度反应的生理系统
2. 寻找意义，拓展视野，积极面向未来

用于治疗精神创伤的角色法

现在，让我们看看戏剧治疗师为达到这些目标所采取的方法。
回顾德里克的案例，我们发现他曾在童年遭受父亲虐待，形成了

精神创伤。在角色法中，兰迪首先回应了德里克对安全感的需求。拍摄这部影片让德里克面对的现实是，他不仅得让自己暴露在摄像机前，而且还要面对现场的一群研究生，日后还会被未知的观众审视。为了让他获得安全感，兰迪把摄像机作为投射对象。通过让德里克扮演摄像机，兰迪为对方提供了一个机会，让他可以安全地表达自己的负面形象被曝光的恐惧。

摄像机的投射性使用还有一个额外的效果，就是控制了德里克想要贬低自己的冲动。在拍摄一开始，德里克说自己在镜头面前感到紧张，认为镜头会突显他黝黑的皮肤。在扮演摄像机时，他认为自己的职责是"shoot[①] 德里克"。德里克躲在虚构角色的安全范围内，终于可以调整自己的攻击倾向。"做你自己"的这个建议既不是来自治疗师，也不是来自德里克自己，而是来自摄像机。德里克接受了这个建议，心态恢复平静，做好了深入进行治疗性探索的准备。

在整个治疗过程中，兰迪始终不忘自己向导的角色，同时他也作为一个"变好后的父亲"站在那里，肯定德里克的行动，甚至轻柔地鼓励他在安全的关系中承担更大的情感风险。他引导德里克不断跳进和跳出故事，演绎不同的角色，写下和用戏剧化的方式呈现那封道歉信。他与德里克保持着近距离的身体接触，中途他离开了，但在德里克的要求下又回到他身边。兰迪最后的改善性措施是扮演他的父亲，把那封信读给德里克听。在整个过程中，兰迪试图引导德里克积极面对未来，这个未来不是由父亲掌控，而是掌控在这个已经长大成人的、

---

① 这个单词既有拍摄的意思，也有射击的意思。——译者注

可以原谅父亲的儿子手里。

角色法通过拉开与潜在的过度情绪的距离来控制情感。在治疗的关键时刻，德里克表达了他的愿望：希望得到父亲的道歉。兰迪充分意识到了对方所遭受的精神创伤的严重性，于是通过写信、唱歌和角色扮演的方式来帮助德里克表达了这个愿望。兰迪注意到德里克刻意与自己的真情实感保持距离，于是鼓励他扮演父亲的角色，以越来越感性的方式给儿子读道歉信。最后，为了寻求更深层次的情感，兰迪让德里克重新回到他最初不愿扮演的儿子角色，然后，兰迪扮演父亲，给他读了道歉信。此时，德里克意识到自己心潮起伏，但他退却了，说道："你可别想让我在这儿哭出来。"由此可见，在整个治疗过程中德里克有很大的余地去探索自己的情绪，他可以控制和调节自己的表达方式。

这种诉说并戏剧化呈现父亲、儿子和痛苦的故事是一种投射性方法，帮助德里克认识到自己是一个受到伤害的小男孩，父亲的虐待给他带来了痛苦。在故事中，他坐在发出"嘘——"声的采暖炉旁，用这种方式帮助自己缓解情绪。虽然他不能完全控制精神创伤带来的恐惧，但他可以将其放在一个故事的框架内，从一个成熟男人的新角度来看待这段经历，以继续攀爬陡峭山峰的方式摆脱痛苦的过去。这种投射性的戏剧游戏能使德里克获得整体性的治疗，通过身体和情绪表达痛苦，让一系列情感（从悲伤、厌恶到悔恨和自我肯定）得以发出声音。

角色法的投射性倾向最适合受过精神创伤的案主，它可以拉开与原始精神创伤的距离，让案主通过虚构的故事和角色来调控情感，并通过在现实的非虚构性和戏剧的虚构性之间构筑认知桥梁，将两者联系起来。对于反复出现创伤后应激障碍症状的人来说，角色法很有用。

它的关键在于创造一个向导——最初由心理治疗师担当,然后化为案主故事中的一个虚构人物,最后将其转化成一个内化的形象。向导就如同帮助英雄踏上危险旅程、走向未知远方的引路人,他们引领案主一步一步艰难地从精神创伤走向痊愈。同时,治疗师也充当了见证者的角色,他们能在案主需要无条件肯定的时候给予特别的安慰。

和范德考克及其同事一样,兰迪也将戏剧表演作为治疗潜在精神创伤的手段之一。"9·11"恐怖袭击事件后,兰迪曾为一群四年级的小学生专门设计了一套戏剧治疗方案,这些孩子从教室的窗口直接目睹了针对世贸中心的恐怖袭击。在戏剧治疗专业的研究生克丽丝塔·柯比和纽约市城市之光青年剧院的教学型艺术家达玛丽斯·韦布的协助下,通过创作有关危机中城市里出现的虚构人物和虚构故事,兰迪帮助孩子们以安全的方式重温自己的经历。孩子们选取的原型角色包括英雄、恶棍和受害者。他们鼓励孩子们用表演的形式向恐怖分子表达愤怒,向逝者表达哀悼,向急救人员和重建城市的英雄们表达敬仰。例如有个女孩就创作了帝国大厦的内心独白,称自己曾经非常嫉妒世贸中心的雄伟,但世贸中心的倒塌又让它感到很内疚、很悲痛。

孩子们一边玩耍、一边思考,他们创造不同的角色,然后审视其中隐含的人性。他们表演了这样一个场景:一位准妈妈诉说了对即将出生的孩子的期望,而这个孩子的名字是奥萨马·本·拉登。他们在创造的过程中发现,施暴者和受害者一样也是人,英雄也可以是普通人,比如母亲。在通过戏剧进行探索的过程接近尾声时,兰迪根据孩子们创造的角色和故事写了一部戏,并由这些孩子表演给他们的同学、老师、家长和朋友们看。演出结束后,演员和观众进行了对话。对在座的一些成年人而言,这也是他们第一次有机会表达自己对恐怖袭击经历的感受。

这个被命名为"高高耸立"的项目有以下几个治疗目标:

1. 知晓人们需要通过讲故事的方式来理解一段困难的、潜在的创伤经历
2. 明白角色扮演、讲述故事和演绎故事的治疗价值
3. 理解审美距离的概念,将现实生活中潜在的精神创伤转化为安全可控的表演形式
4. 从"9·11"恐怖袭击事件中寻找对儿童和成人的意义

其中一些与范德考克和克伦肖提出的目标不谋而合,特别是在探寻意义方面。虽然没有对这个项目在预防创伤后应激障碍症状方面的效果进行跟踪研究,但在表演结束几个月后,家长们通过问卷调查提供了反馈。兰迪在6个月后还采访了参加演出的老师和学生,佩吉·斯特恩导演的纪录片《高高耸立》(*Standing Tall*)也记录了这段经历。这些资料提供了逸事趣闻式的证据,表明这个项目给孩子和老师们提供了有效帮助,让他们学会管理情感,培养对精神创伤的意识,懂得区分过去和现在,并发展出对未来的正向期待。兰迪还专门撰写了与这部纪录片配套的学习指南,便于老师和治疗师运用这种戏剧治疗模式。

用于治疗精神创伤的心理剧

心理剧通常比角色法更具宣泄性。对于精神症状严重的案主,治疗师要非常谨慎地决定是否直接重现以及何时重现创伤时刻。为了保证安全以及实现情感调控的目标,治疗师需要小心地调节情绪和距离、

虚构和现实、言语表达和非言语表达以及行动和反思等两极性。对于症状较严重的案主，其心理剧的主题最好是对未来的投射，例如让案主表演向父母寻求帮助的场景。对很多人来说，精神创伤常常会被非言语的、感官上的暗示所触发。因此，心理剧治疗师常会采用言语的方式开展工作。为了避免案主再次遭受精神创伤，他们会选择虚构而不是现实，选择反思而不是行动。另外，要记住精神创伤的体验存储在身体中，通常无法用言语表达，这点很重要。因此，包括范德考克和罗斯柴尔德在内的很多人都坚持认为，非语言的行动疗法更适合受到精神创伤的案主。

心理剧的优势在于，它既可以包容又可以释放行动中的强烈情感，治疗师还可以通过一系列技巧引导案主。这些技巧包括：辅角，代表案主生活中积极的或消极的人物；替身，帮助案主表达或者抑制一些痛苦的情感；角色转换，帮助案主克服情绪上或言语上的障碍；观众之间的分享，帮助创建支持性的团体。

在治疗德里克的过程中，加西亚通过使用一系列心理剧技术，实现了多个既定目标。她先和德里克聊天儿，请他口头描述梦境，以此来营造安全的氛围。她向德里克保证会一直陪在他身边，在他需要时会成为他的替身，从而使他感到安心。加西亚很清楚，莫雷诺的这个技巧是模拟了母子之间早期的、无差别的双重关系，即母亲能替代感受和满足婴儿的需要。

加西亚告诉德里克，他要在自己的剧中扮演所有角色，这为他提供了解决自我困境的机会。当他退却的时候，加西亚运用了角色转换的技巧，莫雷诺认为这是一个以主体间的相互关系为标志的个人成长的高级阶段。

宣泄是心理剧中最令人心碎的时刻。加西亚希望帮助德里克以安全的方式释放精神创伤带来的痛苦，从而意识到创伤造成的影响。这个过程开始于德里克以母亲的身份揭露了丈夫在火车站把她打昏的暴力行径。当德里克被要求进入父亲的角色中时，他仍陷入对母亲被虐待的认同中，当加西亚问及他作为德里克此时此刻的感受时，他回答道："绝望！"然后他开始抽泣，表达了无助母亲的绝望，并由此联想到无助的八岁男孩容易受到施虐父亲的伤害。

德里克抽泣时，加西亚一直看护着他，并提醒他注意自己的身体、保持呼吸平稳。为了保持安全的边界，她会询问德里克是否需要她来做替身，是否可以触碰他。她听从德里克的指示，帮助他调节情绪，并采取必要的修复性措施以应对精神创伤。

最后，在释放了绝望、愤怒和原谅等强烈的情感之后，德里克进入了整合状态。他最终能够将卷入这部虐待剧中的所有角色——父亲、母亲、受虐的孩子，以及努力摆脱受虐噩梦的成年男子——整合在一起。为了促进这种整合，加西亚采用了莫雷诺发明的"精神根源法"，鼓励德里克为那个曾经遭受父亲虐待的孩子而祈祷。加西亚实现了最终也是至关重要的目标，即找到生活的意义、形成对未来的正向期待。

蒂安·代顿雄辩地论证了心理剧对精神创伤患者的疗效。在最新的神经学研究成果中，她注意到创伤性体验会关闭大脑皮层中的意识推理通道，并作为潜意识的感官性图像存储在大脑皮层下用于处理战斗、逃跑和冻结等生存性反应的脑组织中。心理剧的多感官方法可以帮助案主在支持性环境中通过身体进入潜意识。

根据精神创伤存储在身体内、且由身体触发的观念，代顿在治疗过程中主要关注身体。当案主不能用语言描述情感状态时，她就会问对方这样的问题:"你的身体有什么感觉?哪个部位不对劲?你能把手放在那儿吗?如果你的身体可以发出声音,它会说些什么?"她也会通过"你的身体想要做什么?"之类的问题让案主主动起来。当案主需要表达强烈的感受时,她会和加西亚一样,帮助对方实现安全的宣泄。

代顿认为,心理剧对于心理创伤人群益处多多,包括:

1. 将核心控制权交给主角
2. 唤醒身体,让主角可以感受和思考身体上的体验
3. 让大脑/身体做它想做的动作,如跺脚或摇晃,释放出存储的残余创伤
4. 帮助主角从头脑中解脱出来,找到伴随真实经历而来的分裂情感,从而使其得到解决、理解和重整
5. 某些感官在大脑和身体经历及储存创伤的过程中起到至关重要的作用,要让这些感官参与治疗
6. 重建自发性

代顿开发了迂回式的心理剧疗法。在迂回的过程中,团体成员被要求分享当前的冲突,还要有一位成员自愿站出来处理特定的冲突。导演负责设定场景并开始着手处理冲突。当主角明显将过去的感觉转移到当前场景中时,导演会问:"你以前什么时候有过类似感受?和谁在一起?"当确定了过去的角色之后,导演会冻结这个场景并迂回到过去,代顿称之为"基本场景"。用莫雷诺的话来说,就是"新生之地"。然后主角被要求从团体中挑选可以代表过去场景中的角色作为辅角,表演过去的场景,当主角意识到该场景的意义后便暂停表演。之后场

景又迂回到现在,重演最初的场景,此时案主会从基本场景中产生新的感悟。这台心理剧结束后,团体成员聚在一起进行分享和总结。

作为一种治疗精神创伤的方法,迂回法帮助患者将过去的侵入性记忆留在过去,更充分、更自发地关注现在。

用于治疗精神创伤的发展转化法

发展转化法在创伤后应激障碍的治疗中已经得到了多年应用。约翰逊和他的同事们与众多越战老兵和其他受到精神创伤的人进行了广泛合作,帮助他们找到了生活的意义和积极面向未来的方法。这些工作包括开发心理剧治疗项目,以及从1985年到1997年与弗吉尼亚州西黑文医学中心的神经科学家合作进行的研究。

一个名为贾马尔的八岁男孩曾接受过发展转化法的治疗。贾马尔生活在寄养家庭,就住在亲生父母的隔壁。贾马尔在家中经常被其处于青春期的叔叔性侵犯。虽然有政府机构知道这个情况,但是他们并没有起诉他的叔叔或者把贾马尔安置到远离叔叔的地方。叔叔对他而言仍然是一个威胁,处于困境之中的贾马尔在学校有了攻击性行为和性行为,在家里尿床,并出现了一系列创伤后应激障碍症状,包括过度警觉和过度反应、否认、不信任和人格分裂。虽然知道自己遭受了性虐待,甚至和心理医师说过他的叔叔"把老二插进我的屁股",但他拒绝表达更多与精神创伤有关的感受。

贾马尔接受了为期两年的发展转化法治疗,治疗师的目标是通过重现场景来减轻他的过度反应、精神分裂和羞耻感。在治疗一开始,贾马尔使用美术材料和木偶来呈现他遭受的创伤和对创伤的控制。他画了很多持有危险武器的肌肉男,这种形象代表了他的创伤。而人偶则向他保证,说在自己的房间里他将会很安全,象征着他对创伤的控制。很快他选择进入游戏室,屋里除了几个枕头之外什么也没有。他问:"玩具在哪里?"治疗师回答道:"我就是玩具啊。"

在游戏室里,贾马尔在很多游戏中压制并羞辱治疗师,让对方体验被虐待的感觉。在前期,治疗师会不时提醒贾马尔他是在游戏空间里,所有的攻击都不会造成任何后果,为他提供了安全感。有时治疗师甚至会示范一些适当的攻击性游戏,并鼓励贾马尔反复"杀死"他。在这一过程中,贾马尔已经完全认同了攻击者。

虽然在游戏之后没有反思,但治疗师已经在治疗过程中帮助他处理了游戏中的攻击性时刻。比如说,贾马尔假装和治疗师进行拳击比赛并赢得了所有战斗。治疗师无奈地说道:"现在我明白你为什么没有朋友了。如果你总是命令别人做什么,却从来不让他们赢,他们就不会再想和你玩了。"

为了进一步增强安全感,治疗师设置了一个开始和结束的仪式。在开始时,治疗师会打开一个想象中的魔法盒以获取游戏中需要的工具,然后在一个相对封闭的空间里命名和打包他们在治疗过程中分享过的所有经历。

随着时间的推移,贾马尔允许治疗师以盟友的身份参与到他的游戏中,治疗师注意到贾马尔变得更具表现力,逐渐放松了对他人的戒备,跟人相处也更亲密、更富有同理心了。贾马尔还发明了一个捉迷藏游戏,这个游戏以循序渐进的方式进行,他先让治疗师闭上眼睛,后面干脆把灯也关掉了。治疗师开始意识到贾马尔是在象征性地重现叔叔在晚上对他进行性侵犯的场景。为了创造另一个层次的意识,治疗师扮演了解说员的角色,他戴着想象中的麦克风,对游戏进行实时评论。此举创造了更大的距离感和安全感，治疗师可以借此更直接地提起创伤。在一个合适的时机，贾马尔承认这个游戏和被性侵犯的经历有关，于是治疗师举起了想象中的麦克风，对着假想的观众大胆地喊出："男孩们女孩们，那些玩过'叔叔的老二插进屁股里'的游戏的孩子们，贾马尔是你们中的冠军。"

受到这个好玩儿又活跃的解说员感染，贾马尔玩得更投入了。游戏结束后，解说员采访了贾马尔："观众席上的男孩们和女孩们想知道你是如何面对性侵犯的。"贾马尔回答道："要告诉你的养母和治疗师，要在学校好好表现，不要打架，坚持下去。"

在两年的心理治疗接近尾声的时候，贾马尔和治疗师共同击退了想象中的来自父亲、母亲和叔叔的攻击，贾马尔在中间"受伤了"，但被治疗师扮演的巫师"治愈"。为了帮助贾马尔进一步认识到创伤所造成的影响，治疗师以巫师的身份为贾马尔唱了一首歌，讲述了他的遭遇。贾马尔抽泣起来，宣泄了很多痛苦。

最终，贾马尔被寄养家庭正式收养。治疗师安排了一个领养仪式作为治疗结束的仪式，邀请了新妈妈和几个客人。在场的人为了贾马尔从此踏入新生活而庆祝。贾马尔的症状有很大改善，他第一次能够顺畅且准确地用语言表达自己的情感。

在治疗德里克时，约翰逊采用和治疗贾马尔差不多的方法。不同之处在于约翰逊并不知晓德里克过去的遭遇，而且只有一个疗程的机会。在约翰逊治疗德里克的过程中有很多肢体接触，攻击性也贯穿始终，比如狗主人和狗的对话（这让人联想到皮尔斯的胜利者和失败者），还有拿"黑鬼"这个禁忌语来调侃。约翰逊通过语言和动作示范并推动了强烈的表达，帮助德里克在面临家庭暴力时克服恐惧。

为了将德里克的言行控制在戏剧的范畴内，约翰逊帮助他区分过去和现在——过去他是和贾马尔一样会尿床的遭受过精神创伤的孩子，如今他已经是完整无缺的成年人。对德里克来说，演绎爱情场景比较困难，可能是因为其中的性暗示，更可能是因为他难以和男人建立亲密关系。然而约翰逊坚持在想象中的公园里与德里克一起散步，试图在此时此地探索与对方之间更深层次的关系。

戏剧治疗在其他心理疗法中的应用

每种戏剧疗法都有其局限性。角色法可能过于间接和言语化，心理剧可能宣泄过度、指导性太强，而发展转化法则充满刺激性和挑衅性。然而，感觉敏锐、训练有素的治疗师还是有可能实现范德考克和克伦肖提出的一些目标。鉴于需要经过多年的训练和指导才能熟练运用这三种方法，那么受训于其他方法的心理治疗师是否也能够运用这些方法呢？一方面来说，如果某个心理治疗师在没有经过适当的训练和指导的情况下就使用这些方法，即使算不上不道德，也是不明智的。另一方面来说，这些方法提供了一种治疗理念和诸多独立的技术，可供临床心理学专家、心理健康辅导员和社工来学习掌握。

从哲学的角度来说，戏剧治疗是一种整体疗法，涉及身体和精神、情感和认知、人际关系和超个人关系。在整体疗法中可以采用四个导向中的任何一个：心理动力学导向、认知行为导向、人本主义/存在主义导向以及超个人导向。我们前文所见的各种实践中，费伦齐和埃里克森是第一导向的代表人物；拉扎勒斯、沃尔普、凯利代表第二导向；皮尔斯和莫雷诺代表第三导向；荣格和传统治疗师代表第四导向。神经科学领域的最新研究表明，左右脑皮层和皮层下结构之间存在错综复杂的关系，因此，现在开展整体治疗过程有了更多的科学依据，尤其是在治疗精神创伤方面。

戏剧治疗不仅是具有整体性的表达形式，而且还具有创造性。这种概念能够帮助心理治疗师同时从思维上和戏剧行动上将案主视为创造性的问题解决者。布拉特纳呼吁治疗应更具创造性和自发性、互动性和游戏性、整合性和精神性。他认为在心理治疗中还要使用更友好的语言以深入理解角色。他指出："对案主来说，只是简单讨论问题往往会陷入问题本身而不得要领。如果转向更高的抽象层面，使用角色的语言，则可以帮助他们识别自己的模式。"

布拉特纳指出，非专业戏剧治疗师要想将心理剧的技术作为自己的一种治疗方法，需要经过艰苦的训练。然而，本着鼓励开放交流的精神，他认为有些心理剧技术是可以学习和借鉴的。首选的就是角色转换，这种技巧在我们的日常生活中就可以经常用到。例如说，角色转换法可以用于帮助理解和解决母女间的矛盾：处于青春期的女儿要求更多自由，而母亲要求更多控制。通过角色转换，以对方的身份来表达自己，可以更好地理解对方的关切和需求。如果家庭心理治疗师没有接受过专门的心理剧培训，她当然不会在母女间使用强烈的宣泄式的会心，而只是将这种技巧作为惯用疗法的辅助。

行动疗法在治疗成瘾症状中的应用

心理剧和戏剧疗法经常被用于治疗各种形式的成瘾。许多人认识到心理创伤与成瘾之间有着密切关系，因为受过心理创伤的人容易酗酒和吸毒，而且长期滥用药物的人往往会在家庭中造成易产生心理创伤的环境。这类人群常见的症状包括：控制冲动的能力差、不合群、否认现实和注意力不集中。众所周知，成瘾者是通过某种行为或依赖酒精、毒品或食物等物质来自我治疗，以应对痛苦的感受。

心理剧在治疗成瘾症状中的应用

代顿特别关注成瘾问题，她为针对于此的心理治疗和心理教育治疗设计了一系列心理剧工具。第一种是利用莫雷诺的标记图为团体治疗热身，让成员有机会去了解各自的康复进展。标记图是一种社会计量学工具，用于揭示成员之间的联系。成员们会在房间内选取特定位置以回答治疗师的问题。其中一个问题是：你觉得自己在康复过程中处于什么阶段？代顿在房间内指定了四个位置，分别代表：（1）确定自己正在康复；（2）感觉一般；（3）感觉摇摆不定；（4）一个开放的位置，表示状态尚未可知。她邀请团体成员站到最能代表其心理状态的位置，并且简要谈谈为什么会做出这样的选择。当某人希望将此时的感觉转变为行动时，就可能被选为心理剧的主角。

第二种是代顿设计的清醒列表标记图。这种工具和第一种类似，不过其给定位置代表的是康复过程的积极选择，如：（1）参加聚会；（2）休息充足；（3）保持稳定的人际关系；（4）饮食健康；（5）经常锻炼；（6）其他。

以上这两种都可用作常规团体治疗过程的一部分，不一定要付诸戏剧性行动。

代顿对许多心理剧技术都进行了改造，使其适用于家庭系统模型。她设计过一种通过角色来热身的小练习：先在纸上写出成瘾者家庭中各种角色的名称，包括成瘾者、教唆者、英雄、迷途羔羊、替罪羊、贵人以及其他。随后将其贴在房间的不同地方，请家庭成员站到自认为最接近的角色旁边，并陈述选择该角色的理由。接下来再让他们选择与自己最不接近的角色，同样要解释为什么这么选。在心理剧治疗师指导下，这种热身完毕后就可以进入表演环节。而由家庭治疗师进行指导时，接下来就会转入对角色选择中所揭示的家庭动力学的口头讨论。

心理剧和戏剧疗法用于治疗成瘾症状的案例还有很多。例如，尤勒和派克报告了为俄勒冈州波特兰市一个帮助女性瘾君子戒毒的组织（CODA）所提供的治疗方案。该组织提供住院和门诊团体咨询，这里的咨询员具有不同形式的心理治疗和心理咨询的训练背景。这个项目的目标包括发展积极的女性主义认同、生活的目标感、个人的和社会的责任感，以及定义和利用基于能力的竞争力的技能。

该方案很大程度上借用了心理剧和戏剧治疗，以帮助实现这些目标。尤勒和派克写道：

> 在行动疗法中，案主进入角色，表演与自己问题相关的情景或仪式。角色扮演和角色互换允许案主将自己的问题呈现给自己和他人，从新的角度观察和体验世界，获得理解和同理心，掌握新的应对模式。

通过演绎复吸毒品的场景，案主克服了羞耻感，并建立一种意识觉察，以防止未来出现类似情况。治疗中增加了角色训练的部分，类似行为排练，通过模拟场景，可以增强选择的积极倾向，这能够让他们更好地拒绝毒品、应对欲望和高危环境等。尤勒和派克报告说，即使这项工作还没有经过反复的临床实验，但以上目标都实现了。他们通过一些强有力的证据指出"行动疗法的效果在女性身上最为明显，她们更投入，愿意接受治疗的时间更长，完成的目标更多，对治疗的效果也更满意"。

戏剧疗法在神经性厌食症治疗中的应用

神经性厌食症是一种生理疾病，表现为拒绝进食，从而导致体重骤降，身体机能紊乱。同时患者还伴有自虐、滥用药物和抑郁等症状。作为一种情感障碍，厌食症的特点是难以应对痛苦的感受。患者多为年轻女性，但也有男性和老年女性患上厌食症。许多厌食症患者在进食和运动方面会出现强迫行为。如果不及时进行干预和治疗，厌食症甚至会导致死亡。对于很多厌食症患者来说，拒绝进食其实是一种被动式自杀，这让人联想到卡夫卡小说中出现的饥饿行为艺术家。厌食症很普遍，每100名美国女性中就有1人被厌食症所困扰。

心理剧和戏剧疗法都可用于厌食症治疗。在多克特的《艺术疗法与饮食失调症患者：脆弱的舞台》一书中，介绍了18种针对厌食症和贪食症的行动疗法及其他创造性艺术疗法。

在开篇章节中，多克特介绍了她在一个为期6个月的住院治疗项目中为一群20—30岁的患有厌食症的案主进行戏剧治疗的案例。她认为对于这些案主的常规治疗包含两个方面：第一是关注生理需求，以保证摄取足够的营养以维持健康；第二是关注心理因素，以纠正对自我和他人的扭曲认知。多克特将心理动力学取向与她所接受的戏剧治疗训练结合在一起。她采用了投射技术，因为这种技术的威胁性和挑衅性最小。

多克特解释说，多数人害怕直接体现，因为会涉及太多的自我表露。她先给案主提供一篮子贝壳、石头和木制品，让他们用这些物品构建雕塑，通过艺术创作来表现生活中的某些关系。她指出这些物品能代表案主生活中的重要人物，所以她会要求对方讲述它们的过去、现在和未来。在对未来进行投射时，多克特会问案主是否可以设想自己与他人的关系发生微小的变化，就像这些物体所代表的一样。

因为许多罹患厌食症的案主并不抗拒言语交流，所以多克特会花很多时间让他们反思自己构建的雕塑和其他艺术性活动。她知道这些投射的物体代表对方深藏内心的情感，也代表着案主多方面控制他人所提供营养的想法。多克特经常利用连续体来抵消案主将世界简单分成好与坏的倾向，也常常用它来处理案主对自我和他人的负面看法。例如，多克特经常要求案主用物品构建雕塑以呈现一周来的重要社会事件，其间她注意到一种模式会反复出现，即案主经常因为照顾别人而损害自己。她建议所有人把自己的反应看成一个连续体，这个连续体的一极代表在意他人，另一极代表在意自己。案主将自己置于连续体的某处并回应以下问题：在连续体中的哪个地方你会感觉最害怕或最舒服？然后要求他们在自己所处的位置上编故事或诗歌。等他们准备好了，就与他人分享自己的作品，并思考应如何更好地关心自己。

用角色法治疗厌食症

在与一位名叫萨莉（化名）的厌食症患者断断续续的长达10年的合作中，兰迪也经常使用角色法，尤其是用含有隐喻的故事来帮助对方。萨莉是一名律师，为处于弱势的青少年服务，有一个年幼的女儿。她在兰迪组织的某个戏剧治疗小组中进行治疗，这个小组的成员都患有不同程度的情绪障碍和人格障碍。萨莉接受治疗时是25岁，身高1.72米，体重38.6公斤。她在怀孕期间体重增加了22.7公斤，女儿一出生，她就有了一个一闪而过的念头："我不再需要吃东西了，因为我不再需要食物。"这个念头成了解决她承担妻子和母亲的新角色后出现的无力感和困惑的好办法，最终她把这个念头当成了生活方式，消除食欲让她感到极大的快乐和力量。

虽然此前她已经因为厌食症而被强制住院治疗，多年来也一直因此接受门诊和住院治疗，但在戏剧治疗团体中的第一年，萨莉并没有提到她的进食障碍。她认为自己的问题在于婚姻不理想。每次出现在团队中，她总是衣着得体、准备充分，显得很职业、健谈，而且富有同情心。但她对参加任何身体性活动或进行情绪释放都显得很犹豫，害怕会失控。

在团体中的第四年，萨莉终于有了质的突破。她当时正痛苦地和结婚12年的丈夫办理离婚手续。萨莉告诉小组成员，丈夫为了争取对女儿的监护权，记录了大量她身为母亲的失职行为。在她诉说时，小组中的一位男士显得很激动，并问她有什么感受。她只略带情绪地说："我感到愤怒。"

兰迪让萨莉用肢体动作表现愤怒的情绪，但她一动不动。于是，便让她从小组中选两名成员，将愤怒具象化。萨莉说："我做不到。"兰迪便为她做示范，他扮演了雕塑家的角色，邀请一位小组成员到场地中心，演示如何将对方的胳膊塑造成愤怒的姿态。在团队温柔的鼓励下，萨莉终于站起来，从团体中选了一男一女。出乎意料的是，她一下子就做出了3个造型：第一个造型是男子用一只手击打女子腹部，另一只手则掐住她的脖子；第二个造型是男子用枪抵住女子的腹部；第三个造型是男子在女子头顶上方抓住一团缠在一起的静脉输液管——萨莉称之为生命支持系统。

每当萨莉完成一个造型，兰迪就让她描述其含义。稍稍犹豫后，萨莉便照做了。谈到生命支持系统时，她的眼泪在眼眶里打转。她努力恢复平静，开始反思这个造型，承认自己在生活中经常扮演两个互相矛盾的角色，一个是拯救者，另一个是依赖他人的受害者。

看到萨莉已经准备好继续深入探索自己的感受，兰迪说："在你的设计中，女人被殴打，被掐脖，被枪指着，她会有什么反应？"

萨莉回答道："她很愤怒。"

兰迪鼓励她："你能演示给我们看吗？"

带着很强的情绪，萨莉对那个握住生命支持系统的男子脱口而出："我希望你死，我希望你被火车碾死，我要你死！"然后，她号啕大哭，让自己完全沉浸在情绪之中。但她很快平静下来，收回了对男人的死亡诅咒。她向组员解释说她的许愿有神奇的力量，单凭许愿就能毁掉一个人。尽管萨莉还不能自如应对戏剧的力量和自己的情绪爆发，她还是和小组成员一起反思了自身行动的意义。萨莉说，一方面她常感到需要依赖人，完全绑定在丈夫和母亲身上，把对方视为生命支柱，认为与之分离就意味着死亡。另一方面，她又害怕承担太多的责任，觉得成为别人生命支柱时会变得不堪重负。作为回应，团队中的一位男士告诉萨莉，在表达愤怒和恐惧时，她真的是"被绑定"了，他的表达是自发的，与她的感受相联系。虽然萨莉不能完全接受对方对"被绑定"的理解，但她说自己确实需要更加独立，减少自我伤害。她仍然不清楚脱口而出的死亡愿望是否出于自身，这一部分还充满了愤怒和痛苦的情感。

接下来萨莉花了六年多的时间，才学会应对自己的强烈情绪，那些她曾经希望消失的、被埋葬的情绪。兰迪为她提供很大的空间，让她来去自由，并保护她不受伤害。通过扮演各种角色和反角色，通过处理她的梦境和故事中的图像，她开始逐渐信任治疗师。有一天，她问是否可以播放一首歌和自己用笔记本电脑制作的幻灯片。征得同意后，她播放了麦当娜的歌曲《女孩的感觉》。歌中呈现了女性隐藏的力量和痛苦，以及希望拥有公开表达性欲和攻击性的权利。事实上，各大电视台曾拒绝播出这首歌的音乐录影带，因为它描绘了一个性感女人的暴力幻想。

萨莉的幻灯片伴随着歌曲播放，呈现了她的多种角色——性感女人、妻子、母亲、女儿和婴儿。在与父亲、丈夫、女儿和狗的关系中，她展现了自己既纵欲又厌食的一面，既是个孩子又是名成年人。兰迪就坐在她身边，和她一起观看笔记本电脑上展示的她自己的人生戏剧。当音乐和幻灯片播放结束后，治疗师和案主都陷入沉默，意识到了这个时刻的沉重。然后，萨莉哭了起来，这是一种发自内心的、彻底的哭泣。

兰迪后来回忆了与案主之间的这种亲密关系所带来的痛苦，他承认自己当时不知所措。他把注意力从自己身上转向了两人关系：他作为观众和见证者，认可萨莉的创造性行动，充分接受对方在音乐、歌词和画面中表达的所有角色。

不久之后，萨莉给兰迪写了一封信，不仅反思了这次治疗，还总结了她多年来对戏剧疗法的感受：

最近，在开始与你分享当下的时刻时，对过去六年发生的事情和现状，我感到有些悲哀……谁能想到，我和你分享这首歌的冲动会引发那么多难以预料的问题？你知道当我体内的热情燃起后发生了什么变化？它让我感动，推动我采取行动……在那段音乐的某个地方存在着"我"。我希望你来感受、看见并倾听它，我在那个旋律和歌词里活着。此后，和你们分享我的幻灯片既是我个人的事情，也深深地揭示了有多少事情是永远无法完成的。没有任何一件事情是完美的。我赤裸裸地暴露了自己的不完美。什么时候才会有足够的安全感？什么时候才会结束？无所谓。它们让我处于创造之中，引导我进入未知的空间，我却不再感到任何威胁。这些未知的空间就是"亲密"和"热情"的代名词。是的，与治疗师一起进行治疗是亲密的，我们在安全的空间里练习和排练。我意识到了最近想要与你分享的欲望，这正是心情渐渐进入平和的表现。无论会发生什么，我也不再伪装，决定追随内心的感受。因为我已经尝试过其他方法，那令我窒息。

六年前，萨莉尝试过象征性地埋葬自己的愤怒和痛苦，她拒绝进食，以此作为被动性的自杀。治疗结束后，她做了一个梦，梦见自己载着兰迪回家。途中她看见一条被车轧死的狗，尸体就躺在路中间。兰迪让她扮演那只死狗，并说出自己的感受。萨莉说：

> 我知道萨莉很享受当个乘客而不是处于支配地位，但因为我的鲁莽，我毁了她的这种感觉。萨莉喜欢冒险，当看到我被车撞了并被碾压，她就打消了冒险的想法。那天萨莉驾

车载着罗伯特，她的愿望是记住沿途飞速掠过的风景，等旅途结束后再坐下来，感受自己真正置身于生命的瞬间。

她反思了自己的独白，并如此总结了自己的治疗过程：

让我身体的所有部分都能够发出声音，这意味着我还活着，不会令身体的任何一部分因为受打击而死去。当我认为无法忍受痛苦的时候，是不是总有这种感觉？是不是他人对我逐渐失望或者遭遇迎头痛击就会让我感觉像死了一样？给痛苦和脆弱一个发出声音的机会意味着什么？罗伯特说我知道你会好起来的，因为那只狗已经在你的梦中死了，但它仍然会说话。那只狗说出了它的故事，然后就不再可怕了。我必须原谅自己的脆弱、幼稚和鲁莽，以及所有那些让我觉得本我已经死掉了的事情。

在结束治疗时，萨莉告诉兰迪，厌食症把整个人简化为一个角色。言语治疗是没有效果的，因为这种疗法只关注理解进食障碍本身。对于她自己来说，戏剧疗法是有效的，因为戏剧可以让她正视自己，并将自己看作多种角色的结合，而不仅仅是一个厌食症患者。如今萨莉的体重已经恢复正常，整个人充满活力，并开始了一段新恋情——她学会了更好地接纳自己的所有角色和情感。

行动心理疗法的其他应用

詹姆斯·萨克斯和他的同事已经收集了超过 5000 份关于心理剧和戏剧治疗的文献，涉及众多心理问题，包括但不限于人格障碍、情绪障碍、焦虑、成瘾、发育障碍、分离障碍和适应障碍。行动心理治疗师们在临床上能接触到不同年龄段的患者，包括受过虐待或患自闭症的儿童与青少年、有心理疾病和流离失所的成年人、体弱多病和神志不清的老年人。治疗师们在学校、医院、诊所、照护机构、监狱、操场、街头、难民营、剧场、企业和心理咨询室等各种场所工作。

如第七章所言，由于行动心理治疗的整体性和创造性，它不仅能医治精神创伤，同时也能帮人进入积极健康的心理状态。

心理健康领域从业者可应用的戏剧疗法

在各种场合为各类病人提供治疗服务的过程中，行动心理治疗师研发了一系列评估工具、理论、概念和技术，这对于临床医师来说具有实质性的帮助。以下对本书中讨论过的一些相关内容进行了总结：

行动评估

以下评估工具来自戏剧治疗的角色法，可供心理健康领域从业者选择使用。

① 讲故事

案主当场编一个故事，然后回答一系列问题。旨在评估辨别每个角色的特质、功能和风格的能力，以及明确故事主题、故事与案主日常生活之间联系的能力。

②角色轮廓

给案主提供 70 种角色类型，每种类型都写在一张索引卡上。案主要将其分为四组，分别为：我是这样、我不是这样、我不确定是否这样以及我想成为这样。随后向案主提出一系列问题，以确定对方是否有能力反思自己所选的角色。

③角色清单

为案主提供 56 种角色类型，都列在一张纸上并分成四栏：我是谁、我希望成为谁、谁阻碍我和谁能帮助我。要求案主检视各栏中的角色，以确定哪些最能代表此刻的自己。

以下评估工具来自心理剧，可供心理健康领域从业者选择使用。

①社会原子

案主用圆形、三角形和箭头来描绘他们和自己生活中重要人物的关系。

②角色图

案主用画图的形式来描绘他们在日常生活中需要扮演的各种角色。

③角色光谱

沿着某个连续体——如房间里假想的一条横贯线，要求团体成员根据问题在线上选择站位，比如你是否愿意透露自己的生活细节？接下来，互相讨论自己的选择。

④标记图

小组中的受试者被要求选择站在房间的某个位置，并回答一个旨在将整个小组划分为更小单位的问题。然后，与其他人讨论自己的选择。

⑤自发性测试

为案主准备一个场景,让受过训练的辅角配合案主即兴表演一个角色。

以下评估工具来自发展转化法,可供心理健康领域从业者选择使用。

①诊断性角色扮演测验一

为案主提供多种道具,以扮演这5种角色——祖父母、流浪者、政治家、教师、情人,然后讨论他们的角色选择。

②诊断性角色扮演测验二

要求案主即兴表演三个场景,每个场景中有三个人物。结束表演后,要求案主描述场景中发生的事情。

行动理论

第七章和本章都提到过,这三种行动心理疗法有几个共同的理论观点。这些观点能够部分或全部融合到其他心理治疗方法中。最突出的观点就是行动心理疗法的整体性、戏剧性和创造性。例如,许多心理治疗师发现,要治疗精神创伤患者,不仅要考虑精神创伤对心理所造成的影响,也要考虑其对身体的影响,而且治疗精神创伤还需要通过身体来进行。如果患者更愿意接受精神信仰的抚慰,那么心理治疗师就应考虑在治疗时融入灵性因素。

提到戏剧性行动,虽然大多数临床心理医师没有接受过直接运用戏剧的培训,但他们也可借用"世界即舞台""人人是演员"的隐喻,指导他们的来访者进入或跳出日常生活叙事,帮助对方创造一个最佳距离，从安全和有利的角度来审视自己的痛苦经历。

最后，心理治疗师可以通过运用创造性过程来改善治疗的过程。不论从艺术、科学还是其他综合方式来看，心理治疗总是与情感形式、象征形式和审美形式的创造相关，需要或多或少的诠释和解读。当人们讲述自己的痛苦往事时，并不一定要以理性或线性的方式来进行。他们可用隐喻，可以表达自己混乱的情绪，也可以什么都不说。要读懂他们的叙述需要治疗师具有审美能力——能够理解角色和故事，对细微差别和表现形式的敏锐洞察力，掌握躯体运动和身体表达的方式和手段。

行动概念

源于这些理论观点的许多概念都可以纳入各种心理健康专业所使用的框架中，包括：

- 行动渴望：通过行动来寻求表达的一种生理需求
- 审美距离：思想和感情的平衡状态
- 辅角：选出来代表主角生活中重要角色的团体中的其他人
- 宣泄：释放强烈的感情，让内心获得一种解脱感或整体感
- 反角色：某个特定角色的侧面或另一方面
- 戏剧行动：扮演，通过角色和剧情自发地表达感情和思想
- 体现：通过身体表达角色、感觉或思想
- 会心／相遇：自我与他人、案主与治疗师之间的根本关系
- 向导：在治疗过程中帮助角色和反角色整合在一起，见证和引导案主踏上疗愈之旅，接纳和包容案主的内心
- 游戏空间：产生会心／相遇的心理场所，案主和治疗师能够充分

进行角色扮演的场所

- 主角：主要的自我，处在戏剧治疗过程中的案主
- 角色：包含了几种相关人物性格的人格类型或原型
- 社会计量学：研究团体活动过程，以理解团体中的人际关系
- 自发性：以某种恰当的方式面对新情境或以新的方式应对旧情境的能力
- 故事：案主对生活经历的描述
- 剩余现实：通过戏剧行动提升现实生活，帮助案主调整生活的方向

行动技术

以下从戏剧疗法中衍生出来的技巧可供心理健康领域从业者选择使用：

- 结束仪式：通过分享感受和反思戏剧治疗的意义为一段疗程收尾
- 替身：为代表主角内心世界的另一个自我发声
- 空椅子：和一个想象出来的人物互动，此人代表与主角有未了之缘的那个人
- 演出：通过角色扮演、声音和动作或其他表达方式将故事付诸行动
- 未来投射：演出想象中未来的某个时刻
- 镜观：模仿主角的动作，使他们能更准确地认识自己，或者用一个新的方式来演绎一个旧的情境
- 游戏：在想象的领域内展开自发的、即兴的行动
- 角色训练：根据某个特定角色的需要安排一个辅角
- 角色扮演：表现另一个人的性格特征和形体特征，就像他一样行动。这个人可以是虚构的也可以是真实的，可以是外部的也可以是内

部的

· 角色互换：和团体中的另外一个人或自我的其他部分互换角色

· 独白：主角停止了一连串的动作，用语言来表达内心想法和情感

· 讲故事：就个人生活中的某个主题或事件进行讲述，不管是真实的还是虚构的，不管是发生在过去还是指向未来

· 转换：表演者自发地转换角色和主题，随时展开互动

· 热身：通过各种练习和体验帮助身体和心理做好准备，以更好地投入治疗

心理健康领域从业者如何学习行动心理疗法

许多戏剧概念和技术——如角色与游戏空间、演出与镜观等——对当代深度心理治疗师和其他根据自己理论方向来定义它们的现代心理学派来说，是非常熟悉的。通过戏剧心理疗法的视角学习这些方法有很多途径，最直接的途径还是参加戏剧治疗的专业课程。目前，共有三所位于北美洲的大学开设了戏剧治疗的硕士研究生课程，分别是美国旧金山的加利福尼亚整合研究学院、加拿大蒙特利尔的康考迪亚大学和美国的纽约大学。另外，纽约市的亨特学院和新立学校，以及堪萨斯州立大学也开设了戏剧治疗课程，但是不授予该领域的学位。

一些私人培训机构也开发了一些相关的教育和培训课程，专门传授某一种方法。可以在纽约市的心理治疗艺术研究所学习发展转化法，导师就是大卫·里德·约翰逊。在旧金山、荷兰和以色列也可以参加此类学习。纽约大学及纽约戏剧疗法中心教授角色法，而在美国乃至全世界的许多私人机构中都可以进修心理剧。在纽约，心理剧培训学院的名气

最大。尼娜·加西亚和她的同事戴尔·布坎南在新泽西州的普林斯顿、佛罗里达州的迈阿密、坦帕和西棕榈滩等地也都设有培训班。

在北美洲，代表戏剧治疗师的专业机构是国家戏剧治疗协会，而代表心理剧的组织是美国团体心理治疗与心理剧协会，它在英国的姊妹机构被称为英国心理剧协会。美国心理剧、社会计量学和团体心理治疗考试委员会负责心理剧治疗师的认证。

在英国，有五家学术机构提供相关的研究生课程，分别是德比大学、普利茅斯大学、罗汉普顿大学、曼彻斯特大学以及演讲与戏剧中心学校（又名芝麻机构）。在荷兰、以色列和希腊等国家的大学中有戏剧治疗的本科生课程。除了这些正式机构所提供的培训，在一些重要的专业学术会议期间，还有各式各样的工作坊供个人或团体进行学习。

如前所述，学习戏剧治疗需要投入大量的时间和精力，不仅要学完相关课程，还要在临床实习中接受督导。每个专业组织都会明确提出相关的道德和教育方针。不过，心理健康领域从业人员即使受过某种心理疗法的全套专业训练和督导、在行动性心理治疗方面有大量的临床经验，也应该利用能够获得的各种教育和培训机会，不断提高自己理解和应用行动疗法的能力。

第九章 整合

17世纪初期，莎士比亚塑造了一个心理复杂的人物——哈姆雷特，这个人物对于表演和演员有很敏锐的看法。为了确认叔叔克劳狄斯是否真的是杀父凶手，哈姆雷特让一个戏班子在舞台上演了一出叫《捕鼠机》的戏，象征性地再现了一场真实发生过的谋杀案。哈姆雷特打算仔细地观察叔叔对其中心理剧元素的反应，如果对方反应过激，就是犯罪的证据。哈姆雷特在培训演员时就说："把动作和言语互相配合起来。"

虽然哈姆雷特的诱捕目的并不高尚，但他采用的戏剧性做法却很合理，达到了预期效果。它唤起了克劳狄斯的内疚感，忏悔了自己的罪恶。对于我们而言，更重要的是莎士比亚通过哈姆雷特让我们认识到，为了揭示真相并传达给观众，言语和动作必须保持一致。

莎士比亚深谙两极性，创造了对称的人物、主题、概念和想法。例如，在《哈姆雷特》的结尾，舞台上到处是尸体，旧政权元气大伤。但在大幕落下前，哈姆雷特的陪衬者福丁布拉斯上台，哀悼旧政权的倒台，宣告新秩序的来临。莎士比亚是用语精到的作家，更是动作场景的创作者，他为语言灌注了巨大的生命力。因此，他的剧本不仅适合阅读，更适合在舞台上呈现。

莎士比亚的戏剧可以带领观众经历从毁灭到重建的完整历程。结局未必皆大欢喜，但一定具有疗愈的效果。旧秩序被摧毁了，国王死了，但他的人民在这个过程中获得了更深层次的认识，共同建立新秩序来重塑分崩离析的社会。戏剧治疗师和精神科医生都曾在治疗过程中应用过莎士比亚的见解。与莎士比亚以及其他著名戏剧艺术家一样，行动心理治疗师也具有重建的能力，能够带领案主出入心理禁区或心碎之地。这么做是因为他们明白探索所具有的戏剧性本质，这种戏剧性不仅体现在永恒的叙事冲突的主题内容上，也体现在形式上。戏剧将动作和语言、现实和虚构、过去和现在、思想和情感、过度和不足的状态融合在一起。戏剧的世界观是辩证的，用哈姆雷特的话来说，其目标是"握住映照灵魂的镜子"。

在心理治疗的发展历程中，戏剧作为一种隐喻和技巧被证明具有强大的生命力，也是因为它具有重建性和整合性的特质。在本书的开头部分就提到了当代的萨满仪式可以帮助渔民重燃生活希望。萨满充分理解存在的双重性，并利用戏剧形式重现了英雄经历冒险进入精神领域的古老智慧。

我们看到，弗洛伊德和布罗伊尔在对癔症的治疗中使用了催眠疗法。也许弗洛伊德正是因为催眠疗法包含太多戏剧性而不推荐使用，但他并没有放弃戏剧性的隐喻。他后来创立了移情的概念，用来解释过去的经历是怎样在治疗师和来访者相遇的当下发挥作用的。我们看到当代精神分析师又进一步发展了这种戏剧性观点，他们把弗洛伊德只关注个人心理的治疗方式发展为沉浸在人际交往关系中的疗法。米切尔用戏剧性的语言描述了精神分析师和患者之间的这种互动：

精神分析师发现自己是一部激情戏的共演者，被卷入爱与恨、性与谋杀、入侵和抛弃、受害者和刽子手的剧情中。无论他选择哪条道路，他都会陷入来访者命中注定的轨迹，获得和来访者一样的体验。

几年后，人际心理分析学家埃德加·勒文森将来访者和治疗师的关系比喻为"扮演和体验主要问题的游戏场"。这种理解与约翰逊对游戏空间的看法不谋而合。

另外，神经科学领域的发展为大脑的戏剧性本质提供了新的证据。镜像神经元的发现让人们知道了，看着一个动作发生与亲自做出这个动作，脑细胞会产生相同的反应。研究人员因此推测：在表演和观看之间、在自己的情感体验与他人的情感体验之间存在着神经联系。镜像神经元解释了人们为什么在看到主角身上的悲剧时会泣不成声——正是通过宣泄将自己的情感和他人的情感联系起来。

正如我们看到的，戏剧会成为一种经久不衰的心理治疗形式，不仅仅是因为其重建性和整合性，还因为它的终极意义在于生存。莫雷诺在1934年出版的《谁将幸存》一书中提到，那些被困在根深蒂固角色中、喜欢用旧方案解决新问题的个人和社会，将无法在未来很好地生存下去。他认为能在未来过得好的人是具有创造性和自发性的人。通过行动，这些勇敢的灵魂能够辩证地演示未来——回到过去纠正那些内在的困境，一旦得以转化，将对未来产生积极影响。

弗洛伊德和莫雷诺两人并非那么井水不犯河水。弗洛伊德本人就是一个充满创造力的幸存者，他在世纪之交鼓足勇气挑战维也纳学派的保守作风。当其他人敢于踏上神秘的潜意识之旅时，弗洛伊德却针对躺椅上呈现的情感强烈的戏剧展开研究。同样，莫雷诺也在用语言疗法帮助维也纳的女演员芭芭拉等人，让他们在排练心理剧的过程中，理解将舞台角色和现实角色融合在一起的意义。

《约翰福音》中有这样一种观念，即语言并不一定是精神的第一化身。莫雷诺认为，精神可能首先表现为行为。从发展的角度看，声音和动作，到底哪个在先？这是个开放性的问题，引起许多哲学家和创造性艺术治疗师长久的探寻。对我们而言，这个问题的关键是戏剧让对立的两极获得了整合的可能——生存还是死亡，通过语言或行动去理解体验的意义。从神经学上说，戏剧是大脑通过镜像神经元，将演员与观众、行动与共鸣整合在一起的时刻。

各种对立的两极贯穿全书：萨满的聚会对应精神分析学家的聚会，灵性治疗对应精神分析，思想与感情对应直觉与感觉，投射技术对应心理剧方法，负责语言和理性思维的左脑皮层对应负责直觉和唤醒的右脑新皮层神经结构。我们探讨了情感和距离、虚构和现实、言语表达和非言语表达、行动和反思、指导性行动和非指导性行动以及移情和反移情在治疗中的相互影响。在两极性之上，源自精神分析的行动心理疗法存在着一种隐含的分离和回归，随着时间的推移，重新发现行动心理治疗的戏剧性根源与早期的萨满仪式一样古老。这种循环过程发生在一个超越两极对立的空间里。这个空间被艺术性地称为"幻时空间"和"新生之地"，还有"游戏空间""过渡空间"和"审美距离"等名字，该空间具有将不同的存在状态整合在一起的能力。

有那么一刻，我沉醉在这个空间里，于是抛开了第三人称，以一种更直接的方式表达自己的心声。记得多年前，我以患者的身份第一次去看心理医生。我躺在沙发上，医生让我说出当时脑海中涌现的所有想法和感受。我很难厘清脑中乱哄哄的各种声音，感觉很迷茫。我注意到面前有一个很大的玻璃盆，里面摆放着插花作品。我对着它沉思良久，直到盆中的花朵在我眼前呈现出某些图案。我逐渐沉浸其中，全身放松下来，开始描述这些图案以及与它们相联系的某些情感。治疗师帮助我保持住这种状态，没有让我的注意力离开这些类似罗夏墨迹测试的形式。我感觉她的包容性就像那个盛放着鲜花的玻璃盆一样。

我在上班的路上会经过一座相当普通的建筑，最近我发现它外面的立柱上挂着一个金属牌子，上面写着："禁止停车——婚礼。"它的背面还有另外一个牌子，上面写着："禁止停车——葬礼。"我停下脚步，被这种不和谐吸引住了，想知道为什么这两块牌子会挂在一起。我抬起头来才意识到这是一座教堂，神职人员一会儿要主持婚礼，一会儿又要主持葬礼。我想，谁或者什么东西会有力量来包容人生中最具戏剧性的时刻呢？一边是新家庭的开始，一边是旧家庭的结束。如果存在灵性的两极，我想它们一定需要靠宗教或精神上的信仰来调和。

这是一本关于戏剧行动的书，也是一本让读者理解人有可能于当下重演过去，并以此影响未来的书。书里还讲述了一些重要人物，他们敢于探索潜意识的心灵、难以驾驭和未被探索的群体以及不可知的宇宙，不仅要去了解它们是如何运作的，还想知道如何增强它们的功能。这本书同样鼓励心理健康领域从业人员利用戏剧行动的知识来促进个人、家庭与团体中不同部分的融合。这本书也是对哈姆雷特"生存还是死亡"之问的一个回答。如同玻璃盆盛放着鲜花，治疗师解读意象和言语，镜像神经元反映行动和共鸣，精神信仰支撑着生与死之现实——都在审美距离上做出了回应。人在同一时间可以是自己，也可以不是自己，在反思生活的同时也在演绎自己的生活，通过扮演他人的角色来了解我是谁。

坏消息是，生活并不总是充满戏剧性，我们都有陷入重复性、破坏性模式的倾向。好消息是，我们是自己人生戏剧的演员，我们有能力修改旧剧本，扮演新角色，只要调动想象力、注意沿途的各种征兆，就能创造一个全新的自己。"世界当然不是一个舞台，但是……也很难证明它不是舞台。"

参考文献

Alger, H. (1872). *Phil, the fiddler*. Boston: Loring.
American Psychiatric Association (APA). (1980). *Diagnostic and statistical manual of mental disorders*, 3rd ed. Washington, DC: American Psychiatric Association.
Artaud, A. (1958). *The theatre and its double*. New York: Grove Press.
Axline, V. (1947). *Play therapy: The inner dynamics of childhood*. Boston: Houghton Mifflin.
———. (1969). *Play therapy*. New York: Ballantine Books.
Bannister, A. (1997). *The healing drama: Psychodrama and dramatherapy with abused children*. London: Free Association Books.
Barbato, L. (1945). Drama therapy. *Sociometry* 8, 396–98.
Barnes, P., E. Powell-Griner, K. McFann, and R. Nahin (2004). Complementary and alternative medicine use among adults: United States, 2002. *Center for Disease Control Advance Data Report #343*. Washington, DC: National Center for Complementary and Alternative Medicine.
Berne, E. (1961). *Transactional analysis in psychotherapy*. New York: Grove Press.
———. (1964). *Games people play*. New York: Grove Press.
Blatner, A. (1996). *Acting-in: Practical applications of psychodramatic methods*, 3rd ed. New York: Springer.
———. (2000). *Foundations of psychodrama: History, theory and practice*, 4th ed. New York: Springer.
———. (2001). Psychodrama. In R. Corsini, ed. *Handbook of innovative therapies*, 2nd ed. Hoboken, NJ: John Wiley & Sons, 535–45.
———. (2005). Beyond psychodrama. *New Therapist* 36, 15–21.
Blatner, A., with D. Wiener, eds. (2007). *Interactive and improvisational drama: Varieties of applied theatre and performance*. Lincoln, NE: iUniverse.
Boal, A. (1979). *Theatre of the oppressed*. New York: Urizen Books.
———. (1995). *The rainbow of desire: The Boal method of theatre and therapy*. New York: Routledge.

Bolton, G. (1979). *Towards a theory of drama in education.* London: Longman.
Bonny, H. (1997). The state of the art of music therapy. *The Arts in Psychotherapy* 24, 65–73.
Casey, G. (1973). Behavior rehearsal: Principles and procedures. *Psychotherapy: Theory, Research and Practice* 10, 4, 331–33.
Casson, J. (1997). Dramatherapy history in headlines: Who did what, when, where? *Journal of the British Association for Dramatherapists* 19, 2, 10–13.
———. (2004). *Drama, psychotherapy and psychosis: Dramatherapy and psychodrama with people who hear voices.* New York: Brunner-Routledge.
Cattanach, A. (1993). *Playtherapy with abused children.* London: Jessica Kingsley.
———. (1994). *Playtherapy—Where the sky meets the underworld.* London: Jessica Kingsley.
———. (1997). *Children's stories in playtherapy.* London: Jessica Kingsley
———. (2003). *Introduction to play therapy.* New York: Brunner-Routledge.
Chase, A. (2003). *Harvard and the Unabomber: The education of an American terrorist.* New York: Norton.
Chodorow, J. (1997). *Jung on active imagination.* Princeton, NJ: Princeton University Press.
Chodorow, N. (1991). *Feminism and psychoanalytic theory.* New Haven, CT: Yale University Press.
Condon, L. (2007). Bibliodrama. In A. Blatner with D. Wiener, eds. *Interactive and improvisational drama: Varieties of applied theatre and performance.* Lincoln, NE: iUniverse.
Cooley, C. (1922). *Human nature and the social order.* New York: Scribner's.
Corey, G. (2001). *Theory and practice of counseling and psychotherapy*, 6th ed. Belmont, CA: Brooks/Cole.
Courtney, R. (1968). *Play, drama and thought.* New York: Drama Book Specialists.
Cox, M., ed. (1992). *Shakespeare comes to Broadmoor.* London: Jessica Kingsley.
Cox, M. and A. Theilgaard. (1994). *Shakespeare as prompter: The amending imagination and the therapeutic process.* London: Jessica Kingsley.
Cozolino, L. (2002). *The neuroscience of psychotherapy: Building and rebuilding the human brain.* New York: W. W. Norton.
Crenshaw, D. (2006). Neuroscience and trauma treatment—Implication for creative arts therapists. In L. Carey, ed., *Expressive and creative arts methods for trauma survivors.* London: Jessica Kingsley.
Csikszentmihalyi, M. (1990). *Flow: The psychology of optimal experience.* New York: Harper & Row.
Dayton, T. (1994). *The drama within: Psychodrama and experiential therapy.* Deerfield Beach, FL: Health Communications.
———. (2000). *Trauma and addiction: Ending the cycle of pain through emotional literacy.* Deerfield Beach, FL: Health Communications.
———. (2005). *The living stage: A step-by-step guide to psychodrama, sociometry and group psychotherapy.* Deerfield Beach, FL: Health Communications.
Demasio, A. (1994). *Descartes' error: Emotion, reason and the human brain.* New York: Putnam.
———. (1999). *The feeling of what happens: Body and emotion in the making of consciousness.* New York: Harcourt Brace & Co.

Derek (2006). Personal communication.
Derrida, J. (1978). *Writing and difference*. Chicago: University of Chicago Press.
Diener, G. and J. L. Moreno. (1972). *Goethe and psychodrama*. Psychodrama and Group Psychotherapy Monograph no. 48. Beacon, NY: Beacon House.
Dintino, C. and D. Johnson. (1996). Playing with the perpetrator: Gender dynamics in developmental drama therapy. In S. Jennings, ed., *Drama therapy: Theory and practice*. Vol. 3. London: Routledge.
Dokter, D., ed. (1994). *Arts therapies and clients with eating disorders: Fragile board*. London: Jessica Kingsley.
———., ed. (1998). *Arts therapists, refugees and migrants: Reaching across borders*. London: Jessica Kingsley.
Duckworth, L., T. Steen, and M. Seligman. (2005). Positive psychology in clinical practice. *Annual Review of Clinical Psychology* 1, 629–51.
Dunne, P. (1992). *The narrative therapist and the arts*. Los Angeles: Possibilities Press.
———. (2000). Narradrama: A narrative approach to drama therapy. In P. Lewis and D. Johnson, eds., *Current approaches in drama therapy*. Springfield, IL: Charles C Thomas.
Eigen, M. (1993). *The psychotic core*. Northvale, NJ: Jason Aronson.
Eliade, M. (1961). *The sacred and the profane*. New York: Harper & Row.
———. (1972). *Shamanism: Archaic techniques of ecstasy*. Princeton, NJ: Princeton University Press.
Eliaz, E. (1988). *Transference in drama therapy*. Unpublished Ph.D. dissertation. New York: New York University.
Eliyahu, A. (2003). Cognitive-behavioral approach in psychodrama: Discussion and example from addiction treatment. *The Arts in Psychotherapy* 30, 209–16.
Emunah, R. (1994). *Acting for real—Drama therapy process, technique, and performance*. New York: Brunner-Mazel.
———. (2000). The integrative five-phase model of drama therapy. In P. Lewis and D. Johnson, eds., *Current Approaches in Drama Therapy*. Springfield, IL: Charles C Thomas.
Erikson, E. (1963). *Childhood and society*. New York: Norton.
Evreinoff, N. (1927). *The theatre in life*. New York: Brentano's.
Feldhendler, D. (1994). Augusto Boal and Jacob L. Moreno. In M. Schutzman and J. Cohen-Cruz, eds., *Playing Boal—Theatre, therapy, activism*. New York: Routledge.
Ferenczi, S. (1919). On the technique of psycho-analysis. Repr. in *Further contributions to the theory and technique of psycho-analysis*. New York: Basic Books, 1952.
———. (1920). The further development of an active therapy in psycho-analysis. Repr. in *Further contributions to the theory and technique of psycho-analysis*. New York: Basic Books, 1952.
———. (1925). Contra-indications to the "active" psycho-analytical technique. Repr. in *Further contributions to the theory and technique of psycho-analysis*. New York: Basic Books, 1952.
———. (1930). The principal of relaxation and neocatharsis. Repr. in *Final contributions to the problems and methods of psychoanalysis*. New York: Basic Books, 1955.
———. (1931). Child analysis in the analysis of adults. Repr. in *The problems and methods of psychoanalysis*. New York: Basic Books, 1955.

———. (1933). The confusion of tongues between adults and the child. Repr. in *Final contributions to the problems and methods of psychoanalysis*. New York: Basic Books, 1955.

———. (1952). *Further contributions to the theory and technique of psychoanalysis*. New York: Basic Books.

———. (1955). *Final contributions to the problem and methods of psychoanalysis*. New York: Basic Books.

———. (1988). *The clinical diary of Sandor Ferenczi*. Judith Dupont, ed. Cambridge, MA: Harvard University Press.

Ferenczi, S. and O. Rank. (1925/1986). *The development of psycho-analysis*. Madison, CT: International Universities Press.

Field, G. (2006). *Aspects of interaction in the psychoanalytic situation: A focused study on analysts' identification and experiences of enactment*. Unpublished Ph.D. dissertation. New York: New York University.

Fonagy, P. (2001). *Attachment theory and psychoanalysis*. New York: Other Press.

Fox, J., ed. (1987). *The essential Moreno: Writings on psychodrama, group method, and spontaneity*. New York: Springer.

Freud, S. (1911). *The interpretation of dreams*. Translated and edited by J. Strachey. New York: Basic Books.

Freud, S. (1914). Remembering, repeating and working through. In *Standard Edition* 12, 145–56. London: Hogarth.

———. (1930). Civilization and its discontents. In *Standard Edition* 21. London: Hogarth.

———. (1933). New introductory lectures on psycho-analysis. In *Standard Edition* 22, 5–182. London: Hogarth.

Gallese, V. (2005). "Being like me": Self-other identity, mirror neurons and empathy. In S. Hurley and N. Chater, eds., *Perspectives on imitation: From cognitive neuroscience to social science*. Boston: MIT Press.

Galway, K., K. Hurd, and D. Johnson. (2003). Developmental transformations in group therapy with homeless people with mental illness. In D. Weiner and L. Oxford, eds., *Action therapy with families and groups*. Washington, DC: American Psychological Association, 135–62.

Garcia, N. and D. Buchanan. (2000). Psychodrama. In P. Lewis and D. R. Johnson, eds., *Current approaches in drama therapy*. Springfield, IL: Charles C Thomas.

Gay, P. (1988). *Freud: A life for our time*. New York: Norton.

Gendlin, E. (1978). *Focusing*. New York: Bantam Books.

Gershoni, J., ed. (2003). *Psychodrama in the 21st century*. New York: Springer.

Gersie, A. (1991). *Storymaking in bereavement*. London: Jessica Kingsley.

———. (1992). *Earth tales*. London: Green Press.

———. (1997). *Reflections on therapeutic storymaking*. London: Jessica Kingsley.

Gersie, A. and N. King. (1990). *Storymaking in education and therapy*. London: Jessica Kingsley.

Gill, M. (1954). Psychoanalysis and exploratory psychotherapy. *Journal of the American Psychoanalytical Association* 2, 771–97.

Gilligan, C. (1982). *In a different voice: Psychological theory and women's development*. Cambridge, MA: Harvard University Press.

Glaser, B. (2004). Ancient traditions within a new drama therapy method: Shamanism and developmental transformations. *The Arts in Psychotherapy* 31, 77-88.
Goffman, E. (1959). *The presentation of self in everyday life.* Garden City, NY: Doubleday.
Gong Shu. (2003). *Yi shu, the art of living with change: Integrating traditional Chinese medicine, psychodrama and the creative arts.* Taiwan: F. E. Robbins & Sons.
Goulding, R. and M. Goulding. (1978). *The power is in the patient.* San Francisco: TA Press.
Grainger, R. (1990). *Drama and healing: The roots of dramatherapy.* London: Jessica Kingsley.
———. (1995). *The glass of heaven—The faith of the dramatherapist.* London: Jessica Kingsley.
Greenberg, J. (1996). Psychoanalytic word and psychoanalytic acts. *Contemporary Psychoanalysis* 32, 195-213.
Grotowski, J. (1968). *Towards a poor theatre.* New York: Simon & Schuster.
Gurman. A. and S. Messer, eds. (2003). *Essential psychotherapies.* New York: Guilford.
Hare, A. P. and J. Hare (1996). *J.L. Moreno.* Thousand Oaks, CA: Sage.
Harms, E. (1957). Modern psychiatry—150 years ago. *Journal of Mental Science* 103, 804-9.
Hillman, J. (1983a). *Archetypal psychology.* Dallas, TX: Spring Publications.
———. (1983b). *Healing fiction.* Barrytown, NY: Station Hill Press.
Holmes, P., M. Karp, and M. Watson, eds. (1994). *Psychodrama since Moreno.* New York: Routledge.
Hornyak, L. and E. Baker. (1989). *Experiential therapies for eating disorders.* New York: Guilford Press.
Hoyt, M. (2003). Brief psychotherapies. In A. Gurman and S. Messer, eds., *Essential psychotherapies.* New York: Guilford.
Hudgins, K. (2002). *Experiential treatment for PTSD: The therapeutic spiral model.* New York: Springer.
Hutt, J. and B. Hosking. (2005). Playback theatre: A creative resource for reconciliation. Unpublished paper, Brandeis University. Available online at www.brandeis.edu/ethics/BIF_Papers/Hutt_Hosking.pdf.
Iljine, V. (1910). Patients play theatre: A way of healing body and mind. Originally published in Russian, cited in H. Petzold. (1973). *Gestalttherapie und psychodrama.* Kassel, Germany: Nicol.
Institute for Developmental Transformations (2006). *Developmental transformations: Papers, 1982-2006.* New York: Institute for Developmental Transformations.
Irwin, E. (1985). Puppets in therapy: An assessment procedure. *American Journal of Psychotherapy* 39, 389-400.
———. (2000a). The use of a puppet interview to understand children. In K. Gitlin-Weiner, A. Sandgrund, and C. Schaefer, eds., *Play diagnosis and assessment,* 2nd ed. Hoboken, NJ: John Wiley & Sons, 682-703.
———. (2000b). Psychoanalytic approach to drama therapy. In P. Lewis and D. Johnson, eds., *Current Approaches in Drama Therapy.* Springfield, IL: Charles C Thomas.
———. (2005). Facilitating play with non-players—A developmental perspective. In A. Weber and C. Haen, eds., *Clinical applications of drama therapy in child and adolescent treatment.* New York: Brunner-Routledge.

Jacobson, E. (1964). *The self and the object world*. New York: International Universities Press.

James, M. and D. Johnson. (1996). Drama therapy for the treatment of affective expression in post-traumatic stress disorder. In D. Nathanson, ed., *Affect theory and treatment*. New York: Norton.

———. (1997). Drama therapy in the treatment of combat-related post-traumatic stress disorder. *The Arts in Psychotherapy* 23, 5, 383–95.

James, M., A. Forrester, and K. Kim. (2005). Developmental transformations in the treatment of sexually abused children. In A. Weber and C. Haen, eds. *Clinical applications of drama therapy in child and adolescent treatment*. New York: Brunner-Routledge.

Janov, A. (1970). *The primal scream: Primal therapy: the cure for neurosis*. New York: Putnam.

Jennings, S. (1973). *Remedial drama*. London: Pitman.

———., ed. (1987). *Dramatherapy: Theory and practice for teachers and clinicians*. Vol. 1. London: Routledge.

———. (1992). Reason in madness: Therapeutic journeys through *King Lear*. In *Dramatherapy: Theory and practice*. Vol. 2. New York: Tavistock/Routledge.

———. (1995a). *Dramatherapy with children and adolescents*. London: Routledge.

———. (1995b). *Theatre, ritual and transformation: The Temiar experience*. London: Routledge.

Johan, M. (1992). Enactments in psychoanalysis. *Journal of the American Psychoanalytic Association* 40, 827–44.

Johnson, D. (1987). The role of the creative arts therapies in the diagnosis and treatment of psychological trauma. *The Arts in Psychotherapy* 14, 7–14.

———. (1988). The diagnostic role-playing test. *The Arts in Psychotherapy* 15, 1, 23–36.

———. (1991). The theory and technique of transformations in drama therapy. *The Arts in Psychotherapy* 18, 285–300.

———. (1992). The dramatherapist in role. In S. Jennings, ed., *Dramatherapy: Theory and practice*. Vol. 2. London: Routledge, 112–36.

———. (2000a). Creative arts therapies. In E. Foa, T. Keane, and M. Friedman, eds., *Effective treatments for posttraumatic stress disorder*. New York: Guilford, 356–58.

———. (2000b). Developmental transformations: Toward the body as presence. In P. Lewis and D. Johnson, eds., *Current approaches in drama therapy*. Springfield, IL: Charles C Thomas.

———. (2006). Personal communication.

Johnson, D. and D. Quinlan. (1993). Can the mental representations of paranoid schizophrenics be differentiated from those of normals? *Journal of Personality Assessment* 60, 588–601.

Johnson, D. and S. Sandel. (1977). Structural analysis of movement sessions: Preliminary research. *Journal of the American Dance Therapy Association* 1, 32–36.

Johnson, D., A. Forrester, C. Dintino, and M. James. (1996). Towards a poor drama therapy. *The Arts in Psychotherapy* 23, 293–306.

Johnson, D., R. Rosenheck, A. Fontana, H. Lubin, S. Southwick, and D. Charney. (1996). Outcome of intensive inpatient treatment of combat-related PTSD. *American Journal of Psychiatry* 153, 771–77.

Johnson, D., A. Smith, and M. James. (2003). Developmental transformations in group therapy with the elderly. In C. Schaefer, ed., *Play therapy with adults*. New York: John Wiley & Sons, 78-106.

Johnson, R. (1986). *Inner work: Using dreams and active imagination for personal growth*. San Francisco: Harper & Row.

Jones, E. (1959). *The life and work of Sigmund Freud*. New York: Basic Books.

Jones, P. (2007). *Drama as therapy: Theory, practice and research*. London: Routledge.

Jung, C. (1916/1958). The transcendent function. In *Collected works*. Vol. 8. Princeton, NJ: Princeton University Press, 1975, "Prefatory Note" and pars. 131-93.

———. (1921). *Psychological types*. Repr. in *Collected works*. Vol. 6. Princeton, NJ: Princeton University Press, 1971.

———. (1928). The technique of differentiation between the ego and the figures of the unconscious. Repr. in *Collected works*. Vol. 7. Princeton, NJ: Princeton University Press, 1953/1966; third printing, 1975, pars. 341-73.

———. (1928-1930). *Dream analysis—Notes of the seminar*. W. McGuire, ed. Princeton, NJ: Princeton University Press, 1984.

———. (1933/1950). A study in the process of individuation. Repr. in *Collected works*. Vol. 9.1. 2nd ed. Princeton, NJ: Princeton University Press, 1968, pars. 525-626.

———. (1947). On the nature of the psyche. Repr. in *Collected works*. Vol. 8. Princeton, NJ: Princeton University Press, 1975: 159-234.

———. (1950). Concerning mandala symbolism. Repr. in *Collected works*. Vol. 9.1 Princeton, NJ: Princeton University Press, 1959/1969; fourth printing, 1975.

———. (1955). Mysterium coniunctionis. Repr. in *Collected works*. Vol. 14. New York: Putnam, 1974.

———. (1963). *Memories, dreams and reflections*. New York: Vintage Books.

———. (1969). The archetypes and the collective unconscious. 2nd ed. R. F. C. Hull, trans. Bollingen Series XX. Princeton, NJ: Princeton University Press.

Kafka, F. (1993). *The metamorphosis and other stories*. New York: Charles Scribner's Sons.

Kalff, D. (1980). *Sandplay*. Santa Monica, CA: Sigo Press.

Karp, M., P. Holmes, and K. Bradshaw-Tauvon, eds. (1998). *Handbook of psychodrama*. New York: Routledge-Taylor & Francis.

Kellermann, P. (1998). Sociodrama. *Group Analysis* 31, 179-95.

———. (2007). *Sociodrama and collective trauma*. London: Jessica Kingsley.

Kelly, G. A. (1955). *The psychology of personal constructs*. Vols. 1 & 2. New York: Norton.

Kendall, P. C. (1984). Behavioral assessment and methodology. *The American Review of Behavioral Therapy: Theory and Practice* 10, 47-86.

Kipper, D. (1996). The emergence of role-playing as a form of psychotherapy. *Journal of Group Psychotherapy, Psychodrama & Sociodrama* 49, 3, 99-120.

Kisiel, C., M. Blaustein, J. Spinazzola, C. Schmidt, M. Zucker, M. van der Kolk, and B. van der Kolk. (2006). Evaluation of a theater-based youth violence prevention program for elementary school children, *Journal of School Violence* 5, 2, 19-36.

Klein, M. (1975). *Writings of Melanie Klein*. Vols. 1-3. London: Hogarth.

Kris, E. (1982). *Free association: Method and process*. New Haven, CT: Yale University Press.

Krondorfer, B. (1995). *Remembrance and reconciliation: Encounters between young Jews and Germans*. New Haven, CT: Yale University Press.

Kübler-Ross, E. (1969). *On death and dying.* New York: Macmillan.
Lahad, M. (1992). Storymaking: An assessment method of coping with stress. In S. Jennings, ed., *Dramatherapy, theory and practice.* Vol. 2. London: Routledge.
Landreth, G. (1991). *Play therapy: The art of relationship.* Muncie, IN: Accelerated Development.
Landy, R. (1993). *Persona and performance—The meaning of role in drama, therapy and everyday life.* New York: Guilford.
———. (1994). *Drama therapy—Concepts, theories and practices.* 2nd ed. Springfield, IL: Charles C Thomas.
———. (1996). *Essays in drama therapy: The double life.* London: Jessica Kingsley.
———. (2000). Role theory and the role method of drama therapy. In P. Lewis and D. R. Johnson, eds., *Current approaches in drama therapy.* Springfield, IL: Charles C Thomas.
———. (2001a). Tell-A-Story—A new assessment in drama therapy. In *New essays in drama therapy—Unfinished business.* Springfield, IL: Charles C Thomas.
———. (2001b). Role profiles—An assessment instrument. In *New essays in drama therapy—Unfinished business.* Springfield, IL: Charles C Thomas.
———. (2003). Drama therapy with adults. In C. Schaefer, ed., *Adult play therapy.* Hoboken, NJ: John Wiley & Sons, 15–33.
———. (2004). *Standing Tall.* Study guide. Boston: Fanlight Productions.
———. (2005). *Three approaches to drama therapy.* Video and DVD. New York: New York University.
Landy, R., B. Luck, E. Conner, and S. McMullian. (2003). Role profiles—A drama therapy assessment instrument. *The Arts in Psychotherapy* 30, 151–61.
Landy, R., L. McLellan, and S. McMullian. (2005). The education of the drama therapist: In search of a guide. *The Arts in Psychotherapy* 32, 275–92.
Langley, D. (1989). The relationship between psychodrama and dramatherapy. In P. Jones, ed., *Dramatherapy: State of the art.* St. Albans, UK: Hertforshire College of Art and Design.
Lazarus, A. and C. Lazarus. (1991). *Multimodal life history inventory.* Champaign, IL: Research Press.
Levenson, E. (1991). *The purloined self.* New York: Contemporary Psychoanalytic Books.
Levinson, D. (1978). *Seasons of a man's life.* New York: Basic Books.
Lewis, P. (1993). *Creative transformation: The healing power of the arts.* Wilmette, IL: Chiron Publications.
Lewis, P. and D. Johnson, eds. (2000). *Current approaches in drama therapy.* Springfield, IL: Charles C Thomas.
Lieberman, E. (1985). *Acts of will: The life and work of Otto Rank.* New York: Free Press.
Lindkvist, M. (1994). Religion and the spirit. In P. Holmes, M. Karp, and M. Watson, eds., *Psychodrama since Moreno.* New York: Routledge.
———. (1998). *Bring white beads when you call on the healer.* New Orleans, LA: Rivendell House.
Linton, R. (1936). *The study of man.* New York: Appleton-Century-Crofts.
Lowen, A. (1967). *The Betrayal of the body.* New York: Macmillan.
———. (1993). *Bioenergetics.* New York: Penguin.
Lowenfeld, M. (1979). *The world technique.* London: George Allen & Unwin.

Magai, C. and J. Haviland-Jones. (2002). *The hidden genius of emotion.* Cambridge, UK: Cambridge University Press.
Marineau, R. (1989). *Jacob Levy Moreno 1889-1974.* New York: Tavistock/Routledge.
Maslow, A. (1971). *The farther reaches of human nature.* New York: Viking Press.
McNiff, S. (1988). The shaman within. *The Arts in Psychotherapy* 15, 285-91.
———. (1992). Art as medicine: Creating a therapy of the imagination. Boston: Shambhala.
———. (1998). *Trust the process.* Boston: Shambhala.
McReynolds, P. and S. DeVoge. (1977). Use of improvisational techniques in assessment. In P. McReynolds, ed., *Advances in psychological assessment.* Vol. 4. San Francisco: Jossey-Bass, 222-77.
Mead, G. (1934). *Mind, self and society.* Chicago: University of Chicago Press.
Miller, J. (1987). *Toward a new psychology of women.* Boston: Beacon Press.
Mitchell, S., ed. (1996). *Dramatherapy—Clinical studies.* London: Jessica Kingsley.
Mitchell, S. A. (1988). *Relational concepts in psychoanalysis: An integration.* Cambridge, MA: Harvard University Press.
———. (1997). *Influence and autonomy in psychoanalysis.* Hillsdale, NJ: Analytic Press.
Mitchell, S. A. and J. Greenberg. (1983). *Object relations in psychoanalytic theory.* Cambridge, MA: Harvard University Press.
Moreno, J. L. (published as Levy, Jacob). (1915). *Einladung zu einer Begegnung. Heft 2 (Invitation to an encounter, Part 2).* Vienna/Leipzig: Anzengruber/Verlaf Brüder Suschitzky.
———. (published anonymously). (1920). *Das testament des Vaters (The words of the father).* In *Die Gefahrten* 3:1-33. Berlin/Potsdam: Kiepenheuer Verlag.
———. (1934/1978). *Who shall survive?* Beacon, NY: Beacon House.
———. (1941/1971). *The words of the Father.* New York: Beacon House.
———. (1943). The concept of sociodrama: A new approach to the problem of intercultural relations. *Sociometry,* 6 (4), 434-449.
———. (1946/1994). *Psychodrama.* Vol. 1. Beacon, NY: Beacon House.
———. (1985). *The Autobiography of JL Moreno M.D.* (Abridged). Jonathan Moreno, ed. Moreno Archives. Cambridge, MA: Harvard University Press.
Moreno, J. L. and Z. T. Moreno. (1969). *Psychodrama.* Vol. 3. Beacon, NY: Beacon House.
Moreno, Z. T. (1944). Role analysis and audience structure. In Z. T. Moreno (2006) *The quintessential Zerka: Writings by Zerka Toeman Moreno on psychodrama, sociometry, and group psychotherapy.* New York: Routledge.
Moreno, Z. T. (1965). Psychodramatic rules, techniques, and adjunctive methods. *Group Psychotherapy* 18, 73-86.
———. (2006a). *The quintessential Zerka: Writings by Zerka Toeman Moreno on psychodrama, sociometry, and group psychotherapy.* New York: Routledge.
———. (2006b). Personal communication.
Murray, H. (1938). *Explorations in personality: A clinical and experimental study of fifty men of college age.* New York: Oxford University Press.
———. (1943). *Analysis of the personality of Adolph Hitler.* Washington, DC: Office of Strategic Services.
Murray, H. (1940). What should psychologists do about psychoanalysis? *Journal of Abnormal and Social Psychology* 35, 150-75.

Najavits, L., R. Weiss, and W. Shaw. (1997). The link between substance abuse and posttraumatic stress disorder in women: A research review. *American Journal on Addictions* 6, 273–83.

Ormont, L. (1992). *The group therapy experience: From theory to practice.* New York: St. Martin's Press.

OSS Assessment Staff. (1948). *Assessment of men: Selection of personnel for the Office of Strategic Service.* New York: Rinehart.

Pendzik, S. (1988). Drama therapy as a form of modern shamanism. *Journal of Transpersonal Psychology* 20, 81–92.

Perls, F. (1947). *Ego, hunger and aggression.* London: Allen & Unwin.

Perls, F. (1969). *Gestalt therapy verbatim.* Lafayette, CA: Real People Press.

Perls, F., R. Hefferline, and P. Goodman. (1951). *Gestalt therapy: Excitement and growth in the human personality.* New York: Dell.

Perry, B. and R. Pollard. (1998). Homeostasis, stress, trauma, and adaptation: A neurodevelopmental view of childhood trauma. *Child and Adolescent Psychiatric Clinics of North America* 7, 33–51.

Petzold, H. (1973). *Gestalttherapie und psychodrama.* Kassel, Germany: Nicol.

Piaget, J. (1962). *Play, dreams and imitation in childhood.* New York: Norton.

Pitzele, P. (1995). *Our fathers' wells: Personal encounters with the myths of genesis.* San Francisco: Harper Collins.

———. (1998). *Scripture windows: Towards a practice of bibliodrama.* Los Angeles: Torah Aura.

Propp, V. (1968). *Morphology of the folktale.* Austin: University of Texas Press.

Rank, O. (1907). *The artist.* Vienna: H. Heller.

———. (1936/1978). *Will Therapy.* New York: Norton.

———. (1941). *Beyond psychology.* New York: Dover Publications.

———. (1996). *A psychology of difference.* Princeton, NJ: Princeton University Press.

Rauch, S., B. van der Kolk, R. Fisler, N. Alpert, S. Orr, C. Savage, et al. (1996). A symptom provocation study of posttraumatic stress disorder using positron emission tomography and script-driven imagery. *Archives of General Psychiatry* 53, 380–87.

Reich, W. (1949). *Character analysis.* 3rd ed. New York: Orgone Institute.

Rizzolatti, G. and L. Craighero. (2004). The mirror neuron system. *Annual Review of Neuroscience* 27, 169–92.

Rogers, C. (1951). *Client-centered therapy: Its current practice, implications, and theory.* Boston: Houghton Mifflin.

Rothschild, B. (2000). *The body remembers—The psychophysiology of trauma and trauma treatment.* New York: Norton.

Sacks, J., M. Bilaniuk, and J. Gendron. (2005). *Bibliography of psychodrama: Inception to date.* Available online at http://asgpp.org/02ref/index.htm.

Salas, J. (2000). Playback theatre: A frame for healing. In P. Lewis and D. Johnson, eds., *Current approaches in drama therapy.* Springfield, IL: Charles C Thomas.

Sarbin, T. (1962). Role enactment. In J. Dyal, ed., *Readings in psychology: Understanding human behavior.* New York: McGraw-Hill.

Sarbin, T. and V. Allen. (1968). Role theory. In G. Lindzey and E. Aronson, eds., *The handbook of social psychology.* 2nd ed. Reading, MA: Addison-Wesley.

Sartre, J-P. (1943). *Being and nothingness.* London: Methuen.

Schattner, G. (1981). Introduction. In G. Schatter and R. Courtney, eds., *Drama in therapy*. Vol. 1. New York: Drama Books.

Schechner, R. (1985). *Between theater & anthropology*. Philadelphia: University of Pennsylvania Press.

Scheff, T. (1979). *Catharsis in healing, ritual and drama*. Berkeley: University of California.

———. (1981). The distancing of emotion in psychotherapy. *Psychotherapy: Theory, research and practice* 18, 1, 46–53.

Scheiffele, E. (1995). *The theatre of truth*. Unpublished Ph.D. dissertation, University of California, Berkeley.

Schiller, F. (1875). *On the aesthetic education of man, in a series of letters*. Oxford, UK: Clarendon Press; Repr. New York: Oxford University Press, 1982.

Schnee, G. (1996). Drama therapy in the treatment of the homeless mentally ill. *The Arts in Psychotherapy* 23, 53–60.

Shakespeare, W. (1600/1963). Hamlet. In *Works: A new variorum edition of Shakespeare*. H. Furness, ed. New York: Dover.

Shore, A. (2004). Commentary. *South African Psychiatric Review* 7, 16–17.

Shostrom, E. (1965). *Three approaches to psychotherapy I*. Videorecording. Corona Del Mar, CA: Psychological Films Inc.

———. (1977). *Three approaches to psychotherapy II*. Videorecording. Corona Del Mar, CA: Psychological Films Inc.

Siegel, D. (1999). *The developing mind: Toward a neurobiology of interpersonal experience*. New York: Guilford Press.

———. (2001). Toward an interpersonal neurobiology of the developing mind: Attachment relationships, "mindsight," and neural integration. *Infant Mental Health Journal* 22, 67–94.

Slade, P. (1954). *Child drama*. London: University Press.

———. (1959). *Dramatherapy as an aid to becoming a person*. London: Guild of Pastoral Psychology.

Snow, S. (2000). Ritual/Theater/Therapy. In P. Lewis and D. Johnson, eds., *Current approaches in drama therapy*. Springfield, IL: Charles C Thomas.

Solomon, J. (1938). Active play therapy. *American Journal of Orthopsychiatry* 8, 3, 763–81.

Spencer, H. (1873). *The study of sociology*. London: Henry S. King.

Spolin, V. (1963). *Improvisation for the theatre*. Chicago: Northwestern University Press.

Spoto, A. (1995). *Jung's typology in perspective*. Wilmette, IL: Chiron Publications.

Stamenov, M. and V. Gallese, eds. (2002). *Mirror neurons and the evolution of brain and language*. Amsterdam: John Benjamins Publishing Company.

Stanislavski, C. (1936). *An actor prepares*. New York: Theatre Arts Books.

Stern, D. (2000). *The interpersonal world of the infant: A view from psychoanalysis and developmental psychology*. New York: Basic Books.

———. (2004). *The present moment in psychotherapy and everyday life*. New York: Norton.

Stern, P. (2004). Director. *Standing Tall*. 24 minute videotape. Boston: Fanlight Productions.

Sternberg, P. and A. Garcia. (2000a). Sociodrama. In P. Lewis and D. Johnson, eds., *Current approaches in drama therapy*. Springfield, IL: Charles C Thomas.

———. (2000b). *Sociodrama: Who's in your shoes?* 2nd ed. Westport, CT: Praeger.
Streeck-Fischer, A. and B. van der Kolk. (2000). Down will come baby, cradle and all: Diagnostic and therapeutic implications of chronic trauma on child development. *Australian and New Zealand Journal of Psychiatry* 34, 903–18.
Sullivan, H. S. (1954). *The psychiatric interview.* New York: Norton.
Tangorra, J. (1997). *The many masks of pedophilia: Drama therapeutic assessment of the pedophile.* Master's thesis. New York: New York University.
Turner, V. (1982). *From ritual to theatre: The human seriousness of play.* New York: Performing Arts Journal Publications.
Uhler, A and O. Parker. (2002). Treating women drug abusers: Action therapy and trauma treatment. *Science and Practice Perspectives,* 30–37.
van der Kolk, B. (1994). The body keeps the score: Memory and the emerging psychobiology of post traumatic stress. *Harvard Review of Psychiatry* 1, 253–65.
———. (2002a). The assessment and treatment of complex PTSD. In R. Yehuda, ed., *Treating trauma survivors with PTSD.* Washington, DC: American Psychiatric Press.
———. (2002b). Posttraumatic therapy in the age of neuroscience. *Psychoanalytic Dialogues* 12, 3, 381–92.
———. (2002c). Beyond the talking cure. In F. Shapiro, ed., *EMDR: Towards a paradigm shift.* Washington, DC: American Psychiatric Press.
Villa Vicencio, C. (2001). Reconciliation as metaphor. Available online at http://www.ijr.org.za/sa mon/recon d.html.
von Franz, M. (1980). *The psychological meaning of redemption motifs in fairy tales.* Toronto: Inner City Books.
Wagner, B. J. (1976). *Dorothy Heathcote: Drama as a learning medium.* Washington, DC: National Education Association.
Werner, H. (1948). *Comparative psychology of mental development.* New York: International Universities Press.
Wethered, A. (1973). *Drama and movement in therapy: The therapeutic use of movement, drama and music.* Boston: Plays Inc.
White, M. (1998). *Papers by Michael White.* Adelaide, Australia: Dulwich Centre Publications.
White, M. and D. Epson. (1990). *Narrative means to therapeutic ends.* New York: Norton.
Whitehouse, M. (1979). C. G. Jung and dance therapy. In P. Lewis, ed., *Eight theoretical approaches in dance/movement therapies.* Dubuque, MN: Kendall/Hunt.
Wilensky, S. (2005). Bibliodrama scholar invites congregants to "get into other people's shoes." *Jewish Ledger.* Available online at http/bibliodrama.com.
Willet, J. (1964). *Brecht on theatre.* New York: Hill & Wang.
Winnicott, D. W. (1953). Transitional objects and transitional phenomena. *International Journal of Psychoanalysis,* 34, 89–97.
———. (1971). *Playing and reality.* Routledge: London.
Winters, N. (2000). The psychospiritual in psychodrama: A fourth role category. *The International Journal of Action Methods: Psychodrama, Skill Training and Role Playing* 52, 163–71.
Wolpe, J. (1990). *The practice of behavior therapy,* 4th ed. New York: Pergamon Press.
Wolpe, J. and A. Lazarus. (1966). *Behavior therapy techniques: A guide to the treatment of neuroses,* 1st ed. New York: Pergamon Press.

Wurr, C. and J. Pope-Carter. (1998). The journey of a group: Dramatherapy for adolescents with eating disorders. *Clinical Child Psychology and Psychiatry* 3, 4, 621–27.

Yablonsky, L. (1998). Comments and reports on significant social and crime issues. *Psychodrama Network News*. Winter.

Yalom, I. (1980). *Existential psychotherapy*. New York: Basic Books.

Young, M. (1986). The use of dramatherapy methods for working with clients with eating problems. *Dramatherapy* 9, 3–11.

术语表

A

act hunger 行动渴望
Acting for Real《表演真实》
acting out 演出 / 付诸行动
action and reflection 行动和反思
action and words 动作和言语
action concepts 行动概念
action directive and nondirective 指导性行动和非指导性行动
action in psychotherapy 心理治疗中的行动
action techniques 行动技术
action theory 行动理论
action assessment 行动评估
action psychotherapy 行动心理治疗
active imagination 积极想象
active therapy 行动疗法
actor training 演员训练
Aesthetic Appreciation Test 美学鉴赏测试
aesthetic distance 审美距离
affective memory 情绪记忆

alienation effect 间离效果

alternative medicine 替代疗法

American Board of Examiners in Psychodrama, Sociometry, and Group Psychotherapy 美国心理剧、社会计量学和团体心理治疗考试委员会

American Society of Group Psychotherapy and Psychodrama 美国团体心理治疗与心理剧协会

anagnorisis 发现（希腊戏剧概念）

anima 阿尼玛

animus 阿尼姆斯

anorexia 厌食症

applied theater 应用戏剧

archetypal psychology 原型心理学

archetypes and personality types 原型与人格类型

aside 旁白

As You Like It《皆大欢喜》

attachment theory 依恋理论

authentic movement 真实动作

auxiliary ego 辅角

axiodrama 轴向戏剧

B

Beacon Hill Sanatorium 比肯山疗养院

behavior rehearsal 行为排练

Beyond Psychology《超越心理学》

Bibliodrama 圣经剧

bioenergetic analysis 生物能分析

brain limbic system 脑边缘系统

brief psychotherapy 短期心理治疗

British Association of Dramatherapists 英国戏剧治疗师联合会

Bulimia 贪食症

C

canon of creativity 创造性的规则

catharsis of abreaction 宣泄疗法

catharsis of integration 整合性的宣泄

Cell Block Theatre 监狱剧场

Center for Creative Alternatives 创造性选择中心

Character Analysis《性格分析》

character armor 性格束缚

child analysis with adults 对成人进行儿童式精神分析

child drama 儿童剧

City Lights Youth Theatre 城市之光青年剧院

client-centered psychotherapy 以来访者为中心的疗法

closure 结束仪式

cognitive-behavioral therapy 认知行为治疗

cognitive dissonance 认知失调

cognitive therapy 认知疗法

collective unconscious 集体无意识

constructivism 建构主义

counterrole 反角色

countertransference 反移情

creative arts therapy 创造性艺术治疗

creative process 创造性过程

creativity 创造性

cultural conserve 保守文化

Current Approaches in Drama Therapy《戏剧治疗的当代方法》

D

dance/movement therapy 舞蹈/行动疗法
deconstruction 解构
defense mechanism 防御机制
de-roling 去角
Descartes' Error《笛卡尔的错误》
Development of Psycho-Analysis《精神分析的发展》
developmental transformations 发展转化法
distancing theory 距离理论
double 替身
Drama in Therapy《治疗中的戏剧》
drama therapy 戏剧治疗
dramatic action 戏剧行动
Dramatic Productions Test 戏剧作品测试

E

eating disorder 进食障碍
Ego, Hunger and Aggression《自我、饥饿和攻击》
ego psychology 自我心理学
emanation theory 散发理论
embodiment 具身
emotion and distance 情绪与距离
empty chair 空椅子
encounter 会心
epic theater 史诗剧
Esalen Institute 艾斯伦研究院
existentialism 存在主义

expressive therapy 表达性治疗
Eye Movement Desensitization and Reprocessing 眼动脱敏与再处理疗法

F

Faust《浮士德》
feminist theory 女性主义理论
fertility rite 丰收仪式
fiction and reality 虚构和现实
fixed-role therapy 固定角色治疗
flow 心流
Forum Theatre 论坛剧场
free association 自由联想
future projection 未来投射

G

Gestalt psychology 格式塔心理学
Gestalt therapy 格式塔疗法
Gestalt Therapy Verbatim《格式塔疗法的详细描述》
group psychotherapy 团体心理治疗
Group Theatre 团体剧场
guided imagery 引导性意象

H

hero's journey 英雄之旅
Hidden Genius of Emotion《隐匿的情绪天才》
humanistic psychology 人本主义心理学
hypnosis 催眠术

I

I and Thou《我与你》
illud tempus 幻时空间
Improvisation for the Theatre《戏剧的即兴创作》
improvisational theater 即兴戏剧
infantile sexuality 婴儿性欲
Interpretation of Dreams《梦的解析》
Invitation to An Encounter《会心的邀请》

L

Lila《莱拉》
Living Newspaper 活报剧
Locogram 标记图
locus nascendi 新生之地

M

Mahabarata《摩诃婆罗多》
mandala 曼陀罗
marriage and family therapy 婚姻和家庭治疗
Memories, Dreams and Reflections《记忆·梦·思考》
metaphor 隐喻
mirror neurons 镜观
mood disorder 情绪障碍
Moscow Art Theater 莫斯科艺术剧院
Multimodal Life History Inventory 多模式生活史量表
Musical Reverie Test 音乐幻想测试
mutual analysis 相互分析
Myers-Briggs Type Indicator 麦布二氏人格类型量表

N

narrative therapy 叙事疗法
National Association for Drama Therapy 美国戏剧治疗协会
neuroscience and trauma 神经科学和精神创伤

O

object relations 客体关系
Office of Strategic Services 战略情报局
orgone therapy 生命力治疗

P

performance theory 表演理论
peripeteia 陡转（希腊戏剧概念）
persona 人格面具
person-centered psychotherapy 以来访者为中心的疗法
Phil, the Fiddler《小提琴手菲尔》
physical actions 身体动作
Play, Drama and Thought《游戏、戏剧和思想》
play therapy 游戏治疗
playback theatre 回放剧场
playspace 游戏空间
polarities 两极性
positive psychology 积极心理学
posttraumatic stress disorder 创伤后应激障碍
Presentation of Self in Everyday Life《日常生活的自我呈现》
projective techniques 投射技术
protagonist 主角
psychoanalysis 精神分析

psychoanalysts 精神分析师
psychodrama 心理剧
Psychodrama Training Institute 心理剧培训学院
Psychology of Personal Constructs《个人建构心理学》
psychopomp 心灵导师
psychosexual stages 性心理阶段
psychospiritual role 心理灵性角色
puppetry 木偶戏

Q

Quintessential Zerka《泽尔卡作品集》

R

rainbow of desire 欲望彩虹
redecision therapy 再决定疗法
rehabilitation through the arts 通过艺术来康复
Remedial Drama Group 矫正治疗戏剧团体
repetition compulsion 强迫性重复
ritual 仪式
Role Checklist 角色清单
Role Construct Repertory Test 角色建构目录测试
role diagram 角色图
role method 角色方法
role-playing 角色扮演
Role Profiles 角色轮廓
role reversal 角色互换
role system 角色系统
role theory 角色理论

role training 角色训练
Rorschach Inkblot Test 罗夏墨迹测试

S

sandplay 沙盘游戏
schizophrenia 精神分裂症
self-psychology 自体心理学
sesame 芝麻（机构）
Shamanism 萨满教
Singer-Loomis Inventory of Personality 辛格－卢米斯人格量表
Sing Sing prison 新新监狱
social atom 社会原子
sociodrama 社会剧
sociometry 社会计量学
somatic psychotherapy 躯体心理疗法
spectrogram 光谱图
spontaneity test 自发性测试
St. Elizabeths Hospital 圣伊丽莎白医院
Standing Tall《高高耸立》
Stegreiftheater 自发剧场
Strange Case of Dr. Jekyll and Mr. Hyde《化身博士》
surplus reality 过剩现实

T

talking cure 谈话疗法
Tavistock Lectures 塔维斯托克演讲
Taxonomy of Roles 角色分类系统
Tele 心电感应

Tell-A-Story 讲故事
theater games 剧场游戏
Theatre of Spontaneity《自发性剧场》
Theatre of the Oppressed 被压迫者剧场
theatre reciproque 互惠戏剧
Thematic Apperception Test 主题统觉测试
Three Approaches to Drama Therapy《戏剧治疗的三种方法》
Three Approaches to Psychotherapy《心理治疗的三种方法》
topdog and underdog 胜利者和失败者
transactional analysis 相互分析
transcendent function 超验功能
transference and countertransference 移情和反移情
transference neurosis 移情神经症
transitional object 过渡客体
transitional space 过渡空间
trauma 创伤
Trauma Drama 创伤戏剧
trauma of birth 出生创伤
typology of character 角色类型理论

U

unconscious 潜意识
Urban Improv 都市即兴表演

V

Verbal and nonverbal expression 言语表达和非言语表达
Vienna Psychoanalytic Society 维也纳精神分析学会

W

walk and talk 边走边说

warm-up 热身

Wednesday Psychological Society 星期三心理学会

Who Shall Survive?《谁将幸存》

Words of the Father《父之言》

world technique 世界技法

图书在版编目（CIP）数据

躺椅和舞台：心理治疗中的言语与行动 /（美）罗伯特·J. 兰迪著；彭勇文等译. -- 北京：商务印书馆，2025. -- ISBN 978-7-100-24953-9

Ⅰ. R749.055

中国国家版本馆 CIP 数据核字第 20259W367C 号

权利保留，侵权必究。

躺椅和舞台：心理治疗中的言语与行动
[美] 罗伯特·J. 兰迪　著
彭勇文　邬锐　卞茜　叶赛　译

商　务　印　书　馆　出　版
（北京王府井大街36号　邮政编码100710）
商　务　印　书　馆　发　行
山东临沂新华印刷物流
集团有限责任公司印刷
ISBN 978-7-100-24953-9

2025年5月第1版　　开本 880×1230　1/32
2025年5月第1次印刷　印张 11.625
定价：85.00元